全国高等医药院校药学类专业第六轮规划教材

U0746248

# 药事管理学

## 第7版

### （供药学类专业使用）

主　编　黄　哲　吕雄文

副主编　刘晓溪　赫玉芳　刘　伟

编　者　（以姓氏笔画为序）

吕雄文（安徽医科大学）

朱　虹（哈尔滨医科大学）

刘　伟（郑州大学药学院）

刘晓溪（沈阳药科大学）

阮娴静（广东药科大学）

杨　男（四川大学华西药学院）

张　雪（辽宁中医药大学）

柯发敏（西南医科大学）

昝　旺（成都医学院）

袁　静（澳门大学药品监管科学研究中心）

徐诗霞（皖南医学院）

黄　哲（沈阳药科大学）

解雪峰（安徽医科大学）

赫玉芳（长春中医药大学）

中国健康传媒集团
中国医药科技出版社　·北京

# 内 容 提 要

本教材是"全国高等医药院校药学类专业第六轮规划教材"之一，系根据本套教材的指导思想和原则要求编写而成。本教材主要包括药品监督管理、药学技术人员管理、药品研制与注册管理、药品生产管理、药品经营管理、医疗机构药事管理、特殊管理的药品、药品价格与广告、药品知识产权保护、药事管理的研究方法、药事管理法律责任。本教材为"书网融合"教材，即纸质教材有机融合电子教材、教学配套资源（PPT、微课、图片等）、题库系统、数字化教学服务（在线教学、在线作业、在线考试），使教学资源更加多样化、立体化。

本教材主要供全国高等医药院校药学类专业师生教学使用，也可供药品监管、医疗卫生机构及药品研制、流通等领域相关从业人员学习参考。

## 图书在版编目（CIP）数据

药事管理学／黄哲，吕雄文主编. -- 7 版. -- 北京：
中国医药科技出版社，2025.8. -- ISBN 978-7-5214
-5440-6

Ⅰ. R95

中国国家版本馆 CIP 数据核字第 2025T42M44 号

美术编辑　陈君杞
版式设计　友全图文

出版　**中国健康传媒集团**｜中国医药科技出版社
地址　北京市海淀区文慧园北路甲 22 号
邮编　100082
电话　发行：010 - 62227427　邮购：010 - 62236938
网址　www. cmstp. com
规格　889mm×1194mm $\frac{1}{16}$
印张　15 $\frac{1}{2}$
字数　450 千字
初版　2002 年 8 月第 1 版
版次　2025 年 8 月第 7 版
印次　2025 年 8 月第 1 次印刷
印刷　北京印刷集团有限责任公司
经销　全国各地新华书店
书号　ISBN 978-7-5214-5440-6
定价　**55.00 元**

获取新书信息、投稿、
为图书纠错，请扫码
联系我们。

# 出版说明

"全国高等医药院校药学类规划教材"于20世纪90年代启动建设。教材坚持"紧密结合药学类专业培养目标以及行业对人才的需求,借鉴国内外药学教育、教学经验和成果"的编写思路,30余年来历经五轮修订编写,逐渐完善,形成一套行业特色鲜明、课程门类齐全、学科系统优化、内容衔接合理的高质量精品教材,深受广大师生的欢迎。其中多品种教材入选普通高等教育"十一五""十二五"国家级规划教材,为药学本科教育和药学人才培养作出了积极贡献。

为深入贯彻落实党的二十大精神和全国教育大会精神,进一步提升教材质量,紧跟学科发展,建设更好服务于院校教学的教材,在教育部、国家药品监督管理局的领导下,中国医药科技出版社组织中国药科大学、沈阳药科大学、北京大学药学院、复旦大学药学院、华中科技大学同济医学院、四川大学华西药学院等20余所院校和医疗单位的领导和权威专家共同规划,于2024年对第四轮和第五轮规划教材的品种进行整合修订,启动了"全国高等医药院校药学类专业第六轮规划教材"的修订编写工作。本套教材共72个品种,主要供全国高等院校药学类、中药学类专业教学使用。

本套教材定位清晰、特色鲜明,主要体现在以下方面。

**1.融入课程思政,坚持立德树人** 深度挖掘提炼专业知识体系中所蕴含的思想价值和精神内涵,把立德树人贯穿、落实到教材建设全过程的各方面、各环节。

**2.契合人才需求,体现行业要求** 契合新时代对创新型、应用型药学人才的需求,吸收行业发展的最新成果,及时体现2025年版《中国药典》等国家标准以及新版《国家执业药师职业资格考试考试大纲》等行业最新要求。

**3.充实完善内容,打造精品教材** 坚持"三基五性三特定",进一步优化、精炼和充实教材内容,体现学科发展前沿,注重整套教材的系统科学性、学科的衔接性,强调理论与实际需求相结合,进一步提升教材质量。

**4.优化编写模式,便于学生学习** 设置"学习目标""知识拓展""重点小结""思考题"模块,以增强教材的可读性及学生学习的主动性,提升学习效率。

**5.配套增值服务,丰富学习体验** 本套教材为书网融合教材,即纸质教材有机融合数字教材,配套教学资源、题库系统、数字化教学服务等,使教学资源更加多样化、立体化,满足信息化教学需求,丰富学生学习体验。

　　"全国高等医药院校药学类专业第六轮规划教材"的修订出版得到了全国知名药学专家的精心指导，以及各有关院校领导和编者的大力支持，在此一并表示衷心感谢。希望本套教材的出版，能受到广大师生的欢迎，为促进我国药学类专业教育教学改革和人才培养作出积极贡献。希望广大师生在教学中积极使用本套教材，并提出宝贵意见，以便修订完善，共同打造精品教材。

中国医药科技出版社

2025 年 1 月

# 数字化教材编委会

主　编　黄　哲　吕雄文

副主编　刘晓溪　赫玉芳　刘　伟

编　者　（以姓氏笔画为序）

　　　　吕雄文（安徽医科大学）

　　　　朱　虹（哈尔滨医科大学）

　　　　刘　伟（郑州大学药学院）

　　　　刘晓溪（沈阳药科大学）

　　　　阮娴静（广东药科大学）

　　　　杨　男（四川大学华西药学院）

　　　　张　雪（辽宁中医药大学）

　　　　柯发敏（西南医科大学）

　　　　昝　旺（成都医学院）

　　　　袁　静（澳门大学药品监管科学研究中心）

　　　　徐诗霞（皖南医学院）

　　　　黄　哲（沈阳药科大学）

　　　　解雪峰（安徽医科大学）

　　　　赫玉芳（长春中医药大学）

在健康中国战略深入推进、医药卫生体制改革纵深发展的背景下，在公共健康与医药安全成为全球核心议题的时代，药事管理不仅是一门研究药学综合管理的学科，更是守护人民生命健康的重要屏障。作为药学类专业的核心课程之一，《药事管理学》正发挥着前所未有的基础性与引领性作用，它不仅是连接药学理论与实践的枢纽，更是支撑药品全生命周期治理、实现公共健康战略目标的重要桥梁，并承担着培养药学人才法治素养、政策理解与管理能力的重任，在药学类专业课程体系中具有不可替代的地位。

本教材以 2019 年修订的《中华人民共和国药品管理法》为编写核心，以"保证药品质量、保护和促进公众健康"为主线，系统阐述药品监督管理的基本理论、制度框架与实践策略。全书共十二章，内容涵盖药品注册、生产、经营、使用、价格、广告管理、知识产权、执业药师制度等关键领域，紧跟国家监管政策和行业改革进程，增加了自第 6 版出版以来至 2025 年 3 月期间，国家公布、修订的药事法规、政策的新内容，反映本学科最新进展，力求内容权威、结构严谨、体系完备。

本教材相对上版教材的修改内容主要体现在以下五个方面。

**1. 首次在第一章绪论中系统整合"药品概述"内容**　按照"药品定义与分类→药品特殊性→药品风险→药品管理"的逻辑顺序展开论述，使知识体系更加连贯，更符合认知规律。这一调整既夯实了理论基础，又为后续章节的学习铺设了清晰的逻辑路径。

**2. 新增第九章药品价格管理**　自国家医疗保障局成立以来，药品价格管理的政策工具体系持续完善，集中带量采购、医保目录谈判、挂网药品价格治理等举措相继实施，成为规范药品市场秩序、推动公平竞争的重要手段。这些政策实践不仅体现了政府在价格监管中的引导作用，也反映出药品价格管理在促进合理用药、减轻群众负担、促进医药产业深度转型升级中的关键意义。因此，本版教材在继承既有体系的基础上，增设了"药品价格管理"内容，以适应新时代药事管理工作的实际需求和教学发展的改革方向。

**3. 新增第十一章药事管理的研究方法**　系统介绍药事管理领域的定性与定量研究方法。内容涵盖研究设计、数据收集与分析、文献计量工具应用、问卷与模型方法运用，以及研究报告的规范撰写，力求帮助学生掌握从问题提出到成果表达的完整研究路径。旨在培养学生规范的科研思维和研究能力，为其开展调查、政策评估与循证决策支持等相关研究提供系统的方法论指导。

**4. 依据最新颁布的药事管理法律法规对各章节内容进行了全面更新**　重点包括：根据 2020 年颁布实施的《药品注册管理办法》和《药品生产监督管理办法》，对药品注册审批、药品生产管理等章节进行了系统性修改；结合 2022 年施行的《药品网络销售监督管理办法》，新增了互联网药品交易服务的监督管理相关内容；参照 2024 年最新修订的《麻醉药品和精神药品管理条例》及配套目录调整公告，对特殊药品管理章节进行了修订。此外，教材还同步更新了与《中华人民共和国药品管理法》《中华人民共和国疫苗管理法》等法律法规相衔接的内容，确保知识体系的时效性和准确性。鉴于法规修订涉及面广，在此仅列举部分重点修订内容。

**5. 优化内容组织与教学形式**　为适应新时期高等教育数字化、智能化发展的趋势，本教材在内容组织与教学形式上进行了系统优化。每章开篇设立"学习目标"模块，明确对应的知识目标、能力目标与素质目标，构建起"三位一体"的教学目标体系，强化课程的导学功能。同时配套设计思维导图，帮助学生厘清知识脉络，提升自主学习效率与课堂参与度。

"药品无小事，事事系民生"。在建设健康中国和推进医药高质量发展的进程中，药事管理承担着法律规范、技术审评、伦理监督与服务保障的多重角色。它既是制度之盾，也是专业之矛，维护着药品的科学性、公正性与可及性。我们深知，教材不是终点，而是桥梁；不是封闭的知识集结，而是通向未来构建的起点。希望本书能够成为广大读者的知识伴侣、实践指南与思维灯塔，为中国药品监管现代化贡献一份绵薄却坚实的力量。

在本书的编写过程中，我们获得了来自多方的鼎力支持与帮助。衷心感谢为教材编写提供帮助、指导和支持的领导、专家、教师。特别要感谢陈倩楠同学在书稿资料收集与汇总工作中所付出的辛勤努力。

鉴于我国药事管理法规体系正处于快速发展完善阶段，相关法律法规持续更新，尽管编委会力求内容准确全面，受编者水平所限，教材中难免存在疏漏与不足之处，恳请各位专家、老师和同学提出宝贵的意见和建议，以便我们更好地修订和完善。

编 者
2025 年 5 月

# 目 录

# 第一章 绪 论

📖 学习目标

1. 通过本章学习，掌握药品的定义、药品的质量特性、药品安全的含义、药事管理的定义、药事管理学的定义，熟悉药品的分类、药品的特殊性、药品风险的来源、药品风险管理、药事管理的目标、药事管理学的性质、我国药事管理学学科的发展，了解药事管理学的研究方法、药事管理学科的形成、国外药事管理学课程的开设。

2. 具备了解药事管理领域、医药行业政策和行业需求的能力，能够及时掌握行业动态，适应医药行业的快速变化。

3. 树立科学的世界观、人生观、价值观，能深刻理解药学工作者的使命与责任，立志为祖国医药卫生事业和人类健康奋斗终身，致力于推动医药行业的进步与发展。

## 第一节　药品概述 🖥 微课

PPT

### 一、药品的定义

《中华人民共和国药品管理法》（下文简称《药品管理法》）中药品的定义："药品，是指用于预防、治疗、诊断人的疾病，有目的地调节人的生理机能并规定有适应症或者功能主治、用法和用量的物质，包括中药、化学药和生物制品等。"

为了便于理解药品在英语国家中的不同表述，首先介绍药品在英语国家的对应词汇。

在英国等欧洲国家，"medicine" 常用来指代药品，或称 "medicinal products"，尤其是直接用于患者治疗的临床用药；"drug" 也常见，但多指非法药物或药品滥用现象。与此不同，美国常用 "drug" 来指代药品，特别是处方药和非处方药，该术语广泛应用于美国食品药品管理局（Food and Drug Administration，FDA）的相关法规中；"medication" 则专指用于疾病治疗和预防的药物；"pharmaceutical" 更多地指代药物及其制药行业的相关内容，强调药物的化学成分与商业性质。

世界上各国对于药品的界定有所不同，因此学习和掌握我国《药品管理法》对于药品的界定至关重要，因为它直接关系到我国药品监督管理部门对于药品的管理与监督的范围。上述定义包括了以下要点。

#### （一）药品的主要作用

预防、治疗、诊断人的疾病。

**1. 预防作用**

（1）含义　药品用于预防人的疾病，是指通过药物干预手段，在疾病发生前采取主动措施，降低患病风险，阻断发病机制，保护易感人群健康。

（2）典型举例

1）疫苗类药品　乙型肝炎疫苗：通过接种疫苗，使人体产生特异性免疫应答，预防乙肝病毒感染。流感疫苗：每年流行季节前接种，可有效降低流感病毒感染的风险。

2）预防性用药　利托那韦（艾滋病病毒暴露前预防）：高风险人群服用，可降低艾滋病病毒（human immunodeficiency virus，HIV）感染率。阿司匹林（低剂量用于心血管事件一级、二级预防）：防止血栓形成，降低心肌梗死风险。

**2. 治疗作用**

（1）含义　药品用于治疗人的疾病，指对已经发生的疾病进行干预，缓解或消除症状、控制病情、逆转病理状态、促进康复，最终恢复或改善患者健康。

（2）典型举例

1）对因治疗药物　青霉素（抗生素）：通过杀灭细菌治疗细菌性感染，如肺炎、咽炎。奥司他韦（抗病毒药物）：通过抑制病毒表面的神经氨酸酶，阻断病毒从宿主细胞中释放，从而限制病毒在呼吸道细胞内复制新病毒颗粒，治疗甲型和乙型流感。

2）对症治疗药物　氨酚黄那敏（感冒药）：缓解发热、鼻塞、咽痛等感冒症状。二甲双胍（口服降糖药）：用于治疗 2 型糖尿病，控制血糖水平。

**3. 诊断作用**

（1）含义　药品用于诊断人的疾病，是指通过特定药物与人体内特定物质或器官作用，帮助医生明确病变性质、部位或功能状态，从而实现疾病的早期发现与精准诊断。

（2）典型举例

1）造影剂　碘克沙醇：用于 CT（computed tomography）增强扫描、血管造影，帮助显示血管、脏器病变。

2）示踪剂　$^{18}$F – 脱氧葡萄糖（$^{18}$F – FDG）：用于功能代谢显像（positron emission tomography，PET）与解剖结构显像（CT）检查，检测肿瘤代谢活性。

**（二）《药品管理法》中的药品是指人用药品**

药品的用途是用于预防、治疗、诊断"人的"疾病，有目的地调节"人的"生理功能，这一点不同于有些国家对药品的界定包括了动物用药。

在英国，兽药（veterinary medicines）由英国兽医药品管理局（Veterinary Medicines Directorate，VMD）单独监管。在美国，兽药（animal drugs）由美国 FDA 的兽药中心（Center for Veterinary Medicine，CVM）负责。在日本，药品被写成"薬品"或"医薬品"，兽药由日本农林水产省（Ministry of Agriculture，Forestry and Fisheries，MAFF）负责，用于动物的疾病治疗和预防。虽然兽药在这些国家是单独管理，但均被界定为药品。

在我国，兽药是专门用于动物疾病预防、诊断和治疗的药物，不属于人用药品，不属于我国《药品管理法》药品界定的范畴。因此，我国在动物用药和人用药品的分类和监管上有明显的区别。兽药在我国不是由国家药品监督管理部门监管，兽药的生产经营许可、注册审批、质量控制均是由我国农业部门（现国家农业农村部）进行监督管理。

**（三）《药品管理法》中的药品不包括保健品**

保健品是保健食品的简称，保健食品的定义是"指声称具有特定保健功能或者以补充维生素、矿物质为目的的食品"。

由此可见，保健品具备以下三个基本属性。

（1）食品属性　保健品本质上属于食品范畴，具有食品的基本特征，依法纳入食品监管体系管理，是食品的一个特殊类别。

（2）安全性要求　应具有良好的食用安全性，在规定摄入量和适用范围内长期食用，不对人体产生任何急性、亚急性或慢性毒性作用。

（3）功能性限制　其作用主要体现在对特定人群的生理功能调节，不能用于治疗疾病，也不能替代药品或临床治疗手段。

在国际上，保健品的表述不尽相同。例如，在美国等国家和地区，通常称之为膳食补充剂（dietary supplements），其管理标准与普通食品不同，但也严格区分于药品，强调辅助营养与健康支持的定位。

### （四）《药品管理法》界定的药品必须是规定有适应证或功能主治、用法用量的物质

首先，需明确"适应证"与"功能主治"的含义及差异。

适应证（indications）是指药品在临床上被批准用于治疗的具体疾病、症状或病理状态，表述相对明确、标准化，广泛用于现代药物的说明书中。

功能主治则多用于传统药物，其描述更为宏观与整体，通常强调药物具有调和阴阳、扶正祛邪、活血通络等治疗功能，体现了中医辨证施治的特点。

其次，是否按照批准的适应证或功能主治、规范的用法与用量进行合理使用，是药品与某些滥用物质（如毒品）之间的重要界限。例如：盐酸哌替啶，作为一种镇痛药，其药品说明书中规定的适应证包括创伤性疼痛、术后疼痛，推荐用法为成人每次 50～100mg，每日最大剂量不超过 600mg。当其在医疗机构中被依法依规用于控制疼痛时，其性质明确为药品；但若超剂量、超频率使用，或将其用于非医学目的（如获取欣快感），则已超出药品合理使用范畴，转化为违法使用甚至毒品滥用的行为。

因此，依法合理使用，是药品合法性和医疗价值的基础；一旦偏离其批准用途或规范用法，药品可能不再具备其应有的治疗属性，甚至演变为危害公共健康的物质。

#### 📎 知识拓展 ------------------------------------------------------------------------

#### 预防药品与诊断药品

预防药品在临床预防医学中起着重要作用，这些药品旨在减少疾病的严重程度、预防并发症、促进康复和改善患者生活质量，临床用药预防分为三级预防。以下总结了基于三级预防体系的药品分类及应用对照如下表。

**预防性药品分级**

| 预防等级 | 核心目标 | 代表性药品及用途 |
| --- | --- | --- |
| 一级预防 | 防止疾病发生 | 1. 疫苗：流感疫苗、乙肝疫苗、HPV（human papillomavirus）疫苗<br>2. 预防性药品：氯喹、甲氟喹（疟疾预防，用于高危地区旅行者）<br>3. 维生素/矿物质补充剂：叶酸（预防胎儿神经管缺陷） |
| 二级预防 | 早期发现与及时治疗，防止疾病进展 | 1. 抗生素：早期感染控制<br>2. 降压药：利尿剂、β受体阻滞剂、阿司匹林（预防心血管病）<br>3. 降糖药：二甲双胍、胰岛素（预防糖尿病并发症） |
| 三级预防 | 减少并发症，提高生活质量 | 1. 慢性病管理药：他汀类（降胆固醇）、抗凝药（预防血栓形成）、β受体阻滞剂（控制心率）<br>2. 康复药：阿片类（镇痛）、SSRIs/SNRIs（抗抑郁、心理康复）<br>3. 免疫抑制剂（预防器官移植排斥） |

诊断药品，虽然本身并不具备预防或治疗疾病的功效，但它们具有不可替代的重要作用。此类药品通常含有特定的化学物质或放射性成分，能够与人体内特定组织、细胞或代谢产物发生特异性反应，用于辅助疾病的识别、分型、定位与评估。借助这些药品，医生可以获得更为精确的诊断信息，进而制定科学、个体化的治疗方案，因此诊断药品亦依法被纳入《药品管理法》所界定的药品范围之内。

常见的诊断药品类型及其代表性应用如下。

**1. 造影剂（contrast agents）** 这类药品通过改变组织影像对比度提升诊断准确性。以碘造影剂为例，介绍如下。

（1）作用机制　含碘化合物可有效吸收 X 射线。

（2）临床应用　CT 增强扫描时，静脉注射后 3 ~ 5 分钟达峰值显影。

（3）诊断价值　血管成像：可清晰显示 0.5mm 以上血管病变。肿瘤检测：增强扫描的灵敏度达 85% ~ 95%；急诊应用：快速诊断肺动脉栓塞等危急病症。

**2. 放射性药物（radiopharmaceuticals）**　代表药物氟 – 18 – 脱氧葡萄糖（FDG）的特点如下。

（1）分子特性　葡萄糖类似物，半衰期 109.8 分钟。

（2）显像原理　在肿瘤细胞中的摄取量可达正常组织的 20 倍。

（3）临床优势　可发现代谢异常早于解剖学改变；一次检查可评估全身病灶；治疗后标准化摄取值变化较形态学改变提前数月。

**3. 荧光诊断剂**　以荧光素钠为代表的眼科诊断剂，介绍如下。

（1）作用特点　激发波长 490nm，发射波长 514nm；滴眼后 30 秒即可显影。

（2）诊断应用　角膜损伤：可检测微米级上皮缺损。视网膜循环：评估血流动力学改变。青光眼筛查：前房角镜检查辅助。

随着医学影像技术的发展，诊断药品正朝着靶向性更强、安全性更高、多模态融合的方向发展。据统计，全球诊断药品市场规模已突破 300 亿美元，年增长率保持在 7% 以上，充分体现了其在医疗体系中的关键地位。

## 二、药品的分类

药品可以根据多种标准进行分类，每种分类方法有其独特的意义和应用。例如，按药品的作用机制可以分为抗生素、抗病毒药物、抗真菌药物和抗寄生虫药物等；按治疗领域可以分为心血管系统药物、呼吸系统药物、消化系统药物和神经系统药物等；按化学结构可以分为阿片类药物、苯并二氮䓬类药物和磺胺类药物等；按药品的来源可以分为天然药物、合成药物和半合成药物；按注册分类可以分为新药和仿制药。这些分类方法帮助我们更全面地理解和管理药品的不同特性和应用。下面我们将重点介绍药品管理角度的药品分类。

### （一）传统药与现代药

从药学的历史发展角度，将药品分为现代药和传统药。《药品管理法》第四条指出：国家发展现代药和传统药，充分发挥其在预防、医疗和保健中的作用。这里将药品划分成现代药和传统药。

**1. 传统药**　传统药是指在传统的医学理论指导下，采取传统的剂型和使用方式、传统的适应证表述、依据传统的循证方法证明疗效的药品，包括植物药、动物药、矿物药。传统药在中华文化中占有重要地位，不仅在治疗疾病方面有广泛应用，还在保健和预防方面发挥着独特的作用。

**2. 现代药**　现代药是指在现代医药理论指导下，经过系统研究与试验验证的，被批准应用的药品。部分药品是在西方国家发展起来，常被称为"西药"。其一般是用合成、分离提取、化学修饰、生物技术等方法制取的物质，如化学药品、生物制品等。同时，在中药二次开发、创新药、改良型新药中，采用现代科学技术方法开发出的一系列现代中药也属于现代药。现代药品在临床应用中以其科学、规范的标准得到了广泛认可，如抗生素、抗肿瘤药物和疫苗等。

### （二）处方药与非处方药

《药品管理法》第五十四条规定：国家对药品实行处方药与非处方药分类管理制度。具体办法由国务院药品监督管理部门会同国务院卫生主管部门制定。从药品使用管理角度，药品可划分为处方药（prescription drugs）和非处方药（over – the – counter drugs，OTC）。

**1. 处方药**　处方药是指必须凭执业医师或执业助理医师处方方可购买、调配和使用的药品。处方药的管理要求如下。

（1）购药限制　消费者必须持医师处方，由药师按照处方调配后方可购买。

（2）销售场所　仅限于医疗机构和取得药品经营许可证的药品零售企业。

（3）广告限制　处方药不得在大众媒体或公共场所做广告，只能在医学、药学专业刊物上宣传，并需注明"仅供医学、药学专业人士阅读"。

**2. 非处方药**　非处方药是指不需要凭执业医师或执业助理医师处方，消费者可自行判断、购买和使用的药品。这类药品通常安全性较高、毒副作用较小、服用方法明确、适应证相对简单。

根据安全性及管理要求的不同，非处方药又分为甲类和乙类两种。

（1）甲类非处方药　相对安全，但仍需要药师指导使用。

销售范围：仅限于药品零售企业，不得在超市、便利店等场所销售。

标识：包装上印有红色"OTC"标志。

（2）乙类非处方药　更安全，使用方法简单，消费者可自行判断、购买和使用。

销售范围：除药店外，还可在经药品监督管理部门批准的商超、便利店等销售。

标识：包装上印有绿色"OTC"标志。

### （三）中药、化学药品与生物制品

2020年1月22日，国家市场监督管理总局令第27号公布，自2020年7月1日起施行新的《药品注册管理办法》。2007年7月10日原国家食品药品监督管理局令第28号公布的《药品注册管理办法》同时废止。药品注册按照中药、化学药和生物制品等进行分类注册管理。

**1. 中药**　中药是指在我国中医药理论指导下使用的药用物质及其制剂。中药以整体观念和辨证论治为基础，具有独特的理论体系和临床应用方法。根据中药材的来源，中药可以分为植物药、动物药和矿物药等。中药包括中药材、中药饮品和中成药。

（1）特点

1）传统性　有悠久的使用历史和丰富的文献记载。

2）多样性　种类繁多，应用广泛。

3）安全性　需要按照药品标准经过正确的炮制，患者应从正规渠道购买和使用。

（2）举例

1）植物药　人参，用于补气强身。

2）动物药　鹿茸，用于滋补肝肾、强筋健骨。

3）矿物药　朱砂，用于安神镇静。

**2. 化学药**　化学药品是指通过化学合成、分离提取、化学修饰等方法制备的药品。化学药品的活性成分一般为单一化合物或明确的化学结构。它们在西医学中广泛应用，能够通过特定的作用机制发挥治疗效果。

（1）特点

1）标准化　具有明确的化学结构和成分，质量稳定。

2）精确性　作用机制明确，可以精确调控剂量和效果。

3）广泛性　覆盖了各个治疗领域，应用范围广泛。

（2）举例

1）布洛芬（ibuprofen）　用于止痛、退热和抗炎，常用于缓解轻至中度疼痛如头痛、牙痛和女性月经痛。

2）青霉素（penicillin）　用于抗菌治疗，特别是对革兰阳性菌感染有效。

3）硝苯地平（nifedipine）　一种钙通道阻滞剂，用于治疗高血压和心绞痛，能够通过扩张血管降低血压和减少心脏负担。

**3. 生物制品**　生物制品是指以微生物、细胞、动物或人源组织和体液等为起始原材料，用生物学技术制成，用于预防、治疗和诊断人类疾病的制剂。

（1）特点

1）高效性　在治疗某些疾病方面具有独特的优势，效果显著。

2）复杂性　生产工艺复杂，对生产条件要求高。

3）专属性　针对特定靶点，作用精准。

（2）举例

1）疫苗　如流感疫苗（influenza vaccine），用于预防流感病毒感染。

2）单克隆抗体　如曲妥珠单抗（trastuzumab），用于治疗 HER2 阳性乳腺癌。

3）重组蛋白质　如胰岛素（insulin），用于糖尿病患者的血糖控制。

综合比较而言，中药以天然药材为基础，注重整体疗效和长期调理，适用于预防和治疗多种慢性疾病。化学药品则以精确的化学成分为基础，作用机制明确，适用于急性和特定疾病的治疗。生物制品通过生物技术制备，主要用于免疫调节和复杂疾病的治疗，具有高效和专一的特点。这三类药品各有其独特的应用价值和优势，共同发挥作用，为人类健康保驾护航。

### （四）基本药物与基本医疗保险用药

**1. 基本药物的国际发展**　1977 年，世界卫生组织（World Health Organization，下文简称"世卫组织"或"WHO"）首次提出"基本药物"概念，指能够满足大部分人口基本卫生保健需求的药物。1985 年，WHO 在内罗毕会议上强调基本药物还需结合"合理用药"；2002 年进一步明确，基本药物应在公共卫生实用性、效率、安全性及相对成本效益等方面具备优良表现，并在价格可承受的基础上保障可及性。

近年来，WHO 在基本药物推广和管理方面持续推进。

（1）目录更新　2017 年第 20 版目录新增 30 种重要药物；2019 年第 21 版纳入生物制品和仿制药，覆盖癌症、心血管疾病、慢性病等治疗领域。

（2）抗菌药分级管理　2017 年引入 AWaRe 分类系统（access、watch、reserve），提升抗微生物药物的管理效率，缓解耐药性问题。

（3）重视儿童用药　出台《儿童基本药物目录》，推动安全、适宜剂型药品的全球覆盖。

（4）价格信息公开　构建全球药品价格数据库，推进药品价格透明化，促进合理采购与定价。

**2. 我国基本药物制度建设**　我国自 2009 年起大力推进基本药物制度。《关于建立国家基本药物制度的实施意见》的发布，明确基本药物应具备剂型适宜、价格合理、保障供应、公平可及等特征，建立以科学目录为基础的基本药物制度，提升用药规范性与可及性。

2018 年，《关于深化审评审批制度药品医疗器械审评审批制度改革进一步鼓励创新的意见》的发布，进一步强化对基本药物的政策支持与监管。同年《国家基本药物目录（2018 年版）》发布，共收载 685 种药品，结合疾病谱和医疗需求进行动态调整。

在保障供应与公平获得方面，我国主要措施包括：建立国家与省级药品储备制度，防止断供；制定价格政策，确保价格合理、百姓可负担；健全基本药物临床使用指导，提高医疗质量与效率。

2024 年，《关于改革完善基层药品联动管理机制扩大基层药品种类的意见》（国卫药政发〔2024〕38 号）发布，通过联动机制优化，拓宽基层可用药品种类，进一步推动基本药物制度向基层延伸。

无论是 WHO 的全球推动，还是我国的制度建设，基本药物政策始终围绕"可及性、公平性、合理性"三大核心目标展开。通过不断完善目录、强化管理、保障供应，我国基本药物制度不仅有效满足人民群众的基本医疗需求，也为控制医疗费用、提升服务质量奠定了坚实基础。

**3. 基本医疗保险用药** 我国的基本医疗保险用药是指纳入国家基本医疗保险（以下简称医保）药品目录的药品。这些药品经过严格审核和评估，具有疗效明确、安全性高、价格合理等特点，能够满足广大参保人员的基本医疗需求。

（1）基本医疗保险药品目录 我国医保药品目录由国家医疗保障部门负责制定和更新，目录分为甲类药品和乙类药品两个类别。

1）甲类药品 各地医保统一报销的药品，费用由医保基金全额或按规定比例支付。甲类药品通常为临床必需、安全有效、价格合理的常用药品。

2）乙类药品 由医保基金和患者共同支付，具体支付比例由各地根据经济发展水平、医保基金支付能力和药品价格协商确定。乙类药品一般为疗效确切、安全性高但价格相对较高的药品。

（2）目录编制原则 国家基本医疗保险药品目录的编制遵循以下原则。

1）安全性 药品经过严格临床验证，确保安全可靠，副作用小。

2）有效性 药品疗效得到临床证实，并在疾病治疗中发挥重要作用。

3）经济性 药品价格合理，保障质量和疗效的前提下减轻患者和医保基金的负担。

4）必需性 满足基本临床治疗需求，包括常见病、多发病及重大疾病治疗。

5）公平性 关注不同参保群体公平享有基本医疗服务，重视慢性病、罕见病用药需求。

（3）目录动态调整 自 2018 年国家医疗保障局成立以来，我国医保药品目录正式建立起以每年一次常规调整为主、不定期专项调整为辅的动态调整机制。这一制度创新，使医保目录实现由"静态管理"向"动态优化"的根本转变。

近年来，随着医保谈判机制日益成熟，大批临床价值高、患者需求迫切的创新药，尤其是抗癌药物，以更合理的价格加速进入医保体系，切实提升了药品可及性与医保保障水平。通过谈判准入与目录更新联动推进，药品价格普遍出现大幅下调，为医保基金减负的同时，也显著降低了群众用药负担。

医保目录动态调整坚持"有进有出、应纳尽纳"，在强化目录科学性的同时，引导产业结构优化与技术创新升级。这一机制不仅回应了患者"用得上、用得起"的迫切期待，也激励药企以临床价值为导向加速研发，推动医药产业高质量发展。

群众得实惠、基金可持续、企业促转型，医保目录的动态调整机制正成为我国构建多层次医疗保障体系、实现健康中国目标的重要支撑。

（4）基本医保用药的管理和监督 国家和地方医疗保障部门对基本医保用药进行严格监管，确保药品质量、供应及合理使用。

1）药品招标采购 实行集中带量采购，统一价格谈判，显著降低药品采购成本。

2）质量控制 对纳入医保目录的药品实施严格的质量监管，确保药品安全有效。

3）监督检查 加强对定点医疗机构、药店药品使用和医保基金结算行为的监管，严厉打击欺诈骗保、不合理用药和药品浪费等行为，维护医保基金安全。

**（五）特殊管理药品与一般管理药品**

**1. 特殊管理药品** 特殊管理药品是指具有较高依赖性、滥用风险、毒性、副作用或对公共卫生安全有重大影响的药品，需要严格管理以防止滥用、非法流通或对公众造成危害。我国传统特殊管理的药品一共四种：麻醉药品、精神药品、医疗用毒性药品、放射性药品。根据《药品管理法》相关规定，特殊管理的药品在传统特药基础上，又增加了三种：药品类易制毒化学品、疫苗和血液制品。

（1）麻醉药品　如吗啡、美沙酮等，列入《麻醉药品品种目录》，具有很强的依赖性和滥用风险，用于止痛和麻醉。

（2）精神药品　如氯氮平、安定（地西泮）等，列入《精神药品品种目录》，用于精神障碍和神经系统疾病治疗。

（3）医疗用毒性药品　如洋地黄毒苷、士的宁等，医疗用毒性药品是指毒性剧烈、治疗剂量与中毒剂量相近、使用不当会致人中毒或死亡的药品。用于特定疾病治疗，剂量要求严格控制。

（4）放射性药品　如碘－131、锝－99m等，这类药品用于诊断和治疗某些疾病，但具有放射性，对人体有潜在危害。放射性药品是指用于临床诊断或者治疗的放射性核素制剂或者其标记药物。

（5）药品类易制毒化学品　如麦角酸、麻黄素等，这类药品用于药品生产的原料或药品中可以作为制毒原料或制毒化学配剂的物质，应根据《药品类易制毒化学品管理办法》进行管理。

（6）疫苗　如流感疫苗、乙肝疫苗、HPV疫苗等，这类药品用于预防、控制疾病的发生、流行，属于预防性生物制品，包括免疫规划疫苗和非免疫规划疫苗。

（7）血液制品　如人血白蛋白、免疫球蛋白、凝血因子等，这类药品从人血液或其组分中经各种物理、化学、免疫学和生物技术制成的药物。有疾病传播风险，实施最严格管理。

特殊管理药品的生产、经营、使用和储存均需严格遵守国家相关法律法规，必须在专业人员的指导和监管下进行。药品的使用记录、流通记录等都需要详细登记，并定期接受检查。

**2. 一般管理药品**　一般管理药品是指在疾病的预防和治疗过程中，具有相对较低风险、依赖性小、滥用可能性较低的药品。相较于特殊管理药品，一般管理药品的管控措施相对宽松，但仍需严格遵循《药品管理法》等国家相关法律法规的规定。

在生产、流通与使用全过程中，一般管理药品必须严格执行国家药品质量标准和技术规范，以确保其质量、安全性与有效性达到法定要求。药品生产企业、经营企业及医疗机构应建立健全药品购销与使用台账，落实全流程记录管理，实现药品流通的可追溯性和责任可追溯性。

对一般管理药品的监管主要采取企业主体责任与政府监管并重的模式。即以药品生产经营单位的自我管理为基础，结合国家药品监督管理部门的常态化监督检查，共同保障药品的合理使用与用药安全。

近年来，随着"智慧监管"理念的推进，国家加快推动一般管理药品的信息化、数字化管理手段建设，逐步实现药品全生命周期的动态监测与高效监管，进一步提升药品监管的科学化、精细化水平。

## 三、药品的质量特性

药品质量是指满足药品规定要求和需求的特征总和，而质量特性是与产品、过程、体系或要求相关的固有特性。因此，药品的质量特性是指药品在满足预防、治疗、诊断疾病或调节人体生理功能的要求时所具备的固有特征。药品的质量特性包括有效性（efficacy）、安全性（safety）、稳定性（stability）和均一性（uniformity）。

### （一）有效性

药品的有效性是指在规定的适应证或功能主治、用法用量条件下，能够实现预期的预防、治疗或诊断效果，并可有目的地调节人体的生理功能。有效性是药品最基本的特征之一，若无法有效发挥作用，则该物质不能成为药品。

在药物临床试验研究中，有效性通常通过预先设定的终点进行评价，包括临床终点（如死亡、复发等）和经验证的替代终点（如血糖水平、肿瘤体积等），以综合反映治疗所带来的临床获益。

在药品临床应用评价中，有效性常通过治疗结局衡量。我国临床上常用"痊愈""显效""有效"等术语加以分类，其他国家或地区则采用"完全缓解（complete remission）""部分缓解（partial remission）""疾病稳定（stable disease）"等医学术语进行效果评估。

### （二）安全性

药品的安全性是指在推荐的适应证、用法和用量条件下，药品对人体可能产生的不良反应或毒副作用的程度。作为药品的一项核心质量特性，安全性不仅直接影响药品是否能够上市，更是决定其能否长期广泛应用于临床的基础。

药品安全性研究贯穿研发至上市全过程，旨在识别并评估药物可能引发的毒性风险。临床前阶段需开展急性毒性、反复给药毒性、遗传毒性、致癌性和生殖毒性（含致畸）等试验，必要时补充局部、免疫、神经毒性评估，以系统判定其安全边界，为后续临床试验和合理用药提供科学依据。

进入临床试验阶段后，安全性评估主要通过人体受试者的观察与监测完成，内容包括不良事件与严重不良事件的发生频率、类型、强度与剂量依赖性关系。Ⅰ期临床着重观察耐受性与初步安全性，Ⅱ期与Ⅲ期临床则进一步积累风险评估数据，为药品上市提供决策依据。

此外，药品上市后仍需开展药物警戒，持续收集、评估、理解与预防与药物使用有关的不良反应与其他药品相关问题。包括风险评估报告、上市后再评价、上市后不良反应监测、重点监测目录等制度已被广泛实施。

### （三）稳定性

药品的稳定性是指在规定的贮存条件下，药品在整个有效期内保持其原有质量特性（包括有效性、安全性和外观性状等）的能力。稳定性评价贯穿药品研发、生产、运输和储存的全过程，是保障药品临床疗效和用药安全的关键因素。

常见的稳定性试验包括以下几点。

**1. 影响因素试验** 通过光照、温湿度、包装材质等考察药品对外部环境变化的敏感性。

**2. 加速试验** 在40℃±2℃、相对湿度（relative humidity，RH）75%±5%的条件下进行，用于快速评估药品在较严苛条件下的降解趋势。

**3. 长期试验** 在模拟真实储存条件（如25℃±2℃、RH 60%±5%）下持续至少12个月，以预测药品的实际稳定性和有效期。

相关试验所得数据是确定药品有效期和储存条件（如避光、阴凉、冷藏等）的重要依据。稳定性研究结果同时为包装材料选择、运输方式设计和风险管理提供支撑。

稳定性具有明确的时效性和条件依赖性。药品一旦超过有效期，即便外观未发生明显变化，其活性成分可能已发生降解，疗效降低或产生有害杂质，存在安全风险，因此应禁止继续使用。生产、销售、使用（医疗机构给患者使用）超过有效期药品，依照《药品管理法》会被判定为"劣药"行为，将会受到法律法规的制裁。

### （四）均一性

药品的均一性是指每单位药品中有效成分和非有效成分的含量均一，偏差在允许范围内。均一性确保了药物制剂中每一单位药物都符合规定的有效性和安全性要求。患者通常按单位剂量服用药物，如果药品的成分不均一，当有效成分含量高于规定范围时，可能导致药物过量，从而引起严重的不良反应甚至中毒或死亡；当有效成分含量低于规定范围时，则会导致药效不足，不能有效控制病情，甚至延误治疗。因此，药品的均一性对保障临床疗效和患者用药安全具有重要意义。

药品的均一性是指在同一批药品中，各单位剂量所含有效成分与赋形剂的分布应尽可能一致，其含量应在规定的允许偏差范围内。均一性是药品质量控制的重要指标，直接关系到每一剂量单位的安全性与有效性。

在固体制剂中，尤其是片剂、胶囊剂等，患者通常按照单位剂量服药，因此即便成分差异微小，也可能造成明显的临床影响。如果有效成分含量高于允许上限，可能导致超量用药，诱发不良反应甚至中毒；若低于下限，则可能导致治疗失败或病情延误。尤其对治疗窗口狭窄的药物（如抗凝剂、抗癫痫药等），其剂量均一性更为关键。

均一性控制主要通过含量均匀度、溶出度一致性以及微生物分布均一性等指标来实现，需在符合规定的药品标准前提下，通过 GMP 体系下的工艺验证、批内控制与成品检验来确保药品在每一批次、每一个剂型单位内都能达到一致的临床预期，保障患者用药安全和治疗效果。

以上四个药品的质量特性相互关联，共同构成药品质量"金三角"（质量—安全—有效），是药品研发、生产和监管的核心关注点。现代质量管理更强调 QbD（quality by design，质量源于设计）理念，通过全过程设计确保质量特性全程可控。

## 四、药品的特殊性

药品作为一种特殊商品，尽管具备一般商品的基本属性，仍因其直接关系到人类生命健康和其复杂的专业性，具有显著的特殊性。药品遵循商品价值规律，体现了商业价值和使用价值两个基本属性。然而，药品的特殊性更在于其关乎生命与健康，并因医疗信息的不对称性以及药学专业知识的复杂性而更显独特。此外，药品还具有效益与风险共存的特点，其潜在风险难以完全预测或控制。这些因素使得药品的特殊性体现在以下几个方面。

### （一）药品与生命健康的高度关联性

药品不是普通的消费品，而是关系到人的生死安危和健康尊严的核心资源。药品不仅承载医学价值和健康权保障，更体现出深刻的伦理责任与社会意义。药品与生命健康的高度关联性体现在：①剂量的敏感性，1mg 的剂量差异可能决定疗效与毒性的界限（如地高辛治疗窗仅 $0.5 \sim 2ng/ml$）；②时效的关键性，急性心肌梗死的"黄金 90 分钟"内，每延迟 1 分钟使用溶栓药，死亡率上升 1%；③个体差异性，基因多态性导致 30% 患者对常规剂量药物反应异常（如 CYP2C19 慢代谢者需调整氯吡格雷剂量）等。正因如此，药品的安全性、有效性和合理使用必须被置于首位，超越了价格与利润等商业考量。

### （二）药品的专属性

药品的专属性是其区别于普通商品的核心特征之一，体现了医学精准化、个体化的发展趋势。这种专属性主要表现在三个维度。

（1）在疾病靶向性方面，每种药品都像一把"分子钥匙"，必须与特定的病理机制精准匹配。以抗癌药为例，人类表皮生长因子受体 2（HER2）阳性乳腺癌患者必须使用曲妥珠单抗（trastuzumab），而上皮生长因子受体（EGFR）突变肺癌患者则需选用吉非替尼（gefitinib），这种精确到分子分型的用药选择凸显了药品的高度特异性。

（2）在人群选择性上，药品适用对象往往需要严格筛选，比如儿童用药必须考虑生长发育特点，老年人用药需评估肝肾功能，妊娠期妇女用药更要规避致畸风险。

（3）在临床决策层面，即使药理作用相似的药物也不能简单互换，需要综合评估患者的基因多态性、药物代谢特点以及潜在相互作用等因素。例如，同属质子泵抑制剂（PPI）的奥美拉唑（omeprazole）和艾司奥美拉唑（esomeprazole）主要通过细胞色素 P450 2C19（CYP2C19）代谢，而 CYP2C19 酶亦参与氯吡格雷（clopidogrel）活性代谢的生物转化。因此，当氯吡格雷与上述两种 PPI 联用时，可能因代谢酶竞争而降低其抗血小板活性，影响临床疗效。在此情境下，推荐选用对 CYP2C19 影响较小的雷贝拉唑（rabeprazole）或泮托拉唑（pantoprazole）等作为替代方案，以避免不良的药物—药物相互作用，保障抗栓治疗的疗效与安全性。

药品的专属性要求医师与药师必须具备深厚的专业知识，在诊疗过程中建立"患者—疾病—药物"三位一体的用药思维，随着精准医疗时代的到来，药品的专属性特征将愈发凸显，推动着个体化用药方案的不断发展。

### （三）药品的两重性

药品的本质决定了其始终是一把"双刃剑"——在发挥治疗作用的同时，也可能带来潜在的毒性或不良反应。这种效益与风险并存的两重性是药品区别于一般商品的重要特征，亦是药事管理制度构建的核心逻辑之一。

（1）从药理属性上看，绝大多数药品在发挥其主要治疗作用的同时，还可能介入机体的其他生理过程，产生非靶向作用。例如，阿司匹林可通过抑制环氧化酶活性起到减轻炎症、镇痛和抗血小板聚集的作用，但长期使用亦可能损伤胃黏膜，引发出血或溃疡。这类"伴随性药理效应"是药物固有风险的体现，即便是在合理剂量和合规使用的前提下也不能完全回避。

（2）药品风险不仅来自其天然的药理特性，还可能源于药品质量缺陷，如原料药中杂质超标、生产过程控制不当，亦或来自不合理用药行为，如超剂量使用、重复处方、配伍禁忌等。例如，抗生素万古霉素如未监测血药浓度，可能引发耳毒性或肾功能损伤。此类风险往往隐匿于治疗过程之中，对患者安全构成威胁。

（3）风险并非静态存在，而是动态变化，受患者个体差异（如年龄、体重、肝肾功能、药物代谢基因型）、疾病状态、联合用药及使用环境等多种因素影响。因而，在药品使用过程中，必须以"效益—风险评估"为基础，综合考量疗效是否显著、风险是否可控，才能决定药品是否适宜使用。

药品的两重性要求使用者既不能因其潜在风险而因噎废食，也不能因其疗效而忽视用药风险。唯有在专业指导下，综合考虑药品本身特性、临床证据、个体差异与治疗目标，才能在"疗效最大化、风险最小化"的框架下实现药品使用的科学性与合理性。

在人类对抗疾病的历史长河中，药品始终扮演着双面角色：既带来治愈的希望；又有着潜在的风险。这种根本矛盾，恰恰构成了药品两重性的深层哲学，也推动着医药文明不断向前发展。

### （四）药品质量的重要性

药品质量是保障患者生命健康的重要基石，是整个药品体系的立足之本和不可逾越的底线。不同于一般商品，药品的质量不容妥协，其唯一评价标准是"是否合格"，即不存在等级、次品，或"基本合格"的概念。只有符合国家法定标准的药品，方可被允许生产、销售和使用。

药品质量不合格的后果具有高度风险性和不可逆性。一项轻微的质量缺陷，可能引发严重后果：如注射剂中混入可见异物，可能导致栓塞、过敏反应甚至猝死；口服药物若主要成分含量偏差，可能导致治疗失败或毒性反应；抗生素活性不足，会加速耐药菌株的产生。

因此，药品质量管理体系具有严格标准的属性。我国现行《药品生产质量管理规范（GMP）》体系涵盖从人员培训、厂房设备、原辅料采购、生产记录、产品放行到质量回溯等详细条款，远超普通工业产品的质量管理要求，体现出对药品安全的零容忍态度。

从原料药的起始物料控制，到处方设计、工艺验证、包装储运，再到终端药房拆零与使用指导，每个环节都需严密管控。例如，冷链运输必须实时监测温湿度，防止疫苗类药品失效；终端使用前需验证包装完整性和有效期，保障最后一公里安全。这一切确保药品始终以最佳质量状态交付患者。

### （五）药品的时限性

药品的使用具有强烈的时间敏感性，其需求往往紧随疾病的发生而产生，强调"药等病"而非"病等药"的临床应急逻辑。一旦不能在适当时间内获得所需药品，可能导致治疗延误、病情恶化，甚至危及生命。

从药品供应链角度看，这种时限性要求药品生产、经营和储运体系必须具备高效响应机制和持续供应能力。特别是在公共卫生突发事件、灾害救援、慢性病管理等场景中，药品供给的及时性成为影响公共健康水平的重要变量。例如，抢救用药如肾上腺素、抗毒素类药物，以及用于罕见病或特殊群体的"短线药品"，虽临床使用频率不高、成本较高或有效期较短，但其不可替代性决定了必须保持最低储备量与可持续生产机制。

因此，企业与政府应共同承担保障责任，通过完善应急药品储备制度、实施重点药品供应监测、推动"带量储备"等制度性安排，确保关键药品"用得上、调得快、供应稳"。此外，对部分市场化动力不足但临床意义重大的小品种药品，还应通过政策引导和财政补贴等方式，鼓励企业持续生产，避免断供。

药品的时限性不仅是一项物流或供应管理问题，更是一项关乎公共健康权益和医疗公平性的系统工程。

### （六）药品的可及性

药品的可及性是指患者在疾病发生时，能够通过合法、便捷的渠道及时获得所需药品，并且该药品在经济上可负担。这一概念不仅涵盖了药品的市场供应状况，还涉及药品研发、审批上市、供应保障和价格合理性等多个层面。药品的可及性对于保障公共健康、提升医疗服务公平性具有重要意义。

要实现完全的药品可及需要满足四个层次的要求。

**1. 药品技术的可及性**　药品可及性的前提是针对疾病的有效药物已经被研发出来，即"病有所药"。对于新发疾病或疑难疾病，药物研发的进展直接影响可及性。如果针对某种疾病尚无有效药物，即使医疗体系健全，患者也无法获得有效治疗。因此，药品技术的可及性依赖于医药科技的持续创新和研发能力的提升。

**2. 药品上市的可及性**　药品的可及性不仅取决于药物是否成功研发，更在于药品能否合法地进入特定国家或地区的市场。一种药物即使已在某些国家成功上市，也可能因为不同国家在药品审批标准、注册程序及监管要求上的差异，而未能及时在其他国家上市，导致全球范围内药品可及性受限。

为推动药品注册标准的国际协调，国际人用药品注册技术协调会（The International Council for Harmonisation of Technical Requirements for Pharmaceuticals for Human Use，以下简称 ICH）致力于统一各国药品监管要求，减少重复研究与审批程序，加速创新药物在全球范围内的上市进程。我国于 2017 年正式加入 ICH，体现了我国药品监管领域积极推动药品监管体系改革与创新的决心。通过参与 ICH，我国不仅显著提升了药品监管的科学性、规范性和国际化水平，更有效提高了创新药物在我国的上市效率，满足了人民群众对高质量药品的迫切需求，体现了以人民健康为中心的发展理念，对保障公众生命安全和促进健康中国建设具有重要意义。

**3. 药品供应的可及性**　药品研发成功并获得市场准入后，仍需确保稳定供应，以防止短缺或断供问题。某些药品虽然已上市，但由于原材料供应不足、生产企业减少、市场竞争失衡或政策因素，可能出现供不应求的情况，使患者无法及时获得药物。因此，实现药品供应的可及性，需要政府、企业和医疗机构通力协作，通过优化生产、合理储备和畅通流通渠道，确保患者在需要时能够获得足够的药品。

**4. 药品价格的可及性**　药品的可及性不仅取决于药品的存在和供应，还涉及患者是否经济可负担。实现药品的经济可及，需要合理制定药品价格，并通过医保报销、集中采购、价格谈判等措施，降低患者负担。例如，近年来我国推行的国家药品集中带量采购，有效降低了部分常用药和抗癌药的价格，提高了其可及性。此外，对罕见病药物和创新药的医保准入机制优化，也有助于提升患者的支付能力，确保更多人群受益。

药品可及性是影响公共卫生和医疗公平性的重要因素，实现可及性目标需要满足技术可及性、市场准入可及性、供应可及性和经济可及性四个层次。政府、制药企业、医疗机构和社会各方需协同合作，不断优化药品研发、审批、供应和价格体系，确保药品真正惠及患者，满足人民健康需求。

# 第二节 药品安全与风险管理

PPT

## 一、药品安全的含义

药品安全是指药品在疾病的预防、治疗和诊断过程中，保持质量合规、不良反应可控且在可接受范围之内，使用过程合理并具备良好可及性的一种综合状态。这意味着在药品研发、生产、流通与使用的全过程中，通过有效监管措施，尽可能消除或控制药品相关的外在威胁和内在隐患，保障公众用药安全。

美国食品药品管理局（Food and Drug Administration，以下简称美国 FDA）对药品安全的认识强调"收益与风险平衡"的概念，即当药品被用于特定疾病或特定患者群体时，其治疗效益大于可预见的风险，才能被视为安全和可接受的。此外，美国 FDA 的药品安全管理内涵还包括风险评估与管理、不良反应监测、药物警戒以及防控用药错误等一系列措施，主张建立全面且系统的风险管理机制，以切实保障公众的用药安全。

我国对药品安全的定义与内涵集中体现于法律法规与政策文件中，特别是在 2019 年修订并实施的《药品管理法》中明确提出，国家建立药物警戒制度，对药品不良反应及其他与用药相关的有害反应进行系统监测、识别、评估与有效控制，及时主动防控药品风险，以切实保障公众的用药安全。

从这一表述中可以看出，药品安全不仅关注药品本身的质量与上市前审批过程中的安全有效性，更强调药品上市后的全生命周期管理。具体体现为以下几个方面。

（1）不良反应监测与药物警戒制度　持续跟踪、监测和评估药品在实际临床应用中的不良反应与其他潜在风险信号，及时分析数据，采取相应防控措施，以最大限度地减少药品相关风险。

（2）药品质量管理与追溯体系建设　实施对药品研发、生产、流通与使用各环节的全过程监管，构建完善的质量保障体系与药品追溯系统，确保药品质量安全、来源清晰和去向可追溯。

（3）风险控制与应急管理体系　当药品安全事件或风险隐患出现时，能够及时启动科学有效的应急响应机制，开展风险评估、控制与风险沟通，迅速妥善地处置药品安全事件，降低公众健康风险。

我国药品安全概念更加突出药品在整个生命周期内的全面监管，体现了以人民健康为中心的理念，旨在有效降低药品相关风险，持续提升公众用药安全水平。

## 二、药品风险的来源

药品风险主要源于两个方面：药品本身的天然风险和人为因素导致的风险。

药品天然风险，主要是指药品固有的物理、化学与生物学特性所决定的安全风险。这类风险一般表现为药品的不良反应，包括药物在正常治疗剂量下出现的已知不良反应与尚未被识别或未知的不良反应。从风险管理的角度看，已知的不良反应越多，意味着风险识别越全面，相应采取的预防和管理措施越有效。相反，未知风险的比例越大，临床应用中的风险不确定性也随之增加。

人为风险则通常是药品的滥用、误用以及用药错误等人为因素导致的风险。这类风险在药品上市后实际使用过程中更为突出，需要通过有效的风险沟通、合理用药宣传教育和严格监管措施加以防控。以下是药品风险类型与举例说明（表 1-1）。

表1-1 药品风险的类型与来源

| 风险类型 | 风险内容 | 举例说明 |
|---|---|---|
| 一、天然风险（药物固有风险） | | |
| 药理性不良反应 | 药物在推荐剂量下产生的预期以外的不良反应，源于其药理特性 | 抗组胺药（如氯苯那敏）引起嗜睡；化疗药物（如顺铂）致恶心、脱发 |
| 过敏反应（免疫介导） | 药物诱导免疫系统过度反应，轻者皮疹，重者可致过敏性休克 | 青霉素引发荨麻疹、喉头水肿、过敏性休克 |
| 特异质反应 | 非剂量相关的罕见个体化反应，通常与遗传背景有关 | 阿司匹林诱发哮喘；G-6-PD缺乏者使用磺胺类药物发生溶血反应 |
| 药物相互作用 | 药物与其他药物或食物相互作用，影响疗效或增加毒性 | 钙类食物降低四环素吸收；维生素K摄入过多减弱华法林抗凝作用 |
| 耐药性产生 | 病原微生物对药物产生耐药性，影响治疗效果 | 耐甲氧西林金黄色葡萄球菌感染治疗困难 |
| 二、人为风险（管理和使用相关风险） | | |
| 用药错误 | 在处方、调配、发药或用药环节出现错误 | 开具错误剂量；注射路径有误；患者擅自增减用量 |
| 生产质量缺陷 | 药品在生产过程中存在杂质、含量测定不符合规定、污染或残留超标等问题 | 注射液含颗粒物；胶囊含量不均匀；有机溶剂残留超标 |
| 假药与劣药 | 非法生产无效药品、添加禁止添加成分的药品，被污染的药品、过期药品 | 市场销售的假降糖药；违法添加被禁用成分西布曲明的减肥药 |
| 不合理用药 | 超适应证使用、用药过量或未考虑禁忌证等导致风险增加 | 幼儿使用喹诺酮类抗菌药；老年人多重用药引发不良反应 |
| 滥用与误用 | 出于非医疗目的或无医学指导下的药品使用 | 镇静催眠药过量服用导致昏迷；阿片类止痛药滥用成瘾 |
| 储运条件不当 | 药品储存或运输不符合要求，导致质量下降甚至失效 | 疫苗冷链断裂致效力下降；潮湿环境致口服片剂霉变 |
| 患者教育缺失 | 医务人员未充分提供用药指导，导致用药错误或依从性差 | 未告知餐前服药要求，影响药效；未提醒避孕药漏服处理方式 |
| 医疗器械操作不当 | 辅助给药设备或器械使用不规范引发风险 | 输液调节不当致滴速过快；未消毒注射器导致感染 |

## 三、药品风险管理

药品风险管理（risk management of medicines）是一种系统性、科学性的风险控制策略，其目标在于通过识别、评估、沟通和控制药品在整个生命周期内可能带来的风险，最大限度地保障公众用药安全并维持药品的风险—效益平衡（benefit-risk balance）。风险管理强调科学判断与动态干预，是现代药品监管体系中的关键环节。

### （一）风险管理的理论基础与发展沿革

风险管理作为一门系统性的管理科学，其核心在于通过风险识别（identification）、风险分析（analysis）、风险评估（evaluation）、风险控制（control）和风险沟通（communication）等关键环节，实现对风险成本效益的最优化配置。该理论体系最早在《风险管理与保险》中被系统提出，后经国际标准化组织（ISO）在ISO 31000标准中进一步完善，形成包含风险框架建立、风险评估实施和风险管控改进的闭环管理体系。

### （二）药品风险管理的历史演进

**1. 起源阶段** 美国FDA率先将风险管理理念引入药品监管领域，1999年发布的《风险管理框架》首次提出药品风险最小化（risk minimization）概念。这一时期的风险管理主要聚焦于药品不良反应的被动监测。

**2. 发展阶段** 国际人用药品注册技术协调会于 2004 年发布《药物警戒规划指南》（guideline on pharmacovigilance planning），药品风险管理开始向系统化方向发展。有学者于 2005 年突破性地提出"全生命周期管理"的理念，将风险管理的范围从传统的上市后阶段扩展到涵盖药品研发、审批、生产与流通的全过程。

### （三）现代药品风险管理的核心内涵

基于 ICH Q9《质量风险管理指南》（ICH Q9：Quality Risk Management，2005 年）以及欧盟《药物警戒良好实践指南》（GVP：Good Pharmacovigilance Practices，2012 年），现代药品风险管理体系形成了较为成熟的框架，主要包含以下三个维度。

**1. 科学维度** 运用循证医学（evidence-based medicine）、药物流行病学（pharmacoepidemiology）等方法，建立药品安全信号检测与评估系统，提升风险识别的敏感性和科学性。

**2. 管理维度** 制定和执行风险最小化行动计划（RiskMAP：risk minimization action plan），同时构建和完善药物警戒体系（pharmacovigilance system），包括不良反应主动监测、数据收集与风险响应机制等。

**3. 制度维度** 建立包括定期安全性更新报告（PSUR：periodic safety update report）和风险管理计划（RMP：risk management plan）在内的完整监管制度框架，确保风险控制策略的可持续性和全流程覆盖。

---

**知识拓展** - - - - - - - - - - - - - - - - - - - - - - - - - - - - - - - - - - - - - - - - - - - - - - - - -

#### 从"反应停事件"看现代药品风险管理制度的演进

**1. 反应停事件：药品安全史上的警钟** 二十世纪五六十年代，德国格兰泰公司开发的沙利度胺（别名"反应停"）被广泛用于缓解妊娠期妇女妊娠反应，因其"the ideal answer to pregnancy's problems"（妊娠期妇女的理想选择）的宣传而一度风靡。短短几年间，在欧洲约有数百万人服用沙利度胺。然而，该药致使全球许多婴儿出现严重的四肢畸形（"海豹肢症"），另有数千婴儿在孕期流产或死产，成为人类药品使用史上最严重的灾难之一。

在美国，因为美国 FDA 药品注册的技术审评员的科学警觉与审慎坚持，沙利度胺未能获得上市批准，避免了悲剧在美国发生。该技术审评员基于动物与人类药理反应差异的质疑，要求企业提供更多安全性数据，并顶住各方压力，坚持拒绝该药品的上市申请。1962 年，《科夫沃—哈里斯修正案》的出台，正是源于这一事件的深刻反思，标志着现代药品监管从"证明无害"转向"科学审评、效益权衡"的制度变革。

**2. 风险管理：现代药品监管的制度基石** 反应停事件后，全球药品监管机构逐步建立起一套更加系统化、科学化的药品风险管理框架。药品风险管理（risk management of medicines）是一种覆盖药品整个生命周期的系统性策略，旨在识别、评估、控制和沟通药品可能带来的不良反应与风险，保障患者用药安全，确保风险—效益比处于可接受范围。

**3. 沙利度胺的再应用与风险防控** 进入 21 世纪后，随着其抗肿瘤、免疫调节等药理作用的深入研究，沙利度胺被重新批准用于治疗麻风病反应性红斑、多发性骨髓瘤等疾病。但其重新上市的前提，是建立在严格的风险控制基础之上。例如，在欧洲，该药品须在"妊娠防范计划"框架下使用，所有处方医师必须接受专项培训，药房需登记备案，并对患者进行妊娠筛查和定期检测。

这表明，科学的风险管理体系不仅可以预防重大药害事件，还可以在合理控制风险的前提下，释放药品的治疗潜力，实现"风险可控、效益可用"的理性用药目标。

**4. 科学精神与监管良知的力量** 药品监管不仅是技术问题，更是伦理问题。在面对商业利益、舆论压力乃至社会误解时，药品监管者必须坚守科学原则与职业良知，以"人民健康为中心"的责任感把好药品安全的每一道关口。

正如 2019 年《药品管理法》修订所体现的理念：药品关系人民群众身体健康和生命安全，必须实行最严格的管理制度。我国近年来持续推进药品监管体系现代化，构建了包括药品上市许可持有人制度、药物警戒体系、风险管理计划在内的全链条监管体系。

# 第三节　药事管理概述

PPT

## 一、药事的定义

药事（pharmaceutical affairs）是指与药品全生命周期相关的技术活动与制度管理实践，涵盖药品从研发、非临床研究、临床试验、注册审批、生产制造、流通配送、临床合理使用，直至上市后监测与风险管理的全过程。

根据世界卫生组织（World Health Organization，WHO）的定义，药事工作应以"有效性（efficacy）、效率（efficiency）和公平性（equity）"三大原则为核心，旨在实现药品在全民健康体系中的最优配置与合理使用。

药事活动的核心目标是保障药品的安全性、有效性与质量可控性，促进公众合理用药，满足公共健康与医疗服务系统的可持续发展需求。在药品全生命周期中，质量管理（如符合 ICH Q10）、药物警戒体系与风险最小化措施（risk minimization activities）始终是首要任务。

药事工作的开展依赖于政府监管机构、制药企业、医疗机构、药学专业人员与社会公众的协同参与。

（1）政府部门通过法律法规制定、行政审批、风险监管等手段发挥主导作用。

（2）企业承担产品研发、质量合规与上市后监测的主体责任。

（3）医疗机构与药师通过临床药学服务保障用药安全。

（4）公众与患者则在知情决策和社会监督中发挥重要作用。

药事是一项集技术性、政策性、伦理性与公共性于一体的复合型社会系统工程，既要求专业的科学基础，也依赖科学治理和法治保障。

## 二、药事管理的定义

药事管理（pharmacy administration）是指以药学、医学、管理学、法学、社会学、经济学等学科理论为基础，对药事活动进行规划、组织、协调、控制与评估的综合性社会管理活动，旨在实现药品全生命周期的科学治理和健康发展。

依据经济合作与发展组织（OECD）的分类框架，药事管理可分为三个主要维度。

（1）规制性管理（regulatory administration）　包括药品审评审批、市场准入、风险管理等。

（2）经济性管理（economic administration）　如医保支付、药品定价与成本控制。

（3）社会性管理（social administration）　如药物可及性、公平性与公众用药教育等。

根据药事管理层级结构，其具体内容可区分为宏观层面和微观层面。

宏观层面：国家对药品及药事的监督管理，其内容包括制定和执行国家药物政策与法规，建立健全药事管理体制与机构，建立药品生产、流通程秩序，加强药学人员管理，通过推进依法行政，科学民主决策，依靠技术支撑，实现队伍保障来实践科学监管。

微观层面：药事各部门内部的管理，包括质量管理、人员管理、物流系统、信息系统与成本控制等。

当代药事管理呈现出数字化、风险导向与全球化等新特征。借助如 ICH Q9（Quality Risk Management）、FDA 质量量度体系（Quality Metrics）、数字监管工具与药品监管科学等现代手段，药事管理逐渐由传统"命令—控制"模式转向"科学治理（scientific governance）"范式。

## 三、药事管理的发展

药事管理的起源可以追溯到古代，当时各地的药剂师和医生通过配制和分发药物来满足患者的需求。这一职责逐渐转移到专业的药剂师手中，形成了早期的药事管理体系。

### （一）19 世纪：规范化和专业化

19 世纪是药事管理专业化的重要时期。多个国家开始制定药事管理法规，以规范药品的生产、销售和使用。

英国：1868 年，英国颁布了《药品法》，这是世界上首部关于药品管理的法律，标志着药事管理的正式开始。此后，英国建立了药品检验所和药品监督制度，逐步完善了药事管理体系。

美国：美国药学会（American Pharmacists Association，APhA）成立，对药品标准的制定和药事管理起到了推动作用。1906 年，美国通过了《纯净食品药品法》（Pure Food and Drug Act），这是美国第一部联邦药品管理法，旨在规范药品的生产和销售。

### （二）20 世纪：全球化和制度化

20 世纪，药事管理进入了制度化和全球化阶段。

美国：1938 年，美国通过了《联邦食品、药品和化妆品法》（Federal Food, Drug and Cosmetic Act），要求药品在上市前必须经过安全性和有效性测试。这一法规奠定了现代药品监管制度的基础。1962 年，Kefauver – Harris 修正案（Kefauver – Harris Amendment）进一步强化了药品的临床试验要求。

日本：1948 年，日本通过了《药事法》（Pharmaceutical Affairs Law），建立了国家药品管理体系。1980 年，日本成立了药品医疗器械综合机构（Pharmaceuticals and Medical Devices Agency，PMDA），负责药品和医疗器械的审批和监管。

欧洲：1995 年，欧洲药品管理局（European Medicines Agency，EMA）成立，旨在统一欧盟成员国的药品审批和监管标准。EMA 的成立标志着欧洲药品管理的国际化和标准化。

我国：1984 年，我国颁布了《中华人民共和国药品管理法》（下文简称《药品管理法》），这是我国药品管理的重要里程碑。此后，我国不断完善药品管理法规，进一步强化了对药品生产、流通和使用环节的监管。

### （三）21 世纪：科技进步和新挑战

21 世纪以来，科技进步对药事管理产生了深远影响。大数据、人工智能和区块链等新技术被广泛应用于药品追溯、质量控制和市场监管中。

美国：2013 年，美国引入了《药品供应链安全法》（Drug Supply Chain Security Act，DSCSA），通过电子监管码系统，确保药品从生产到消费的全流程可追溯。这提高了药品监管的透明度和有效性。

德国：通过实施《药品法》（Arzneimittelgesetz，AMG）及其修订版，强化了对药品生产和销售的监管。德国还积极推动电子健康记录和药品追溯系统的应用，以提升药品管理的效率和安全性。

我国：大力加强药品监管体系建设，推出了一系列法律法规和技术标准。2019 年，《药品管理法》修订，强化了药品全生命周期的监管，促进药品质量的提升和公众健康的保障。近年来，我国不断推动药品审评审批制度的改革，提高新药上市的速度和效率。

总体来看，国际上的药事管理发展经历了从无到有、从零散到系统、从单一到综合的演变过程。现代药事管理不仅注重法规和政策的制定与执行，还强调科技的应用和国际合作。各国通过不断完善药事管理体系，努力实现药品管理的科学化、法治化和国际化，为保障公众健康做出了重要贡献。

### 知识拓展

#### 数字化与全球化背景下的药事管理新范式

随着"健康中国"战略深入推进，药品全生命周期的治理方式正在经历深刻转型。传统以行政许可和静态审查为主的药事管理模式，正加速向"全流程数字监管＋全社会协同治理"新范式演进。这一趋势不仅提升了药品监管的科学化水平，也为药学专业学生提供了全新的职业视野和研究方向。

**1. 药品监管数字化改革与"智慧监管"体系建设**  《血液制品生产智慧监管三年行动计划（2024—2026年）》《关于加快场景创新以人工智能高水平应用促进经济高质量发展的指导意见》《药品监管人工智能典型应用场景清单》等多个文件连续发布，提出构建一体化的药品智慧监管新体系。其核心举措包括：建立"药品监管大数据平台"，整合审批、流通、使用、不良反应等信息；推进"电子药品注册证"制度，提升审评审批效率与数据互认能力；推动人工智能、区块链在药品追溯、防伪、风险预警中的实用化应用；加强"智慧审评"建设，试点AI辅助药品审评决策模型，优化审评路径。这些举措标志着我国药事管理进入"数据赋能、实时监控、闭环管理"的新阶段，管理重心逐步从静态合规向动态风险控制转变。

**2. 全球药政协调与跨国治理机制的加强**  现代药事管理已突破国界限制，成为全球协同的重要内容。我国作为ICH的正式成员，积极参与全球药品技术标准的制定，并实现了：与欧盟、美国、日本等国家药监机构的"审评交流机制"；开展临床试验数据国际共享与互认试点；执行WHO推荐的药品可及性与伦理使用原则；深度参与药品上市后全球不良反应数据库建设与信号共享。这些合作机制不仅提高了我国药品管理制度的国际公信力，也为本土创新药物"出海"提供了制度通道，体现了药事管理的全球治理功能。

**3. 从"命令—控制"到"科学治理"转型：理念的深度演进**  当代药事管理理念不再停留在"发文＋检查"的命令—控制逻辑上，而是强调以风险评估为基础的科学治理模式。典型特征包括：管理目标由"零风险"转向"风险可接受"；监管方式由"静态审批"转向"动态预警与干预"；评价机制由"合规为先"转向"绩效驱动与透明问责"。

面对新技术与新制度的融合发展，应在掌握法规与管理知识的同时，关注数据分析、信息化手段与跨国监管动态；积极拓展多学科素养，如药事数据模型、药物经济学、合理用药等方向；培养系统性思维能力，将"监管—服务—社会治理"整合为完整逻辑链。正如现代药事管理已从"保障合规"走向"引导创新"，未来药学人才也应从"遵守规则"迈向"设计规则"，成为公共健康治理体系中的积极构建者。

## 四、药事管理的目标

药事管理的目标是保障人民用药安全有效，促进医药企业健康发展，优化配置和高效利用药物资源。药事管理的目标体系可构建为以下"三维结构"。

**1. 公共健康维度**  确保药品安全性、有效性、可及性，推动基于风险—效益平衡的用药决策。

**2. 产业发展维度**  实现药品创新与公平可及的协同，推动本土药品产业健康、可持续发展。

**3. 社会治理维度**  构建以药物警戒（pharmacovigilance）、质量管理体系与合理用药教育为核心的社会用药治理体系。

在实际应用中，药事管理需兼顾多元目标。例如，如何平衡疫苗的紧急使用授权（emergency use authorization，EUA）与常规审批流程，即是一种以危机管理（crisis management）与适应性路径（adaptive pathway）为特征的药事决策模式。

## 五、药事管理学的定义

药事管理学（pharmaceutical adminstration as a discipline）是研究药品从研发、生产、流通、使用到监管全过程中的管理理论、政策法规、制度设计及实践应用的一门交叉学科。作为药学的分支学科，药事管理学不仅涉及自然科学领域的药品质量控制和技术管理，还属于社会科学范畴，强调政策法规、市场经济、公共治理等内容，对药品全生命周期的规范与优化具有重要指导作用。

药事管理学是研究药品全生命周期中各类药事活动运行机制、政策制度、管理方法与法律规范的一门交叉学科。其目的是通过科学化的治理体系，保障药品质量与公众用药安全，实现技术进步、政策引导与社会治理的有机融合。

药事管理学的研究内容主要涵盖以下内容。

（1）政府监管机构（如国家药品监督管理局、国家药品监督管理局药品审评中心）在法规制定、风险控制、产业监管中的作用。

（2）药事组织（如制药企业、药品流通企业、医疗机构）在药品研发、生产、流通和使用过程中的管理机制。

（3）社会公众与行业组织在用药安全教育、监督反馈与风险传播中的参与路径。

随着精准医疗、数字化医疗与全球药政协调的推进，药事管理学已逐步拓展至个体化用药管理、临床数据智能分析、AI辅助决策系统等前沿方向，在国家药品政策与监管战略中发挥着越来越重要的作用。

## 六、药事管理学的性质

### （一）交叉学科属性

药事管理学融合了药学、医学、管理学、法学、社会学、经济学等多个学科的理论和方法，用于解决药品管理中的实际问题。除了关注药品的科学与技术，还涉及法律法规的制定与执行、药品定价与市场分析、药品使用行为及公共健康需求等社会问题。例如，药品监管涉及法律规范的制定，市场准入和价格调控则依赖经济学分析，而患者依从性和药品可及性研究则涉及社会学范畴。

### （二）药学分支学科

作为药学的重要组成部分，药事管理学并非管理学的分支，而是服务于药品全生命周期管理的专业学科。药学涵盖药物化学、药理学、药剂学、药物分析、临床药学等多个分支，每个分支都有独特的研究领域，而药事管理学则侧重于药品政策、法规及管理体系的研究。它以社会科学的理论和方法研究现代药学事业，关注如何通过有效管理提升药品的安全性、可及性和合理使用。

### （三）社会科学属性

药事管理学具有社会科学的特性，其核心内容包括药品政策、法规的制定与执行，这些政策既要基于科学证据，又受社会、政治、经济等因素影响。例如，药品市场准入、价格控制、医保报销等政策的制定，不仅涉及公共健康需求，也受到市场竞争、财政预算及社会公平性等多重因素的制约。此外，药事管理学研究药品的社会影响，如药品滥用、患者依从性、药品公平可及性等问题，通常采用社会调查、统计分析等社会科学研究方法。

### （四）实践导向的应用科学

药事管理学是一门高度实践性的应用科学，研究目标在于解决药品管理中的实际问题，涵盖药品研发、审批、生产、流通、使用、监管等环节。其理论研究不仅停留在学术探讨层面，还直接指导药品全生命周期管理。例如，通过优化药品审批流程提升新药上市效率，通过药品追溯系统加强质量控制，通过法规完善提升药品供应链安全性。此外，药品监管法律法规既是药事管理学的研究内容，也是其研究成果的重要转化形式，影响着国家药品管理政策的制定与执行。

### （五）动态发展的学科

药事管理学具有动态性和前瞻性，主要体现在以下几个方面。

**1. 法规政策的持续更新**　随着科技发展、公共健康需求变化，药品监管法规需要不断完善，药事管理学需紧跟政策变化，预测和适应未来发展趋势。

**2. 科技进步推动管理革新**　现代信息技术、大数据、人工智能等新技术被广泛应用于药品追溯、质量控制和市场监管，药事管理学需要不断吸纳这些创新技术。

**3. 国际标准与本土实践融合**　全球化背景下，药品管理标准日益趋同，药事管理学需要结合国际经验，制定符合我国国情的药品管理策略。

**4. 市场需求与监管要求的平衡**　药事管理学需兼顾药品安全性、有效性、质量控制与产业发展，确保药品供应充足且合规。

**5. 应对突发公共健康事件**　面对疫情、药品短缺等紧急情况，药事管理学需具备快速响应能力，研究和建立药品应急管理机制，确保关键药品的供应与安全。

## 七、药事管理学的研究方法

药事管理学是一门交叉性、应用性强的综合性学科，融合了药学、社会学、经济学、法学和管理学等多个领域的研究视角与方法。其研究对象不仅涉及药品的研发、生产、流通与使用等技术过程，也包括与药品相关的政策制度、组织行为及公众认知等社会现象。因此，药事管理研究既需要借鉴自然科学的实证方法，也需重视社会科学的解释性方法，形成以"定性研究"和"定量研究"为核心的多元研究范式。

### （一）药事管理的定性研究概述

**1. 定性研究概述**　定性研究主要用于探讨药事活动中的认知、态度、行为、政策影响等非数值化内容，强调对现象的深入理解与解释。其研究目标在于"知其所以然"，适用于对新兴问题的初步探索、对复杂现象的深度剖析，或对典型事件的个案解读。

（1）常用方法

1）深度访谈法（in-depth interview）　通过与关键知情人（如药品监督管理人员、药学技术人员、执业药师、患者等）面对面交流，获得其真实的经验和观点。

2）焦点小组讨论（focus group discussion，FGD）　召集 5~10 位参与者就特定话题开展结构化讨论，挖掘群体认知和共识差异。

3）文献分析法　通过对已有学术文献、研究成果、理论框架进行梳理、分析与归纳（literature study），对政策文件、指南文本、法院判例等进行系统解读（document analysis），揭示其制定背景与实施影响。

（2）案例应用　某地基层医疗机构存在抗生素使用过度问题，研究者通过访谈医生、药师与患者，发现背后除缺乏专业指导外，还涉及绩效考核压力、患者期待值等多重因素，为后续干预提供了社会心理层面的依据。

### 2. 实地研究与个案研究

（1）实地研究/田野调查（field study）　强调在自然场景下对真实行为的系统观察，适用于研究药品流通环节的合规性、药品不良反应上报的实际运行等。

（2）个案研究（case study）　对一个单位或事件进行深入剖析，如某省药品上市许可持有人 MAH 制度试点过程中产生的制度冲突与实践挑战。

例如，研究者可围绕某地实施药品带量采购改革后某医院处方结构的变化，跟踪采访临床科室、药剂科及患者，结合处方数据与采购政策文本进行综合分析，揭示政策效应的实际落地过程。

### （二）药事管理的定量研究概述

**1. 定量研究概述**　定量研究通过收集、整理和分析数值型数据，以确定药事现象间的规律与因果关系，常用于政策评估、资源配置优化、药物使用行为统计等领域。其基本特征是操作性强、重复性高、结果可验证。常用方法如下。

（1）问卷调查法（survey method）　用于采集公众用药知识、药学服务满意度、药品不良反应报告意愿等信息。

（2）相关分析与回归分析（correlation and regression analysis）　分析药品价格与医保报销比例、药品广告与消费者行为之间的关系。

（3）试验研究法（experimental research）　在受控条件下测试干预措施的效果，如设定干预组与对照组对比合理用药教育前后处方合规率的变化。

**2. 文献定量研究**　包括荟萃分析与文献计量分析。

（1）荟萃分析（Meta - analysis）　适用于系统评估某项药学干预或政策措施的疗效，如不同省份带量采购对抗癌药品价格的影响差异。

（2）文献计量分析　分析某一领域发表文献数量、被引频次、核心作者分布等，如对"中国药品监管研究"领域的十年发展趋势进行分析，为科研选题提供依据。

### （三）药事管理研究报告的撰写要点

一份规范的研究报告通常由以下内容构成。

（1）引言（背景与目的）　说明选题意义与研究假设。

（2）方法（研究设计）　说明使用的研究工具、数据来源与分析方法。

（3）结果（数据呈现）　用图表辅助呈现关键发现。

（4）讨论（结果解释与政策启示）　分析结果背后的原因与现实意义。

（5）结论与建议　概括研究结论，提出政策或管理建议。

（6）参考文献　采用 GB/T 7714 或 APA 等标准格式。

# 第四节　药事管理学的发展

## 一、美国药事管理学的发展

### （一）萌芽与成长阶段（1920—1960 年）

20 世纪 20 年代，随着药品工业化的迅速发展，美国药学院开始开设药品政策与管理相关课程。1928 年，美国药学教育委员会（ACPE）将"药物经济学"纳入正式教学。1951 年，美国药学院协会

（AACP）首次使用"pharmacy administration"作为学科名称，并将其定义为"运用经济学、法规、管理等多学科手段研究药房管理与政策问题的科学"。

### （二）成熟与扩展阶段（1970—1990年）

70年代起，联邦政府对医疗保障政策和药品成本控制日益关注，促使药事管理学科进入快速发展期。密歇根大学、南加州大学等高校设立专门系所，研究领域拓展至药品价格机制、市场准入、医疗服务体系等。1993年，AACP将该学科更名为"社会与管理科学"（social and administrative sciences，SAdS），强调其跨学科特征。

### （三）现代发展与专业教育

21世纪以来，药事管理日益融入信息科学、药物经济学和卫生服务研究。普渡大学、明尼苏达大学等高校在药事管理硕博教育中引入循证政策分析、风险评估模型等先进方法。截至2024年，美国已有142所Pharm. D项目通过ACPE认证。药事管理课程主要设于研究生阶段，涵盖药品法规、政策分析、经济学模型等模块，注重实证研究与政策咨询能力培养。

### （四）执业药师准入机制

美国执业药师须完成6年制Pharm. D项目并通过国家药剂师执照考试（NAPLEX、MPJE）。外国药学毕业生需获得FPGEC认证（包括FPGEE与TOEFL），并依各州要求完成实习与州法考试，方可申请执业资格。

## 二、日本药事管理学的发展

### （一）学科背景与定位

日本药事管理通常归属"社会药学"（shakai yakugaku），强调药品使用的社会影响、公共健康干预和政策执行。随着医疗老龄化进程加快，药事管理逐步从药学专业的附属课程发展为具有独立研究体系的学科方向。

### （二）教育体系

在日本，药事管理相关课程嵌入六年制药学本科教育体系，并在硕士和博士阶段实现学科深化。东京大学、京都大学、千叶大学等高校设有专门研究方向，覆盖药品政策、经济学评估、合理用药与社会干预等内容，注重理论与实践并重。

### （三）实践导向与研究前沿

药事管理教育高度融合社会实践。学生需参与政府部门、医院、药企等机构的实训项目，强化药品审批、流通监管及政策执行等实践能力。近年，研究前沿聚焦药品安全性评价、社会接受度研究和新型健康干预模式。

### （四）国际化进程

日本积极参与ICH等国际药品协调组织，与欧美在药品监管、GVP实施及药品风险管理方面保持同步。社会药学教育强调全球健康视野，为学生提供跨国药政协作与法规解析的能力储备。

## 三、欧洲药事管理学的发展

### （一）历史背景与制度演进

欧洲药事管理可追溯至19世纪，工业化推动了现代药品立法。法国、德国等国设立国家级药品监管机构，逐步建立较为系统的药品管理制度。

## （二）欧洲药品管理局的整合与推动

1995 年，欧洲药品管理局（European Medicines Agency，EMA）成立，标志着欧盟药品管理的统一化。EMA 负责新药评审、上市后监测和风险管理，是推动欧洲药品监管体系整合的重要平台。

## （三）学科发展与教育模式

欧洲药事管理学科起步较晚，但融合公共卫生、药物经济学、法律等领域发展迅速。各国教育体系因地制宜。

德国：马尔堡大学等高校与行业协作密切，注重药品合规、质量管理与市场经济分析；法国：巴黎第六大学等学校课程偏重医药经济与法规体系，突出 EU 标准理解与实践。

## （四）研究趋势与国际协作

欧洲药事管理研究聚焦跨国法规协调、大数据分析与数字健康治理等前沿议题，强调国际合作机制的制度建设。随着欧盟"数字监管"和"绿色转型"战略推进，药事管理研究将更多关注可持续性、创新药定价及药品可及性问题。

# 四、我国药事管理学的发展

在医药卫生事业高质量发展的时代背景下，药事管理学作为一门融合药学、管理学、社会学、法学与经济学等多维知识体系的交叉学科，已逐步构建起独具特色的学科范式。该学科以药品全生命周期管理为核心，致力于保障药品安全性、有效性、经济性与可及性的协同发展，在完善国家药品治理体系、促进医药产业创新升级等方面发挥着日益重要的战略作用。

新世纪以来，伴随着我国药品监管科学体系的现代化转型和高等教育内涵式发展的深入推进，药事管理学实现了从传统药学教育的"附属模块"向具有独立学科地位的"专业领域"的跨越式发展。这一演进过程既体现了学科自身知识体系的系统化建构，更彰显了国家战略需求与学科发展之间的动态耦合关系。当前，药事管理学已发展成为兼具理论创新价值与实践指导意义的重要学科，持续为药品监管制度改革、医药产业政策优化和合理用药体系建设提供坚实的智力支撑和人才保障。

从学科发展的历史维度审视，药事管理学的兴起与壮大不仅映射了我国药学教育结构的深层次变革，更生动诠释了"健康中国"战略背景下学科建设与国家需求同频共振的发展逻辑。其理论体系的不断完善、研究方法的持续创新以及人才培养模式的特色化发展，共同构成了推动我国药品治理体系和治理能力现代化的重要学术基础。

## （一）我国药事管理学的发展历程

药事管理学作为一门融合药学、管理学、法学、经济学等多学科知识的新兴交叉学科，在我国经历了从课程设置到学科体系建立的完整发展过程，其发展脉络可分为以下四个阶段。

**1. 萌芽阶段（1906—1949 年）** 1906 年至 1948 年间，仅齐鲁大学、华西协合大学等少数学校设有"药房管理""药物管理法""药学伦理"等相关课程，课程内容零散、教学形式初步，尚未形成系统化学科体系。教学内容缺乏针对中国本土药品监管实践的研究基础。

**2. 学科雏形阶段（1949—1983 年）** 1954 年，在药学专业教学计划中设置"药事组织"作为必修课程，开启了系统药事管理教育的先河。1956 年至 1983 年间，各大药学院陆续设立药事组织教研室，标志着学科内容体系初步建立。此阶段药事管理仍附属于传统药学学科如药剂学、药理学之下，尚未独立成系。

**3. 学科确立阶段（1984—1999 年）** 1984 年《中华人民共和国药品管理法》的颁布，明确了药品监管的法治化方向，推动了药事管理学科的理论建构与教育需求。1985 年，当时的华西医科大学率先为药学、药化专业开设《药事管理学》必修课程。1987年，药事管理学被正式列入药学本科主干课程，统一教学大纲，推动课程规范化。第一本统编教材《药事管理学》出版，填补国内教材空白，标志着学科体系建设初步完成。1996年，中国药学会设立"药事管理专业委员会"，组织全国性学术交流，促进学术研究规范化。研究生教育在此阶段开始起步，药事管理方向多挂靠于药剂学、药理学等学科下进行硕士生培养。

**4. 体系完善阶段（2000年至今）** 学科体系逐渐成熟，药事管理学课程已成为全国药学院校本科阶段的必修内容；形成了从本科、硕士到博士的完整人才培养体系。2000年，沈阳药科大学开始按照药学一级学科招收药事管理方向博士生，成为我国第一个培养药事管理学专业博士的大学，标志着药事管理学科步入高层次人才培养阶段。

教材建设体系日趋完善，西安交通大学该学科教授主编药事管理学国家级规划教材，涵盖药事理论、法规制度、实务管理等核心内容。学科研究方向逐步拓展：从药品行政管理延伸至药品政策分析、药物经济评价、医保制度、国际监管比较等领域，研究范式逐渐由定性向定量转变，方法论更加多元化、实证化。国家社科基金、国家自然科学基金等高层次项目立项数量不断增长，研究成果在政府政策制定、药品监管机制设计等方面发挥了重要智力支撑作用。

## （二）药事管理学科发展特点

药事管理学科在长期的发展过程中，逐渐展现出以下几个显著特征。

**1. 从课程到学科** 药事管理从最初作为"药房管理"类辅助课程出现，逐步演变为一门系统性、独立性的学科。其发展经历了课程设置、教材建设、教研机构建立、教学体系完善等多个阶段，最终形成了与药学专业并行的核心课程体系，实现了从教学边缘向专业支柱的转变。

**2. 从模仿到创新** 随着我国药品监管制度的不断发展，药事管理学科由模仿逐步走向自主创新，构建了以中国药品治理实践为依托的本土化教学内容，推动形成中国特色药事管理学理论体系。

**3. 从理论到实践** 药事管理不仅是理论体系的构建，更强调对现实监管问题的回应与服务。教学内容持续贴合药品注册、流通、使用等各环节实际需求，科研选题不断聚焦国家药品政策变化，强化了"以问题为导向"的实践性导向，增强了政策分析与实务操作的能力。

**4. 从单一到多元** 早期研究主要集中在药品行政许可、流通监管等领域。随着医疗保障制度改革、科技监管工具的发展与国际合作的拓展，研究方向已扩展至医保支付、市场准入机制、药物经济评价、健康技术评估、患者行为与权益保护等多个维度。方法上也从传统的定性研究延伸到数据建模、政策模拟、实证评估等多元路径，促进了学科的交叉融合与综合创新。

## （三）药事管理专业高等教育发展情况

**1. 本科教育布局广泛** 中国药科大学、沈阳药科大学、北京中医药大学、南京中医药大学、湖北中医药大学、山西中医药大学、广东药科大学、长春中医药大学、贵州医科大学等十余所高校已开设药事管理本科专业，形成了较为完善的本科人才培养体系。

**2. 研究生教育特色鲜明** 药事管理及相关方向（如药物经济学、医药政策、药品监管等）的硕士研究生培养呈现多元化发展态势，主要集中在三类院校。

（1）药学类院校（专业强势，聚焦药事管理） 中国药科大学与沈阳药科大学是我国药事管理硕士教育的两所代表性院校，均设有药事管理学学术硕士点、专业硕士点，具备完善的硕博贯通培养体系。学生可通过"本科生直博""硕博连读""申请—考核制"实现直接攻博。研究方向涵盖药品监管、药物经济学、医药政策等。这两所院校药学背景深厚，行业认可度高，毕业生多进入药监系统、药企或研究机构。

（2）综合大学（药学/公共卫生下设方向） 北京大学、复旦大学、四川大学、西安交通大学、天津大学、华中科技大学、浙江大学等高校在药学专业下开设药事管理方向，侧重社会与管理药学、医药政策或医院药事管理。此类院校学科交叉性强，医院资源丰富。

（3）公共管理类院校（医药卫生政策延伸方向） 中国人民大学公共管理学院、中山大学公共卫生学院等院校通过公共管理或公共卫生专业招收医药政策与监管方向硕士，研究药品监管、医保制度等宏观议题。适合具备管理学或公共卫生背景、以进入政府机构或智库为目标的学生，考试科目可能涉及管理类联考而非药学综合。

**3. 新兴专业引领学科发展** 2023 年末，《服务健康事业和健康产业人才培养引导性专业指南》发布，提出设置包括"药物经济与管理""生物医药数据科学"等 5 个新医科人才培养引导性专业。2025 年 4 月 22 日，《2024 年度普通高等学校本科专业备案和审批结果》发布，同步更新发布《普通高等学校本科专业目录（2025 年）》，增列 29 种新专业，纳入 2025 年高考招生。新目录中增设"药物经济与管理"专业，第一批开办新专业的学校包括中国药科大学、温州医科大学、山东中医药大学，这一发展动态标志着药事管理学科正在向更广泛的交叉融合方向拓展，积极响应国家战略性健康产业发展需求。

### （四）药事管理学科未来展望

药事管理学科作为支撑我国药品治理体系和治理能力现代化的重要基础性学科，正处于战略转型与体系跃升的关键期。随着医药卫生体制改革的纵深推进、科技驱动监管模式的全面重塑，以及"健康中国"战略的系统实施，该学科未来的发展路径将呈现出多元拓展、高维协同、融合创新的总体趋势，重点聚焦以下核心方向。

**1. 强化研究导向教学，实现科研—教学—政策转化闭环** 药事管理教学将紧密对接国家监管制度改革与药品政策变化，以科研驱动教学内容更新，通过构建"科研问题—教学设计—政策反馈"的有机机制，推动理论教学与监管实践深度融合，为医药政策制定和执行培养具有前瞻性与实务能力的高层次人才。

**2. 发展国际合作机制，推动全球药事监管标准与经验互鉴** 面向全球健康治理新格局，我国药事管理学科将加强与国际组织、高校和研究机构的合作，积极参与国际人用药品注册技术协调会（ICH）、世界卫生组织（WHO）、经济合作与发展组织（OECD）等国际平台的标准协同、信息互通与监管对话，培养具备国际视野和跨文化沟通能力的专业人才，提升我国在全球药品监管体系中的影响力。

**3. 引导交叉融合研究，拓展学科边界与服务功能** 未来药事管理学科将进一步强化与药物经济学、临床药学、健康技术评估、医保政策、公共管理等学科的交叉协同，拓展在医保控费、药品可及性评价、临床路径优化等实践场景中的服务能力，推动构建面向"大健康"体系的综合性药事管理学框架。

**4. 依托新质生产力建设，推进数字化智能化药事决策** 借助人工智能、大数据、区块链等新兴技术，建设覆盖药品研发、流通、使用全链条的药事数据平台，强化药品全生命周期的动态监管与精准干预能力，探索建设"智慧药事"体系，助力国家监管能力现代化和风险治理科学化。

**5. 建设中国特色药事管理学理论体系与话语体系** 结合中国制度优势与药事治理实践，积极提炼本土经验，推动中国特色药事管理理论体系的构建，提升学科的理论原创能力与政策建构能力，为世界药品治理提供"中国方案"。

药事管理学科作为药学教育的重要组成部分，已在培养复合型、实践型、国际化监管人才方面发挥着关键作用。未来，随着健康中国战略、科技强国战略的持续推进，该学科将进一步焕发活力，持续为我国药品治理体系和公共健康体系建设提供坚实的人才与智力支撑。

## 思考题

答案解析

药事管理学不仅是"管理药品"的知识体系，更是以"保障用药安全、促进公众健康"为核心目标的交叉学科。通过本章的学习，同学们可能已经初步掌握了药品的定义与分类、药品的特殊性与风险管理逻辑，并了解了我国药事管理学科的发展历程与未来趋势。请围绕以下问题进行思考和回答。

1. 结合我国《药品管理法》的内容，说明"药品"的法律定义，并指出药品与保健品、兽药之间的区别。为什么明确药品范围对监管体系建设尤为关键？

2. 药品作为一种特殊商品，其"特殊性"体现在哪些方面？请结合具体内容简要说明（至少三点），并举例加以说明。

3. 药事管理学科在现代社会日益呈现出交叉融合的趋势。请结合你对"药品全生命周期"的理解，谈谈药事管理学与药物经济学、临床药学、公共管理等学科的关系与协同价值。

书网融合……

微课         习题         本章小结

# 第二章　药品监督管理

**学习目标**

1. 通过本章学习，掌握药品监督管理的概念和性质、我国药品监督管理行政机构和技术机构组织体系、国家药品监督管理部门及主要职责、主要的药品监督管理技术机构、药品标准、国家药品标准的含义、药品质量监督检验的类型，熟悉药品监督管理的主要内容、与药品监督管理有关的其他部门及职责、《中国药典》的内容、其他药品标准、药品质量监督检验性质，了解地方药品监督管理部门及主要职责、药品监督管理其他相关部门、药品质量监督检验的机构和意义。

2. 具有药品监督管理及药品技术监管等岗位胜任力，并能运用相关理论知识指导药品监督管理实践工作，分析解决实际问题。

3. 树立依法监管的法治意识和科学监管的责任意识，在职业活动中践行职业道德和初心使命。

医药卫生行业发展始终关系民生福祉，我国高度重视药品监督管理工作。先后制定、修订、实施药品监督管理法律法规，调整优化药品监督管理机构，逐步提升药品监督管理的质量和效率，助力医药产业快速健康发展，切实满足人民群众的用药需求。

## 第一节　药品监督管理概述

### 一、药品监督管理的性质

药品监督管理（drug regulation and supervision）是指药品监督管理行政机构依据相关法律、行政法规及行业标准，对药品研制、生产、流通、使用等环节进行全面监督与管理的过程，其目的是保障药品质量，维护公民安全用药的合法权益。

#### （一）国家行政性

国家行政是指在管理国家公共事务中，以公共利益为导向，依法行使行政权力，进行有组织的管理。药品监督管理是药事管理的主要内容，由国家强制力保障行政机构依法行使对药品及药品信息、药事组织、药事活动、药事行为等监督管理的职权，属于国家行政。

#### （二）法律性

药品监督管理具有鲜明的法律性。法律赋予药品监督管理部门职权，其监督管理行为代表国家意志，受国家强制力保障。国家制定了针对药品监督管理的法律、法规等，为药品监督管理提供了明确的法律依据和规范。如依法进行药品的审批、生产环节的监督检查，市场流通的监管，以及对违法生产、销售假药劣药的单位和个人进行的行政处罚等，以确保执法的公正性和合法性。

#### （三）双重性

药品监督管理既包括依法享有国家行政权力的行政机构，依法实施行政管理活动，同时也包括依法对行政机构的监督，体现了行政监督与社会监督的并存。药品监督管理部门不仅要履行监管职责，还应受到法律法规约束及社会监督，避免执法者出现滥用职权或以权谋私等失职行为。

## 二、药品监督管理的主要内容

### （一）药品监督管理的行政主体

主体是指在行政法律关系中享有权利、承担义务的组织和个人。行政主体是依法享有并行使国家行政职权的组织，并对其行为承担法律责任。

《中华人民共和国药品管理法》（以下简称《药品管理法》）（2019 年修订）第八条明确规定：国务院药品监督管理部门主管全国药品监督管理工作。国务院有关部门在各自职责范围内负责与药品有关的监督管理工作。国务院药品监督管理部门配合国务院有关部门，执行国家药品行业发展规划和产业政策。省、自治区、直辖市人民政府药品监督管理部门负责本行政区域内的药品监督管理工作。设区的市级、县级人民政府承担药品监督管理职责的部门负责本行政区域内的药品监督管理工作。县级以上地方人民政府有关部门在各自职责范围内负责与药品有关的监督管理工作。

在我国，行政权主要通过宪法、法律直接规定，地方性法规、行政法规和行政机构的其他规章等规定，以及行政授予决定和委托行为等分配给行政主体。各级药品监督管理部门及卫生健康行政部门、市场监督管理部门等国家依法授权的行政机构，是药品监督管理工作的行政主体，拥有行政职权。

### （二）药品监督管理的行政职权

行政职权是具体配置于不同的行政主体的行政权，是行政主体所拥有的具体行政权，是行政行为的基础和标尺。行政职权与行政主体密切相关，根据《药品管理法》（2019 年修订）规定，药品监督管理部门具有以下行政职权。

**1. 行政规范权**　药品监督管理部门参与起草相关法律法规和部门规章草案；制定、修改、废止和解释规章；制定和公布药品监督管理的政策、规划等规范性文件。

**2. 行政形成权**　药品监督管理部门有权接收相对方依法申请"药品注册"及"药品生产、经营许可"等，使药品监督管理的法律关系产生，并有权规定变更和撤销。

**3. 行政许可权**　药品监督管理部门有权发放"药品生产、经营、医疗机构制剂许可证"，有权批准药品注册，核发"药品注册证书"，有权批准药品广告发布和互联网提供药品信息服务等。

**4. 行政禁止权**　药品监督管理部门有权不允许行政相对方进行一定的作为与不作为。如限制某些高风险药品的市场销售。

**5. 行政监督权**　药品监督管理部门有权对相对人的药品质量、药事活动、药事行为、药品广告、药品信息及药事组织质量管理等进行监督检查，检查其遵守药品管理法律法规、规章、药品标准和履行义务的情况，并有权进行监督、抽查检验和验证。

**6. 行政处罚权**　药品监督管理部门有权按法定程序对违反药事法律法规，尚未构成犯罪的相对方给予行政制裁。如对多次发布严重违法广告的药品生产、经营者采取列入"黑名单"、暂停销售、查办取缔等措施。

**7. 行政强制权**　药品监督管理部门有权对行政相对方实施强制手段的权力，如对可能危害人体健康的药品及其相关材料采取查封、扣押的行政强制措施。此外，还有行政确认权、行政裁决权等。

药品监督管理的行政主体在职权行使过程中所作的能够引起行政法律效果的行为即行政行为。具体的行政行为主要涵盖以下方面：①组织贯彻实施药品管理法及有关行政法规。②实行药品注册审批和上市许可持有人制度。③准予生产、经营药品和配制医疗机构制剂，实行许可证制度。④监督管理药品信息，实行审批制度。⑤严格控制特殊管理的药品以确保人们用药安全。⑥对上市后药品监管，实行药物警戒制度。⑦开展监督检查，对违法行为实施法律制裁。

**知识拓展**

**《关于全面深化药品医疗器械监管改革促进医药产业高质量发展的意见》主要内容**

　　为全面加强药品监管能力建设，更好保护和促进人民群众身体健康，国务院办公厅印发《关于全面深化药品医疗器械监管改革促进医药产业高质量发展的意见》（国办发〔2024〕53号）（以下简称《意见》），加快建成与医药创新和产业发展相适应的监管体系，实现药品监管现代化。

　　《意见》立足药品作为治病救人特殊商品的实际特点，紧扣医药产业作为新质生产力代表产业的发展特点，在保持监管政策的稳定性、连续性基础上，适应产业创新的迫切需要，研究提出更全面的药品监管改革举措。《意见》分为六部分。第一部分是总体要求，第二至第六部分提出了5方面24条改革举措。其中为建成与医药创新和产业发展相适应的具有中国特色的现代化监管体系，《意见》提出持续加强监管能力建设、大力发展药品监管科学、加强监管信息化建设等措施，通过持续加强能力建设，不断提升药品医疗器械监管工作的科学化、法治化、国际化和现代化水平。

# 第二节　我国药品监督管理机构 微课

PPT

　　20世纪以来，各国依法设立了主管药品监督管理工作的部门，旨在依照本国法律法规和相关规定，加强对药品研制、生产、流通、使用等各个环节的监督管理，从而形成高效、权威、统一的制度保障。目前，我国药品监督管理机构主要包括药品监督管理行政机构和药品监督管理技术机构两部分。

## 一、药品监督管理行政机构

　　行政监督是指各级药品监督管理部门依照相应的法律法规、规章制度和行业标准、规范等，对药品研发、生产加工、流通交易等进行处理的行为总称。

　　根据《药品管理法》（2019年修订）及国家机构改革的有关规定，我国药品监督管理行政机构主要包括国家药品监督管理部门、地方药品监督管理部门，以及药品监督管理相关的其他行政部门，主要依据国家的政策、法律，运用法定权力，对药品、药事活动进行监督管理。

### （一）我国药品监督管理行政机构组织体系

　　经过不断的改革发展，我国建立了更符合现阶段国情的药品监督管理体制和组织体系。国家药品监督管理部门是全国药品监督管理主管机构。地方药品监督管理部门由地方政府分级管理，主管所辖行政区域内的药品监督管理工作，药品行政监督管理部门只设到省一级，市、县药品监督管理工作由市、县级市场监管部门统一承担，建立"以中央为主导，以地方为基础，省级以上单设药监，省级以下综合监管的分级管理"药品监督管理行政机构组织体系。药品监督管理相关的其他行政部门在各自职责范围内负责与药品有关的监督管理工作。

　　**1. 国家药品监督管理部门**　国务院药品监督管理局主管全国药品监督管理工作，该部门负责药品管理的主要业务机构有药品注册管理司、药品监督管理司等。此外，国务院有关部门在各自职责范围内负责与药品有关的监督管理工作。

　　**2. 省、自治区、直辖市药品监督管理部门**　省级药品监督管理部门是省级人民政府的工作机构，由同级市场监督管理局管理，履行法定的药品监督管理职能。

　　**3. 市、县级市场监督管理部门**　市、县药品监督管理工作由市、县级市场监管部门统一承担，市、县级市场监督管理部门作为同级政府的工作机构，保证其相对独立地依法履行职责，设置负责药品监管的工作机构，保证其对药品研究、生产、流通、使用全过程的有效监管。

📎 **知识拓展** ----------------------------------------------------------------------

### 我国现代化药品监督管理体制改革 20 年（1998—2018 年）大事记

| 时间 | 改革特征 | 改革要点 |
|---|---|---|
| 1998 年 | 新生的独立药品监管部门 | 国家药品监督管理局（State Drug Administration，SDA）成立，为国务院直属机构，是国务院主管药品监督的行政执法机构 |
| 2000 年 | 实行省级以下垂直管理模式 | 国家药品监督管理局进行药品监督管理体制改革，实行省级以下药品监督管理体系垂直管理，加大药品监管力度 |
| 2003 年 | 增加食品监管职责 | 在国家药品监督管理局的基础上组建国家食品药品监督管理局（State Food and Drug Administration，SFDA），仍作为国务院直属机构。继续行使国家药品监督管理局职能，并负责对食品、保健品、化妆品安全管理的综合监督和组织协调 |
| 2008 年 | 划归原卫生部管理 | 国家食品药品监督管理局（SFDA）名称未变，划归原卫生部管理，为其直属机构 |
| 2013 年 | 独立大整合 | 组建国家食品药品监督管理总局（China Food and Drug Administration，CFDA），是国务院综合监督管理药品、医疗器械、化妆品、保健食品和餐饮环节食品安全的直属机构，整合食品安全办和食品药品监管局的职责、质检总局的生产环节食品安全监督管理职责、工商总局的流通环节食品安全监督管理职责 |
| 2018 年 | 建立"大市场、专药品"模式 | 组建国家市场监督管理总局（State Administration for Market Regulation，SAMR），作为国务院直属机构，整合国家工商行政管理总局、国家质量监督检验检疫总局、国家食品药品监督管理总局的职责，国家发展和改革委员会的价格监督检查与反垄断执法职责，商务部的经营者集中反垄断执法以及国务院反垄断委员会办公室等职责，并单独组建国家药品监督管理局（National Medical Products Administration，NMPA），由国家市场监督管理总局管理 |

### （二）国家药品监督管理部门

**1. 国家药品监督管理局主要职责** 2018 年 3 月，国家组建了国家药品监督管理局（NMPA），主要依据国家法律法规，行使对药品、药事活动进行监督管理的职权。主要职责包括：

（1）负责药品（含中药、民族药，下同）、医疗器械和化妆品安全监督管理。拟订监督管理政策规划，组织起草法律法规草案，拟订部门规章，并监督实施。研究拟订鼓励药品、医疗器械和化妆品新技术新产品的管理与服务政策。

（2）负责药品、医疗器械和化妆品标准管理。组织制定、公布国家药典等药品、医疗器械标准，组织拟订化妆品标准，组织制定分类管理制度，并监督实施。参与制定国家基本药物目录，配合实施国家基本药物制度。

（3）负责药品、医疗器械和化妆品注册管理。制定注册管理制度，严格上市审评审批，完善审评审批服务便利化措施，并组织实施。

（4）负责药品、医疗器械和化妆品质量管理。制定研制质量管理规范并监督实施。制定生产质量管理规范并依职责监督实施。制定经营、使用质量管理规范并指导实施。

（5）负责药品、医疗器械和化妆品上市后风险管理。组织开展药品不良反应、医疗器械不良事件和化妆品不良反应的监测、评价和处置工作。依法承担药品、医疗器械和化妆品安全应急管理工作。

（6）负责执业药师资格准入管理。制定执业药师资格准入制度，指导监督执业药师注册工作。

（7）负责组织指导药品、医疗器械和化妆品监督检查。制定检查制度，依法查处药品、医疗器械和化妆品注册环节的违法行为，依职责组织指导查处生产环节的违法行为。

（8）负责药品、医疗器械和化妆品监督管理领域对外交流与合作，参与相关国际监管规则和标准的制定。

（9）负责指导省、自治区、直辖市药品监督管理部门工作。

（10）完成党中央、国务院交办的其他任务。

## 知识拓展

### 国家药品监督管理局的职能转变

**1. 深入推进简政放权**　减少具体行政审批事项，逐步将药品和医疗器械广告、药物临床试验机构、进口非特殊用途化妆品等审批事项取消或者改为备案。对化妆品新原料实行分类管理，高风险的实行许可管理，低风险的实行备案管理。

**2. 强化事中事后监管**　完善药品、医疗器械全生命周期管理制度，强化全过程质量安全风险管理，创新监管方式，加强信用监管，全面落实"双随机、一公开"和"互联网＋监管"，提高监管效能，满足新时代公众用药用械需求。

**3. 有效提升服务水平**　加快创新药品、医疗器械审评审批，建立上市许可持有人制度，推进电子化审评审批，优化流程、提高效率，营造激励创新、保护合法权益环境。及时发布药品注册申请信息，引导申请人有序研发和申报。

**4. 全面落实监管责任**　按照"最严谨的标准、最严格的监管、最严厉的处罚、最严肃的问责"要求，完善药品、医疗器械和化妆品审评、检查、检验、监测等体系，提升监管队伍职业化水平。加快仿制药质量和疗效一致性评价，推进追溯体系建设，落实企业主体责任，防范系统性、区域性风险，保障药品、医疗器械安全有效。

**2. 国家药品监督管理局内设机构**　包括综合和规划财务司、政策法规司、药品注册管理司（中药民族药监督管理司）、药品监督管理司、医疗器械注册管理司、医疗器械监督管理司、化妆品监督管理司、科技和国际合作司（港澳台办公室）、人事司、机关党委、离退休干部局。其中，与药品监督管理有关的主要为：

（1）政策法规司　研究药品、医疗器械和化妆品监督管理重大政策。组织起草法律法规及部门规章草案。承担规范性文件的合法性审查工作。承担执法监督、行政复议、行政应诉、重大案件法制审核工作。承担行政执法与刑事司法衔接管理工作。承担普法宣传和涉及世界贸易组织的相关工作。承担全面深化改革的有关协调工作。承担疫苗质量管理体系 QMS 办公室日常工作。

（2）药品注册管理司（中药民族药监督管理司）　组织拟订并监督实施国家药典等药品标准、技术指导原则，拟订并实施药品注册管理制度。监督实施药物非临床研究和临床试验质量管理规范、中药饮片炮制规范，实施中药品种保护制度。承担组织实施分类管理制度、检查研制现场、查处相关违法行为工作。参与制定国家基本药物目录，配合实施国家基本药物制度。

（3）药品监督管理司　组织拟订并依职责监督实施药品生产质量管理规范，组织拟订并指导实施经营、使用质量管理规范。承担组织指导生产现场检查、组织查处重大违法行为。组织质量抽查检验，定期发布质量公告。组织开展药品不良反应监测并依法处置。承担放射性药品、麻醉药品、毒性药品及精神药品、药品类易制毒化学品监督管理工作。指导督促生物制品批签发管理工作。

（4）科技和国际合作司（港澳台办公室）　组织研究实施药品、医疗器械和化妆品审评、检查、检验的科学工具和方法。研究拟订鼓励新技术新产品的管理与服务政策。拟订并监督实施实验室建设标准和管理规范、检验检测机构资质认定条件和检验规范。组织实施重大科技项目。组织开展国际交流与合作，以及与港澳台地区的交流与合作。协调参与国际监管规则和标准的制定。

（5）人事司　指导相关人才队伍建设工作，统筹管理干部培训，加强人才队伍建设。承担执业药师资格管理工作，负责执业药师资格准入管理，制定执业药师资格准入制度，指导监督执业药师注册工作。

### （三）地方药品监督管理部门

**1. 省级药品监督管理部门**　省级药品监督管理部门由同级市场监督管理部门管理，负责所辖行政区域内的药品监督管理工作，其主要职责包括：

（1）药品安全监督管理　组织实施相关法律法规，拟订监督管理政策规划，组织起草相关地方性法规、规章草案，并监督实施。

（2）药品标准的监督实施　监督实施国家药典等药品标准和分类管理制度。依法制定地方中药材标准、中药饮片炮制规范并监督实施，配合实施基本药物制度。

（3）药品相关许可和注册管理　负责药品生产环节的许可、医疗机构制剂配制许可，以及药品批发许可、零售连锁总部许可、互联网药品信息服务资格审批、互联网销售第三方平台备案。依法负责医疗机构制剂备案。

（4）药品质量管理　监督实施生产质量管理规范，依职责监督实施研制、经营质量管理规范，指导实施使用质量管理规范。

（5）药品上市后风险管理　组织开展药品不良反应的监测、评价和处置工作。依法承担药品安全应急管理工作。

（6）药品相关监督检查　负责组织开展药品生产环节以及药品批发、零售连锁总部、互联网销售第三方平台监督检查，依法查处违法行为。

（7）执业药师制度实施及注册管理　实施执业药师资格准入制度，负责执业药师注册管理工作。

**2. 市、县级市场监督管理部门**　市、县级药品监督管理工作由同级市场监督管理部门统一负责，其主要职责包括：

（1）负责辖区内药品安全监督管理。制定药品零售和使用环节安全监管制度。

（2）监督实施药品相关环节标准以及分类管理制度。

（3）依职责组织实施药品经营行政许可制度。指导、监督实施药品相关环节经营、使用质量管理规范。

（4）组织指导实施药品相关环节的监督检查。依职责组织查处药品相关环节的违法行为。

（5）负责药品上市后相关风险管理，组织开展药品不良反应的监测、评价和处置工作，组织开展相关环节质量抽查检验工作。

（6）依法承担药品安全应急管理工作。

（7）依职责开展执业药师监督管理相关工作。

## 二、药品监督管理技术机构

技术监督是指药品监督管理部门或药品检验机构按照规定的标准方法及科技手段等，对药品质量进行分析鉴定的行为总称。《药品管理法》（2019 年修订）第十一条明确规定："药品监督管理部门设置或者指定的药品专业技术机构，承担依法实施药品监督管理所需的审评、检验、核查、监测与评价等工作。"

### （一）我国药品监督管理技术机构组织体系

药品监督管理技术机构为药品监督管理提供技术支撑和保障，是药品监督管理组织体系的重要组成部分，主要包括药品检验机构和国家药品监督管理局下设的与药品管理相关的直属事业机构（图2-1），承担依法实施药品监督管理所需的审评、检验、核查、监测与评价等工作。

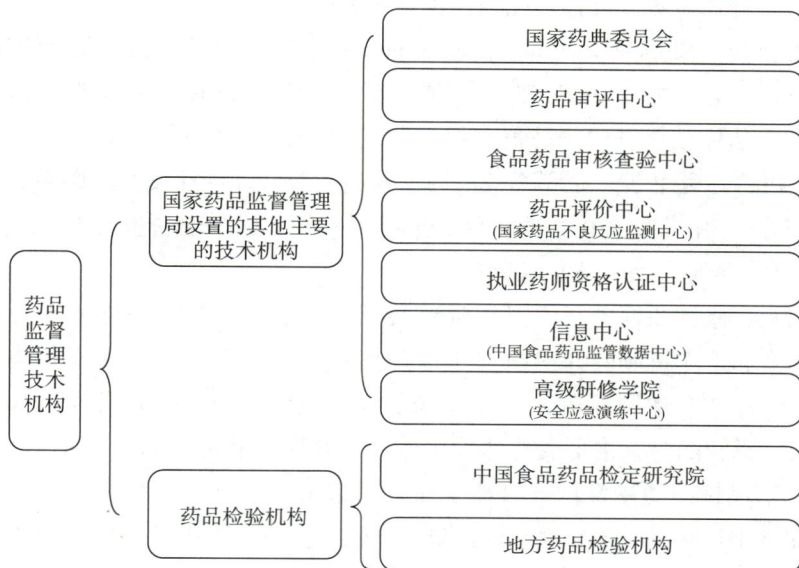

图 2 - 1 我国药品监督管理技术机构组织体系框架

### （二）主要的药品监督管理技术机构

**1. 药品检验机构** 法定执行国家对药品质量监督、检查的专业机构。

（1）中国食品药品检定研究院（国家药品监督管理局医疗器械标准管理中心，中国药品检验总所）
简称中检院，是国家药品监督管理部门设置国家药品检验机构，也是国家检验药品、生物制品质量的法定机构和最高技术仲裁机构。前身为原卫生部药物食品检验所和生物制品检定所，后合并为原卫生部药品生物制品鉴定所，2010 年更名为中国食品药品检定研究院，2018 年中检院直属国家药品监督管理局。目前，中检院设置食品检定所、中药民族药检定所、化学药品检定所、生物制品检定所、药用辅料和包装材料检定所、药品监管科学全国重点实验室综合办公室等 30 个内设机构。

主要职责：①食品、药品、医疗器械、化妆品及有关药用辅料、包装材料与容器（以下统称为食品药品）的检验检测工作；②组织开展药品、医疗器械、化妆品抽验和质量分析工作，负责相关复验、技术仲裁；③组织开展进口药品注册检验以及上市后有关数据收集分析等工作；④承担药品、医疗器械、化妆品质量标准、技术规范、技术要求、检验检测方法的制修订以及技术复核工作；⑤组织开展检验检测新技术新方法新标准研究；⑥承担相关产品严重不良反应、严重不良事件原因的试验研究工作；⑦承担生物制品批签发相关工作；⑧组织开展有关国家标准物质的规划、计划、研究、制备、标定、分发和管理工作；⑨其他检定检验和标准管理工作。

（2）地方药品检验机构 省级药品监督管理部门可以在本行政地区设置药品检验机构，主要承担国家药品监督管理局授权的进口药品口岸检验、生物制品批签发，辖区药品注册检验、监督检验、仲裁检验；参与制定、修订国家或省级相关药品检测标准、技术规范等；开展药品质量研究，药品检测等业务；承担突发安全事件药品应急检验；受委托药品检验检测；本辖区内药品抽样检验、复检和委托检测；承担国家药品监督管理局及省药品监督管理局委办的其他事务。

地方药品检验机构由省、自治区、直辖市人民政府药品监督管理部门提出，报请省、自治区、直辖市人民政府批准设置，并在上级药品检验机构指导下开展辖区内相关药品快速检验、上报药品质量信息及其他相关工作。此外，国务院和省、自治区、直辖市人民政府的药品监督管理部门可以根据需要，确定符合药品检验条件的检验机构承担药品检验工作。

**2. 国家药品监督管理局设置的其他药品监督管理技术机构**

（1）国家药典委员会（Chinese Pharmacopoeia Commission）　为国家药品监督管理局直属事业单位。第一届中国药典编纂委员会成立于1950年，负责制定《中华人民共和国药典》（以下简称《中国药典》），是我国最早成立的标准化机构，是负责组织制定和修订国家药品标准的技术委员会，是国家药品标准化管理的法定机构。秘书长、副秘书长由国家药品监督管理局任命。药典委员会下设办公室、业务管理处（质量管理处）、中药处、化学药品处、生物制品处、通则辅料包材处、人事党务处（纪律检查室）、财务处、信息管理处（编辑部）等部门。

主要职责：①编制、修订和编译《中国药典》及配套标准。②制定修订国家药品标准。参与拟订有关药品标准管理制度和工作机制。③组织《中国药典》收载品种的医学和药学遴选工作，负责药品通用名称命名。④组织评估《中国药典》和国家药品标准执行情况。⑤开展药品标准发展战略、管理政策和技术法规研究。承担药品标准信息化建设工作。⑥开展药品标准国际（地区）协调和技术交流，参与国际（地区）间药品标准适用性认证合作工作。⑦组织开展《中国药典》和国家药品标准宣传培训与技术咨询，负责《中国药品标准》等刊物编辑出版工作。⑧负责药典委员会各专业委员会的组织协调及服务保障工作。⑨承办国家局交办的其他事项。

（2）国家药品监督管理局药品审评中心（Center for Drug Evaluation，NMPA）　是国家药品监督管理局药品注册技术审评机构，负责对药品注册申请进行技术审评。设置业务管理处、质量管理处、合规处、临床试验管理处、数据管理处、中药民族药药学部、化药药学一部、化药药学二部、生物制品药学部、药理毒理学部、中药民族药临床部、化药临床一部、化药临床二部、生物制品临床部、统计与临床药理学部等20个内设机构。

主要职责：①负责药物临床试验、药品上市许可申请的受理和技术审评。②负责仿制药质量和疗效一致性评价的技术审评。③承担再生医学与组织工程等新兴医疗产品涉及药品的技术审评。④参与拟订药品注册管理相关法律法规和规范性文件，组织拟订药品审评规范和技术指导原则并组织实施。⑤协调药品审评相关检查、检验等工作。⑥开展药品审评相关理论、技术、发展趋势及法律问题研究。⑦组织开展相关业务咨询服务及学术交流，开展药品审评相关的国际（地区）交流与合作。⑧承担国家局国际人用药品注册技术协调会（ICH）相关技术工作。⑨承办国家局交办的其他事项。

（3）国家药品监督管理局食品药品审核查验中心（Center for Food and Drug Inspection of NMPA）又称国家疫苗检查中心，是承担药品检查工作的专业技术机构。

主要职责：①负责组织制定修订药品、医疗器械、化妆品检查制度规范和技术文件。②承担药物非临床研究质量管理规范认证检查及相关监督检查，药物临床试验机构监督检查。③承担药品注册核查和研制、生产环节的有因检查；承担药品境外检查。④承担国家级职业化专业化药品、医疗器械、化妆品检查员管理。⑤指导省级职业化专业化药品、医疗器械、化妆品检查员管理工作。⑥指导省、自治区、直辖市药品检查机构质量管理体系建设工作并开展评估。⑦承担药品、医疗器械、化妆品检查的国际（地区）交流与合作等工作。

（4）国家药品监督管理局药品评价中心（Center for Drug Reevaluation，NMPA）　又称国家药品不良反应监测中心（National Center for ADR Monitoring，China），下设化学药品监测和评价部、中药监测和评价部、生物制品监测和评价部、医疗器械监测和评价部、化妆品监测和评价部、科研和信息管理处、党委纪委办公室（人事处）、办公室、综合业务处9个部门。

主要职责：①组织制定修订药品不良反应、医疗器械不良事件、化妆品不良反应监测与上市后安全性评价以及药物滥用监测的技术标准和规范。②组织开展药品不良反应、医疗器械不良事件、化妆品不良反应、药物滥用监测工作。③开展药品、医疗器械、化妆品的上市后安全性评价工作。④指导地方相关监测与上市后安全性评价工作，组织开展相关监测与上市后安全性评价的方法研究、技术咨询和国际（地区）交流合作。⑤参与拟订、调整国家基本药物目录。⑥参与拟订、调整非处方药目录。⑦承办国家局交办的其他事项等工作。

（5）国家药品监督管理局执业药师资格认证中心（Certification Center for Licensed Pharmacist of NMPA） 是专门负责执业药师资格考试、注册、继续教育等专业技术业务组织工作，内设办公室（人事党务处）、考试处、注册管理处、信息处4个内设机构。

主要职责：①开展执业药师资格准入制度及执业药师队伍发展战略研究，参与拟订完善执业药师资格准入标准并组织实施。②承担执业药师资格考试相关工作；组织开展执业药师资格考试命审题工作，编写考试大纲和考试指南；负责执业药师资格考试命审题专家库、考试题库的建设和管理。③组织制订执业药师认证注册工作标准和规范并监督实施；承担执业药师认证注册管理工作。④组织制订执业药师认证注册与继续教育衔接标准；拟订执业药师执业标准和业务规范，协助开展执业药师配备使用政策研究和相关执业监督工作。⑤承担全国执业药师管理信息系统的建设、管理和维护工作，收集报告相关信息。⑥指导地方执业药师资格认证相关工作。⑦开展执业药师资格认证国际（地区）交流与合作。⑧协助实施执业药师能力与学历提升工程。⑨承办国家局交办的其他事项。

（6）国家药品监督管理局信息中心（中国食品药品监管数据中心） 包含药品应用处、医疗器械应用处、化妆品应用处、网络安全处、互联网服务处、政策研究处（期刊编辑部）等13个内设机构。

主要职责：①承担国家药品、地方药品（含医疗器械、化妆品）监管信息化平台建设，组织推进国家药品监管业务应用信息系统建设。②指导地方药品监管系统信息化相关业务工作。③组织开展药品监管信息政策研究，研究建立国家药品监管信息化标准体系。④负责中国食品药品监管数据中心的建设，承担监管信息数据的采集、整理、存储、分析、利用、监测、评价等管理工作。⑤承担药品监管统计业务工作，健全统计指标体系，开展数据采集、汇总、分析工作，编辑和提供统计资料。⑥研究开发药品信息产品，通过网络、期刊、会议及其他技术交流与合作方式，面向系统、社会和行业开展信息服务。⑦开展药品监管信息相关领域的国际（地区）交流与合作。⑧承办国家局及其网络安全和信息化领导小组交办的其他事项。

（7）国家药品监督管理局高级研修学院（国家药品监督管理局安全应急演练中心） 包含研修一部、研修二部、研修三部、研修四部、应急演练部、网络培训部、发展研究部等13个内设机构。

主要职责：①参与拟订、实施药品监管系统队伍建设教育培训规划及师资队伍建设规划。指导药品监管系统培训业务工作。②承担地方品药品监管部门及其所属事业单位负责人国家级轮训工作。③参与拟订、实施国家局药品监管相关司局年度培训计划，开展药品安全专业技术人员培训；承担药品监管教育及药品检查员教育培训工作；组织开展执业药师考前培训、继续教育、师资培训及相关工作。④拟订、组织、实施食品药品监管教育培训相关学科、课程和教材体系建设规划，承担培训教材工作；负责食品药品安全关键岗位从业人员职业（工种）技能鉴定相关工作。⑤承担国家局安全应急演练中心日常工作，参与拟订药品安全应急管理规划、预案及法律法规。⑥组织开展药品监管政策理论和现代教育培训理论研究，开展药品监管人才队伍发展战略研究和智库建设。

## 三、药品监督管理其他相关部门

药品监督管理工作涉及多个政府职能部门，除药品监督管理部门外，其他相关部门在各自的职责范围内也负责与药品有关的监督管理工作，主要包括国家卫生健康委员会、国家中医药管理局、国家医疗保障局、国家市场监督管理总局等（表2-1）。

表 2-1  其他与药品监督管理相关的部门及职能

| 部门名称 | 与药品监督管理相关职能 |
|---|---|
| 国家卫生健康委员会 | 1. 组织制定国家药物政策和国家基本药物制度<br>2. 开展药品使用监测、临床综合评价和短缺药品预警<br>3. 提出国家基本药物价格政策的建议<br>4. 参与制定国家药典<br>5. 与国家药品监督管理局建立重大药品不良反应和医疗器械不良事件相互通报机制和联合处置机制 |
| 国家中医药管理局 | 1. 拟订中医药和民族医药事业发展的战略、规划、政策和相关标准<br>2. 承担中医医疗、预防、保健、康复及临床用药等的监督管理责任<br>3. 负责指导民族医药的理论、医术、药物的发掘、整理、总结和提高<br>4. 组织开展中药资源普查，促进中药资源的保护、开发和合理利用，参与制定中药产业发展规划、产业政策和中医药的扶持政策，参与国家基本药物制度建设<br>5. 承担保护濒临消亡的中医诊疗技术和中药生产加工技术的责任 |
| 国家医疗保障局 | 1. 组织制定城乡统一的药品医保目录和支付标准<br>2. 组织制定药品收费政策，建立医保支付医药服务价格合理确定和动态调整机制，建立价格信息监测和信息发布制度<br>3. 制定药品招标采购政策并监督实施，指导药品招标采购平台建设<br>4. 制定定点医药机构协议和支付管理办法并组织实施，依法查处医疗保障领域违法违规行为<br>5. 与国家卫生健康委员会等部门在医疗、医保、医药等方面加强制度、政策衔接，建立沟通协商机制 |
| 海关总署 | 1. 拟订海关（含出入境检验检疫）工作政策，会同有关部门制定口岸管理规章制度，制定进出境运输监管制度并组织实施<br>2. 负责进出口药品（商品）法定检验，监督管理进出口药品（商品）鉴定、验证、质量安全等<br>3. 负责国家进出口药品（货物贸易）海关统计，动态监测发布统计信息和统计数据<br>4. 打击走私综合治理，依法查处走私、违规案件 |
| 国家市场监督管理总局 | 1. 分级监管，国家、省级市场监督管理部门管理同级药监部门；市县两级市场监督管理部门负责药品零售经营的许可、检查和处罚，药品使用环节质量的检查和处罚<br>2. 负责市场综合监督管理，规范市场监管行政执法行为；实施市场主体统一登记注册，依法公示和共享有关信息，加强信用监管<br>3. 监督管理市场秩序，负责反垄断统一执法，监督管理市场交易、网络商品交易及有关服务的行为；依法查处价格收费违法违规、不正当竞争<br>4. 监督管理广告活动<br>5. 负责产品质量安全监督管理，实施缺陷产品召回制度；监督管理产品防伪工作，打击违法直销、传销、侵犯商标专利知识产权和制售假冒伪劣行为；依法查处无照生产经营和相关无证生产经营行为 |
| 国家发展和改革委员会 | 1. 监测预测预警（药品）宏观经济发展态势趋势，拟订、组织、实施有关价格政策<br>2. 负责重要商品总量平衡和宏观调控，会同有关部门拟订国家储备物资品种目录、总体发展规划 |
| 人力资源和社会保障部 | 1. 拟订人力资源和社会保障事业发展政策、规划<br>2. 统筹建立覆盖城乡的多层次社会保障体系<br>3. 牵头推进深化职称制度改革，拟订专业技术人员管理等政策，负责高层次专业技术人才选拔和培养工作<br>4. 为规范执业药师继续教育工作，保障执业药师参加继续教育的合法权益，制定《执业药师继续教育暂行规定》 |
| 工业和信息化部 | 1. 负责拟定和实施生物医药产业的规划、政策和标准<br>2. 承担医药行业管理工作<br>3. 承担中药材生产扶持项目管理和国家药品储备管理工作<br>4. 配合药监部门加强对互联网药品广告的整治 |
| 商务部 | 1. 负责拟订药品流通发展规划和政策<br>2. 发放药品类易制毒化学品进口许可前，应当征得国家药品监督管理局同意 |
| 公安部 | 1. 负责组织指导药品、医疗器械和化妆品犯罪案件侦查工作<br>2. 药品监督管理部门发现违法行为涉嫌犯罪的，按照有关规定及时移送公安机关，公安机关应当迅速进行审查，并依法作出立案或者不予立案的决定<br>3. 公安机关依法提请药品监督管理部门作出检验、鉴定、认定等协助 |
| 中央网络安全和信息化委员会办公室 | 1. 配合有关部门进一步加强互联网药品信息管理，依法查处违法违规网站，整治违规违法信息<br>2. 联合相关部门开展打击网上非法售药行动，进一步净化网上售药环境，遏制网上售药中的违法犯罪势头<br>3. 组织、协调网络宣传工作 |
| 科学技术部 | 1. 拟订国家基础研究规划、政策和标准并组织实施，组织协调国家重大基础研究和应用基础研究<br>2. 编制国家重大科技项目规划并监督实施，统筹关键共性技术、前沿引领技术、现代工程技术、颠覆性技术研发和创新 |

# 第三节 药品标准与药品质量监督检验 📱微课

随着制药技术进步及医药行业快速发展，全球药品市场迅速扩张，加强药品监督管理，确保药品质量及用药安全尤为重要。为满足人类健康需求，药品从生产、加工、运输、流通的各个环节都有一系列严格的检验标准，以防止出现质量偏差或不合格药品流入市场。严格执行药品标准，加强质量监督检验，控制药品质量，对于加强药品全生命周期管理，全面加强药品监管能力建设，促进医药产业高质量发展和实现药品监管中国式现代化意义重大。

## 一、药品标准概述

标准是经济活动和社会发展的技术支撑，是国家基础性制度的重要组成。标准化在推进国家治理体系和治理能力现代化中发挥着基础性、引领性作用。药品标准是衡量药品安全、有效和质量可控的标尺。

药品标准通常由政府部门或权威性机构编纂，发布药品质量标准，统一全国药品标准，用以鉴别药品的真伪优劣，监督管理研制、生产、流通、使用中的药品质量，仲裁药品质量方面的纠纷。我国"药品标准"最早可追溯到唐代，公元659年组织编写的《新修本草》是我国第一部具有药典性质的国家药品标准；1930年，颁布《中华药典》；1950年，成立了药典委员会；1953年第一版《中国药典》颁布。

国际上，1772年出版《丹麦药典》；随后，瑞典、西班牙等多个国家陆续出版国家药典；1951年世界卫生组织出版了《国际药典》；1964年，瑞典、丹麦、挪威合编并出版了《北欧药典》；1977年出版《欧洲药典》。这些国家或地区的药典，对提高药品质量、发展制药工业、保证人们用药安全起到了极其重要的作用。

### （一）药品标准的含义

依据《药品标准管理办法》，药品标准（drug standard）是指根据药物自身的理化与生物学特性，按照来源、处方、制法和运输、贮藏等条件所制定的、用以评估药品质量在有效期内是否达到药用要求，并衡量其质量是否均一稳定的技术要求。

药品标准通常包括法定标准和非法定标准。法定标准是国家制定的药品标准，属于强制性标准，是药品质量的最低标准；非法定标准有行业标准、企业标准等，只能作为行业、团体、企业的内控标准，为内部控制标准，其各项指标均不得低于国家药品标准。

《药品管理法》（2019年修订）规定：药品应当符合国家药品标准。经国务院药品监督管理部门核准的药品质量标准高于国家药品标准的，按照经核准的药品质量标准执行；没有国家药品标准的，应当符合经核准的药品质量标准。中药饮片应当按照国家药品标准炮制；国家药品标准没有规定的，应当按照省、自治区、直辖市人民政府药品监督管理部门制定的炮制规范炮制。省、自治区、直辖市人民政府药品监督管理部门制定的炮制规范应当报国务院药品监督管理部门备案。不符合国家药品标准或者不按照省、自治区、直辖市人民政府药品监督管理部门制定的炮制规范炮制的，不得出厂、销售。药品上市许可持有人应当建立药品上市放行规程，对药品生产企业出厂放行的药品进行审核，经质量受权人签字后方可放行。不符合国家药品标准的，不得放行。药品生产企业应当对药品进行质量检验。不符合国家药品标准的，不得出厂。

### （二）我国药品标准体系的建立

1980年9月，原卫生部发布《药品标准工作管理办法》，规定药品标准是国家对药品质量规范及其检验方法所作的技术规定，是药品生产、供应、使用、检验和管理部门共同遵循的法定依据。2001 年 2 月，《药品管理法》第一次修订，明确了药品标准的法律地位。2001 年 11 月，我国正式加入世界经贸组织，标准化工作受到了社会各界的广泛关注与重视，为应对加入世界经贸组织对标准化工作的挑战，加大了对地方药品标准整顿的工作力度，并启动了国家药品标准提高行动计划。之后，药品标准提高行动计划连续被纳入国务院药品安全"十一五""十二五""十三五""十四五"规划。2009 年 4 月，《2009 年中国保护知识产权行动计划》发布，指出要"制订《药品标准管理办法》，完善药品标准管理体系"。国家药品监管部门高度重视药品标准工作，由于药品标准在历史、监管体制和政策上与其他标准的管理模式不同，修订工作存在标准类别多、体量大、任务重等实际情况。我国药品监管部门不断进行探索改革，继 2016 年《药品标准管理办法（征求意见稿）》首次发布后，2017、2022、2023 年相继公开征求意见，于 2023 年 7 月正式发布《药品标准管理办法》（2023 年第 86 号），自 2024 年 1 月 1 日起施行，标志着我国药品标准管理体系正式形成。2024 年 7 月，《中药标准管理专门规定》发布，对中药材、中药饮片、中药配方颗粒、中药提取物、中成药等的国家药品标准、药品注册标准和省级中药标准的管理进行规范，自 2025 年 1 月 1 日起施行。

目前，我国已建成以国家药品标准为核心的药品标准体系，并鼓励社会团体、企业事业组织等社会各方积极参与药品标准的研究和提高工作，鼓励企业不断持续提升药品注册标准、积极参与行业或者团体药品标准制定和修订，促进药品高质量发展。

### 🔗 知识拓展

#### 我国药品标准信息化建设

《药品标准管理办法》第七条提出，不断完善药品标准管理制度，加强药品标准信息化建设，畅通沟通交流渠道。将药品标准信息化建设作为药品标准管理工作的内容之一，对推进药品标准管理的信息化进程有重要意义。

为便于药品监管部门进行国家标准管理以及企业进行国家药品标准查询，国家药监局正在加快国家药品标准信息化建设。一方面，在发布纸质版《中国药典》的基础上，将推出网络版《中国药典》，方便国家药品标准的查询和使用；另一方面，加快推进"国家药品标准信息服务平台"建设，建立全面、实时、准确、动态、可快速查询检索的国家药品标准动态数据库，为药品监管提供强有力的技术保障，进一步提升药品标准社会服务水平。

## 二、药品标准管理

依据《药品标准管理办法》和《中药标准管理专门规定》，本节内容将药品标准管理分为国家药品标准管理、药品注册标准管理和中药标准管理三个部分。

### （一）国家药品标准管理

在我国，国务院药品监督管理部门颁布的《中华人民共和国药典》（以下简称《中国药典》）和药品标准为国家药品标准。

**1.《中国药典》** 国务院药品监督管理部门颁布的《中华人民共和国药典》（The Pharmacopoeia of the People's Republic of China，ChP）简称《中国药典》，内容包括质量指标、检验方法以及生产工艺等技术要求和规范。《中国药典》增补本与其对应的现行版《中国药典》具有同等效力。

药典标准是国家药品质量控制的技术法规，是记载国家药品标准的法典。《中国药典》是由国家药典委员会根据依据《药品管理法》组织制定，国务院药品监督管理部门批准颁布，是国家药品标准的核心，是具有法律地位的药品标准，拥有最高的权威性。凡属《中国药典》收载的药品和制剂，在出厂前均需按照《中国药典》规定的方法进行质量检验，不符合其标准的不得出厂、销售和使用。

（1）《中国药典》简介　1950年成立了第一届药典委员会，并于1953年颁布了第一版《中国药典》。此后陆续编纂颁布了1963年版、1977年版、1985年版、1990年版、1995年版、2000年版、2005年版、2010年版、2015年版、2020年版、2025年版，共12版。自1985年起，《中国药典》每五年颁布一版。期间，适时开展《中国药典》增补本制定工作。每一版《中国药典》都客观地反映了我国不同历史时期医药产业和临床用药的水平，对于提升我国药品质量控制水平发挥着不可替代的重要作用。

现行的《中国药典》是2025版，自2025年10月1日起施行。收载品种总计6385种，新增159种，修订1101种，不再收载32种。其中，第一部中药收载品种共计3069种，新增28种，修订420种，不再收载19种；第二部化学药收载品种共计2776种，新增66种，修订483种，不再收载而转四部收载2个品种（纯化水、注射用水）；第三部生物制品收载品种共计153种，新增13种，修订62种，不再收载13种；第四部收载药用辅料共计387种，新增52种，修订136种。本版药典收载通用技术要求共计410个，新增69个，修订133个；收载指导原则共计72个，新增33个，修订17个，不再收载3个。

（2）《中国药典》内容　主要包括凡例、品种正文、通用技术要求和指导原则。

凡例是为正确使用《中国药典》，对品种正文、通用技术要求以及药品质量检验和检定中有关共性问题的统一规定和基本要求，凡例具有通用性、指导性作用。

品种正文是指《中国药典》各品种项下收载的内容，包括药品（含生物制品）自身的理化与生物学特性、原材料、处方、生产工艺、制法、贮藏运输条件等。需注意的是，品种正文所设各项规定是针对符合《药品生产质量管理规范》（GMP）的产品而言，任何违反GMP或有未经批准添加物质所生产的药品，即使符合《中国药典》或按照《中国药典》未检出其添加物质或相关杂质，亦不能认为其符合规定。

通用技术要求和指导原则包括《中国药典》收载的通则、指导原则以及生物制品通则和相关总论等，通则主要包括制剂通则、其他通则和通用检测方法。指导原则是为规范药典执行，指导药品标准制定和修订，提高药品质量控制水平所规定的非强制性、推荐性技术要求。

（3）《中国药典》修订　《中国药典》每五年颁布一版。期间，适时开展《中国药典》增补本制定工作。新版《中国药典》未收载的历版《中国药典》品种，应当符合新版《中国药典》的通用技术要求。

**2. 国务院药品监督管理部门颁布的其他国家药品标准**　为了促进药品生产，提高药品质量和保证用药安全，除《中国药典》规定了国家药品标准外，尚有国务院药品监督管理部门颁布的国家药品标准［简称局（部）颁药品标准］，是指由原卫生部颁布的药品标准、原食品药品监管总局和国家药监局颁布的药品标准。收载了国内已有生产、疗效较好，需要统一标准但尚未载入药典的品种，以及与药品质量指标、生产工艺和检验方法相关的技术指导原则和规范。这类标准的性质与《中国药典》相似，也具有法律约束力，同样是检验药品质量的法定依据。

🔗 **知识拓展**------------------------------------------------

### 国家药品标准的颁布与废止

**1. 国家药品标准的制定、修订与颁布**　国家药品标准制定和修订应当按照起草、复核、审核、公示、批准、颁布的程序进行。涉及药品安全或者公共卫生等重大突发事件以及其他需要的情形的，可以快速启动国家药品标准制定和修订程序，在保证国家药品标准制定和修订质量的前提下加快进行。政府部门、社会团体、企业事业组织以及公民均可提出国家药品标准制定和修订立项建议。

（1）起草、复核　国家药品标准的起草应当符合国家药品标准技术规范等要求。国家药品标准起草单位或者牵头单位负责组织开展研究工作，经复核后形成国家药品标准草案，并将相关研究资料一并提交国家药典委员会审核。

（2）审核　国家药典委员会组织对国家药品标准草案及相关研究资料进行技术审核。

（3）公示　国家药典委员会根据审核意见和结论，拟定国家药品标准公示稿。国家药品标准公示稿应当对外公示，广泛征求意见，公示期一般为一个月至三个月。

（4）批准、颁布　国家药典委员会将拟颁布的国家药品标准草案以及起草说明上报国务院药品监督管理部门。国务院药品监督管理部门对国家药典委员会上报的药品标准草案作出是否批准的决定。予以批准的，以《中国药典》或者国家药品标准颁布件形式颁布。

**2. 国家药品标准的废止**　属于下列情形的，相关国家药品标准应当予以废止：①国家药品标准颁布实施后，同品种的原国家药品标准；②上市许可终止品种的国家药品标准；③药品安全性、有效性、质量可控性不符合要求的国家药品标准；④其他应当予以废止的国家药品标准。

### （二）药品注册标准管理

药品注册标准是指经药品注册申请人提出，由国务院药品监督管理部门药品审评中心核定，国务院药品监督管理部门在批准药品上市许可、补充申请时发给药品上市许可持有人的经核准的质量标准。

药品注册标准的制定应当科学、合理，能够有效地控制产品质量，并充分考虑产品的特点、科技进步带来的新技术和新方法以及国际通用技术要求，更应当符合《中国药典》通用技术要求，不得低于《中国药典》的规定。

我国规定药品上市许可注册申请或者涉及药品注册标准变更的补充申请时，应提交拟定的药品注册标准，经药品检验机构标准复核和样品检验、药品审评中心标准核定，国务院药品监督管理部门在批准药品上市或者补充申请时发给持有人。新版国家药品标准颁布后，执行药品注册标准的，持有人应当及时开展相关对比研究工作，评估药品注册标准的项目、方法、限度是否符合新颁布的国家药品标准有关要求。对于需要变更药品注册标准的，持有人应当按照药品上市后变更管理相关规定提出补充申请、备案或者报告，并按要求执行。

### （三）中药标准管理

中药标准管理包括中药材、中药饮片、中药配方颗粒、中药提取物、中成药等的国家药品标准、药品注册标准和省级中药标准的管理。中药材、中药饮片、中药配方颗粒、中药提取物、中成药等的药品标准在质量控制理念、技术要求、生产质量管理等方面应当保持协调，注重彼此之间内在质量的关联性。

**1. 中药材标准**　中药材标准的研究和制定，应当注重对本草典籍中记载的中药材传统质量评价经验和方法的传承和研究，综合考量其历史沿革、药材基原、药用部位、产地、种植养殖方式、生长年限、采收期、产地加工、生产、流通、贮藏等关键质量影响因素，采用适宜方法鉴别中药材的真伪，鼓励对道地药材的品质特征进行系统研究和评价。应当关注中药材种植养殖过程中使用农药、植物生长调节剂以及重金属与有害元素、真菌毒素污染等对中药安全性的影响，根据安全风险评估及研究数据建立必要的控制项目和限度。

**2. 中药饮片标准**　中药饮片标准的研究和制定，应当注重对传统特色炮制经验、技术的传承和研究，综合考虑炮制方法、炮制火候、炮制辅料、炮制终点及炮制设备等影响中药饮片质量的关键因素，建立反映中药饮片质量特点的控制项目和指标。

**3. 中药配方颗粒标准与中药提取物标准**

（1）中药配方颗粒标准 由国家药品监督管理局和省级药品监督管理部门按照《中药配方颗粒质量控制与标准制定技术要求》制定。除另有规定外，对于因自然属性不适宜制成中药配方颗粒的品种，原则上不应当颁布中药配方颗粒标准。中药配方颗粒标准的研究和制定，应当重点关注中药配方颗粒与传统汤剂质量属性保持基本一致。

（2）中药提取物标准 应当对提取用药材基原、投料量、提取的关键工序及主要工艺参数、制成总量范围等进行明确。中药提取物标准的研究和制定，应当根据药材基原、提取工艺、提取溶剂等情况，围绕药材、中成药等的关键质量属性，制定合理的质量控制项目和指标。

**4. 中成药标准** 中成药标准的研究和制定，应当根据功能主治、"君臣佐使"等组方规律及临床使用情况，结合处方、制法、关键质量属性等有关信息，科学合理设置中成药质量控制项目、指标。应当符合中药新药质量研究、中药新药质量标准研究、中药新药用药材及饮片质量控制研究、质量标准通用格式等相关技术指导原则要求。

**知识拓展**

**省级中药标准**

省级中药标准包括省级药品监督管理部门制定的国家药品标准没有规定的中药材标准、中药饮片炮制规范和中药配方颗粒标准。省级药品监督管理部门依据国家法律、法规和相关管理规定等组织制定和发布省级中药标准，并在省级中药标准发布前开展合规性审查。

省级中药标准禁止收载的品种包括：

（1）无本地区临床习用历史的药材、中药饮片。

（2）已有国家药品标准的药材、中药饮片、中药配方颗粒。

（3）国内新发现的药材。

（4）药材新的药用部位。

（5）从国外进口、引种或者引进养殖的非我国传统习用的动物、植物、矿物等产品。

（6）经基因修饰等生物技术处理的动植物产品。

（7）其他不适宜收载入省级中药标准的品种。

## 三、药品质量监督检验

药品质量监督检验是指国家药品检验机构按照国家药品标准对需要进行质量监督的药品进行抽样、检查、验证，并发出相关结果报告的药品分析活动和药品技术监督过程，其目的是促进药品质量提高，保障人民用药安全有效。

### （一）药品质量监督检验的性质

药品质量监督检验是药品质量监督的重要组成部分，也是药品质量监督的重要依据。质量监督必须采用检验手段，如果检验技术不可靠、数据不真实，将会造成监督工作的失误和不公正。药品质量监督检验具有以下的公正性、权威性和仲裁性。

**1. 公正性** 药品质量监督检验具有第三方检验的公正性，因为它不涉及买卖双方的经济利益，不以营利为目的，具有公正立场。

**2. 权威性** 药品质量监督检验是代表国家对研制、生产、经营、使用的药品质量进行的检验，具有比生产或验收检验更高的权威性。

**3. 仲裁性**    药品质量监督检验是国家设立的药品检验所根据国家法律法规的规定进行的，检验依据是国家药品标准，检验结果具有法律效力和法律仲裁性。

### （二）药品质量监督检验机构

检验机构是指专职检验人员按照技术标准等规定，对成品进行全面检查，把产品进行合格品和不合格品的区分，避免不合格产品流入市场。在我国，由药品监督管理部门及其设置和确定的药品检验机构如中国食品药品检定研究院、省级药品检验所（检验研究院）、市级药品检验所等承担依法实施药品监督检查所需的药品质量检验工作。这些机构负责对药品进行全面、系统的检测，确保药品质量和安全符合国家法律法规和相关标准的要求。

此外，一些专业的药品检验检测中心也提供药品质量和安全检测服务，为药品监管部门提供技术支持和数据支持。

### （三）药品质量监督检验的类型

药品质量监督检验根据其目的和处理方法不同，可以分为抽查检验、注册检验、指定检验、复检等4 种类型。

**1. 抽查检验（简称"抽检"）**    指药品监督管理部门依法对在我国境内依批准生产、经营、使用药品开展的质量抽查检验工作，是对上市后药品监管的技术手段。药品质量抽查检验根据监管目的一般可分为监督抽检和评价抽检。监督抽检是指药品监督管理部门根据监管需要对质量可疑药品进行的抽查检验。评价抽检是指药品监督管理部门为评价某类或一定区域药品质量状况而开展的抽查检验。

根据《药品质量监督抽查检验工作管理暂行规定》，国家药品监督管理局主管全国药品质量监督抽查检验工作，省、自治区、直辖市药品监督管理部门负责本行政区域内的药品质量监督抽查检验工作，从事药品的生产、经营、使用的单位或者个人，应当依照本规定接受监督检查，配合药品质量抽查检验工作的开展。

**2. 注册检验**    包括样品检验和药品标准复核。样品检验，是指药品检验所按照申请人申报或者国务院药品监督管理部门核定的药品标准对样品进行的检验。药品标准复核，是指药品检验所对申报的药品标准中检验方法的可行性、科学性、设定的项目和指标能否控制药品质量等进行的实验室检验和审核工作。

**3. 指定检验**    指按照国家法律或国务院药品监督管理部门规定，部分药品在销售前或进口时，必须经过指定的政府药品检验机构检验，合格的才准予销售、进口的强制性药品检验。指定检验包括：①首次在中国境内销售的药品；②国务院药品监督管理部门规定的生物制品；③国务院规定的其他药品。

**4. 复验**    指被抽样单位或标示生产企业对药品检验机构的检验结果有异议时，依法申请再次检验，由受理药品检验机构按照规定作出最终检验结论的过程。

### （四）药品质量监督检验的意义

药品质量直接关系公众健康和生命安全，以及医药行业健康发展。加强药品质量监督检验具有以下重要意义。

**1. 保障人民群众用药安全**    药品质量监督检验可以有效防止质量不合格、存在安全隐患的药品进入市场，从而保障人民群众用药安全。同时，可以减少因药品质量问题引发的药品不良反应和药源性疾病，保护公众的身体健康。

**2. 维护市场秩序**    加强药品质量监督检验，严厉打击制售假劣药品的违法行为，有助于维护药品市场的正常秩序，保护企业合法权益，促进医药产业健康发展。

**3. 提高药品质量**　通过统一的质量标准和严格的监督检验，可为药品生产企业提供一个公平的竞争环境，不仅可以激励企业不断提升产品质量，还能形成良性循环，推动整个行业向更高质量、更安全的方向发展。

**4. 提高公众满意度**　通过药品质量监督检验，及时预防药害事件的发生，可提高公众对药品质量和安全性的信任度，增强公众对医药行业的信心和支持。

## 思考题

答案解析

某省药品监督管理局在对 A 制药企业进行飞行检查时发现，该企业生产的某批次中药注射剂（规格：10ml）存在以下问题：部分批次产品未按《中国药典》规定进行"有关物质"项目的检测。并且为掩盖产品质量问题，伪造了部分批次产品的检验记录。

1. 针对 A 制药企业存在的问题，药品监督管理部门可以行使哪些行政职权，采取哪些监管措施？

2. 药品标准在药品监督管理有哪些作用？

3. 如何进一步加强药品监督管理，保障公众用药安全？

---

**书网融合**……

微课　　　　　　习题　　　　　　本章小结

# 第三章　药学技术人员管理

**学习目标**

1. 通过本章学习，掌握药学技术人员的分类，执业药师的定义、考试、注册及继续教育管理规定，我国药师的职业道德准则；熟悉药学技术人员的岗位职责与作用、我国执业药师制度的发展进程，了解药学技术人员的基本概念、医疗机构药学服务规范的主要类型及其核心内容，以及药学各领域的药事伦理基本要求。

2. 具有准确识别和归类药师岗位职责的能力，能够结合实际运用执业药师管理相关政策，分析并解决执业过程中可能出现的管理问题。

3. 树立依法执业、诚实守信、以患者为中心的药学职业道德意识，养成以伦理为基础的药事服务价值观，增强服务公众健康的责任感与使命感。

## 第一节　药学技术人员概述

PPT

### 一、药学技术人员相关概念

药学技术人员（pharmaceutical professionals）是指受过系统的药学专业培训，经过国家相关资格认定，取得药学专业技术职务证书或执业药师资格，遵循药事法规和职业道德规范，从事与药品的研发、生产、经营、使用和监督管理等有关实践活动的技术人员。

近年来，随着我国医药卫生体制改革的深入推进和药学学科的发展，现代社会对药学专业技术人员提出了更高的要求和希望。药学服务成为大健康服务产业中非常重要的组成部分，药学工作人员的服务质量与患者的健康和生命息息相关，各国均立法对药学专业技术人员进行管理。

### 二、药学技术人员的类型

药师是药学技术人员的主体。按照工作领域不同，药师可以分为药品生产企业药师、药品经营企业药师、药品使用机构药师、药物临床试验药师、药物科研单位药师及监督检验岗位的药师；按照执业方向可以分为西药师、中药师、临床药师；按照职称等级可以分为药士、药师、主管药师、副主任药师、主任药师；按照执业资格可分为普通药学技术人员和执业药师。

### 三、药学技术人员的作用

药学技术人员在医疗、科研、监管、市场等多个领域发挥着至关重要的作用。他们的主要职能可归纳为临床药学功能、药学服务与质量控制、药品供应链管理、药品研发与创新、行政管理与法规执行、教育与培训、风险管理与危机应对等七大类。

## （一）临床药学功能

药学技术人员在医疗机构中直接参与药物治疗管理，与医生、护士和患者合作，以确保药物治疗的安全性、有效性和经济性。

**1. 药物治疗优化** 药学技术人员通过病历分析、实验室结果解读、药物使用史评估等方式，识别患者可能存在的药物相关问题（如药物相互作用、不良反应、剂量调整需求等）；与医生合作，调整治疗方案，优化用药效果，减少不良反应。此外，他们还会对患者进行长期随访，监测治疗进展，提高药物依从性，促进合理用药。

**2. 临床用药咨询** 药学技术人员定期参与临床查房，为医生提供药动学监测、药物基因检测等专业支持，协助制订精准化治疗方案。同时，他们还直接向患者提供用药咨询，解答用药疑问，提高患者的用药依从性和安全性。

## （二）药学服务与质量控制

药学服务涵盖药品供应、处方审核、药品调剂及质量监管等环节，确保患者用药安全。

**1. 处方审核与合理用药指导** 药学技术人员负责对处方进行合法性、适宜性、相互作用、剂量合理性的审核，识别并纠正不合理用药现象。同时，他们针对特殊人群（儿童、妊娠期妇女、老年人等）提供个体化用药指导，提高临床用药的科学性。

**2. 药物调剂与管理** 药学技术人员根据患者病情精准调配药物，确保药物剂量、用药途径和用药频率的准确性。他们还负责高警示药品（如抗肿瘤药物、麻醉药品、精神类药品）的管理，避免滥用或违规使用。

**3. 药品不良反应监测** 药学技术人员建立不良反应监测系统（ADR），通过数据收集、报告分析、风险预警等方式，及时发现和预防药品安全风险，并向国家药品监管机构提交报告。

## （三）药品供应链管理

药学技术人员在药品采购、库存管理、供应链优化等方面发挥关键作用，保障药品的可及性和稳定供应。

**1. 药品采购与带量采购管理** 药学技术人员在药品招标采购、带量采购等过程中，负责评估药品质量、价格合理性和供应稳定性。他们利用大数据分析预测市场需求，确保药品充足供应，避免药品短缺或浪费。

**2. 医疗机构药品库存管理** 在医疗机构中，药学技术人员利用智能药品管理系统监测库存情况，优化库存结构，提高药品流通效率，确保抗生素、疫苗、急救药品等关键药物的合理储备。

**3. 突发公共卫生事件中的药品应急调配** 在突发公共卫生事件中，药学技术人员负责应急药品调度，协调药品分发和供应，确保疫区或医疗机构药品充足，保障公众健康。

## （四）药品研发与创新

药学技术人员推动药物研发和新技术应用，以提升药品疗效和安全性。

**1. 新药研发** 药学技术人员参与药物筛选、合成、制剂研究、稳定性测试等环节，推动新药的临床前研究和临床试验，评估药物的安全性和有效性，为药品注册提供科学依据。

**2. 精准药学与个体化治疗** 基因检测和生物医学技术的发展推动了精准药学的发展。药学技术人员利用代谢基因检测等技术，为患者提供个体化用药方案，减少药物不良反应，提高治疗效果。

**3. 药物递送系统创新** 药学技术人员研究纳米药物、靶向药物递送系统，提高药物的生物利用度和靶向性，减少全身不良反应，提高治疗效果。

## （五）行政管理与法规执行

药学技术人员在药品监管、执业药师管理、市场监督等方面发挥着重要作用。

**1. 药品法规制定与监管**　药学技术人员协助药品管理法、药品上市后监管条例等法规的制定和实施，确保药品市场的规范管理。

**2. 药品上市审批**　药学技术人员负责新药审批，审查药品临床研究数据、生产工艺和质量标准，确保上市药品的安全性和有效性。

## （六）教育与培训

药学技术人员承担药学继续教育、患者用药指导、公众健康科普等任务。

**1. 执业药师继续教育**　执业药师需定期完成继续教育学时，以更新药物治疗、合理用药、法律法规等专业知识。

**2. 患者用药教育**　药学技术人员通过健康讲座、药品宣传手册、互联网平台等形式，向患者普及安全用药、慢性病管理等知识，提高公众合理用药意识。

**3. 内部培训**　药学技术人员负责对医院医务人员进行新药知识、药物不良反应防范、抗菌药物合理使用等方面的培训，提高医疗团队的用药安全意识。

## （七）风险管理与危机应对

药学技术人员在药品安全事件、突发危机管理等方面承担重要职责。

**1. 药物警戒与安全监测**　药学技术人员建立药物警戒体系（pharmacovigilance），定期收集、分析不良反应数据，提出改进建议，提高药品使用的安全性。

**2. 药品质量问题应对**　当出现药品质量问题、召回或安全警示时，药学技术人员需迅速采取行动，与监管机构协调，保护公众健康。

# 第二节　执业药师　📱微课

PPT

## 一、执业药师的概念

2019 年，《执业药师职业资格制度规定》及《执业药师职业资格考试实施办法》发布，将执业药师（licensed pharmacist）定义为：全国统一考试合格，取得执业药师职业资格证书并经注册，在药品生产、经营、使用和其他需要提供药学服务的单位中执业的药学技术人员。凡从事药品生产、经营、使用和其他需要提供药学服务的单位，应当按规定配备相应的执业药师。国家药监局负责对需由执业药师担任的岗位作出明确规定。

根据 2022 年发布的《部分准入类职业资格考试工作年限要求调整方案》中对执业药师申请考试条件的调整，凡中华人民共和国公民和获准在我国境内就业的外籍人员，具备以下条件之一者，均可申请参加执业药师职业资格考试。

（1）取得药学类、中药学类专业大专学历，在药学或中药学岗位工作满 4 年。

（2）取得药学类、中药学类专业大学本科学历或学士学位，在药学或中药学岗位工作满 2 年。

（3）取得药学类、中药学类专业第二学士学位、研究生班毕业或硕士学位，在药学或中药学岗位工作满 1 年。

（4）取得药学类、中药学类专业博士学位。

（5）取得药学类、中药学类相关专业相应学历或学位的人员，在药学或中药学岗位工作的年限相应增加 1 年。

执业药师职业资格考试合格者，由各省、自治区、直辖市人力资源社会保障部门颁发执业药师职业资格证书。该证书由人力资源社会保障部统一印制，国家药品监督管理局与人力资源社会保障部用印，在全国范围内有效。

## 二、执业药师的注册

按照国际上的通行做法，考试合格的执业药师需进行注册管理，以规范药师的执业行为，保证良好有序的执业环境。下表是我国执业药师注册制度分类（表 3 – 1）。

**表 3 – 1　执业药师注册制度分类**

| 注册类别 | 管理要求 | 条件 |
| --- | --- | --- |
| 首次注册 | 执业药师只能在一个执业药师注册机构注册，在一个执业单位按照注册的执业类别、执业范围执业 | ①取得执业药师职业资格证书<br>②遵纪守法，遵守执业药师职业道德<br>③身体健康，能坚持在执业药师岗位工作<br>④经执业单位同意<br>⑤按规定参加继续教育学习 |
| 变更注册 | 执业药师变更执业地区、执业范围应及时办理变更注册手续 | |
| 再次注册 | 执业药师注册有效期为五年。持证者须在有效期满前三十日向所在地注册管理机构提出延续注册申请。超过期限，不办理再次注册手续的人员，其执业药师注册证自动失效，并不能再以执业药师身份执业。执业药师注册有效期满后，如未及时办理延续注册，可在满足继续教育等相关要求后申请重新注册 | 首次注册的条件 ＋ 执业单位考核材料 + 继续教育证明 |
| 注销注册 | 注册机构主动注销注册或由本人或所在执业单位向注册机构申请办理注销注册手续 | ①注册有效期满未延续的<br>②执业药师注册证被依法撤销或者吊销的<br>③法律法规规定的应当注销注册的其他情形<br>④本人主动申请注销注册的<br>⑤执业药师身体健康状况不适宜继续执业的<br>⑥执业药师无正当理由不在执业单位执业，超过一个月的<br>⑦执业药师死亡或者被宣告失踪的<br>⑧执业药师丧失完全民事行为能力的<br>⑨执业药师受刑事处罚的 |

### （一）注册机构

国务院药品监督管理部门负责执业药师注册的政策制定和组织实施，指导全国执业药师注册管理工作。各省、自治区、直辖市药品监督管理部门负责本行政区域内的执业药师注册管理工作。取得执业药师职业资格证书者，应当通过全国执业药师注册管理信息系统向所在地注册管理机构申请注册。经注册后，方可从事相应的执业活动。未经注册者，不得以执业药师身份执业。

### （二）申请注册的条件

申请注册者，必须同时具备下列条件。

（1）取得执业药师职业资格证书。

（2）遵纪守法，遵守执业药师职业道德。

（3）身体健康，能坚持在执业药师岗位工作。

（4）经执业单位同意。

（5）按规定参加继续教育学习。

经批准注册者，由执业药师注册管理机构核发国务院药品监督管理部门统一样式的执业药师注册证。

### （三）注册管理

执业药师变更执业单位、执业范围等应当及时办理变更注册手续。执业药师注册有效期为五年。需要延续的，应当在有效期届满三十日前，向所在地注册管理机构提出延续注册申请。

## 三、执业药师的职责

（1）执业药师的基本准则：执业药师必须遵守职业道德，忠于职守，以对药品质量负责、保证人民用药安全有效为基本准则。

（2）执业药师必须严格执行《药品管理法》及相关法规、政策，对违法行为或决定，有责任提出劝告制止、拒绝执行或向上级报告。

（3）执业药师在执业范围内负责对药品质量的监督和管理，参与制定、实施药品全面质量管理及对本单位违反规定的处理。

（4）执业药师负责处方的审核及监督调配，提供用药咨询与信息，指导合理用药，开展药物治疗的监测及药品疗效的评价等临床药学工作。

## 四、执业药师的继续教育

执业药师应当按照国家专业技术人员继续教育的有关规定接受继续教育，更新专业知识，提高业务水平。国家鼓励执业药师参加实训培养。

## 五、我国执业药师制度的发展与相关规定

### （一）制定实施《执业药师资格制度暂行规定》

1994年，《执业药师资格制度暂行规定》发布。该文件规定：凡从事药品生产、经营活动的企事业单位，在其关键岗位必须配备有相应的执业药师资格人员。执业药师通过资格考试取得执业资格，依法独立执行业务。该规定的发布标志着我国初步形成在全国药品生产和药品流通领域的执业药师资格制度。

同年，《执业药师资格考试实施办法》发布，明确资格考试从1995年开始实施，考试科目分为药事管理与法规、药学专业知识（一）、药学专业知识（二）、综合知识与技能（含外语）四个科目。

### （二）制定实施《执业中药师资格制度暂行规定》

1995年，为了继续加强中药领域药学技术人员的职业准入管理，《执业中药师资格制度暂行规定》印发。该文件规定，国家在中药生产和中药流通领域实施执业中药师资格制度。凡从事中药（中药材、中成药、中药饮片、中医药保健品）生产、经营活动的企事业单位，在其关键岗位必须配备有执业中药师资格的人员。执业中药师通过资格考试取得执业资格，依法独立执行业务。

### （三）修订实施《执业药师资格制度暂行规定》

1999年，在总结执业药师和执业中药师资格制度实施情况的基础上，重新修订了《执业药师资格制度暂行规定》和《执业药师资格考试实施办法》。主要修订内容包括以下几点。

**1. 管理部门的明确**　原人事部和国家药品监督管理局共同负责全国执业药师资格制度的政策制定、组织协调、资格考试、注册登记和监督管理工作。

**2. 执业范围的扩展**　执业范围由药品生产、流通领域扩展至药品生产、经营、使用单位。

**3. 执业药师的定义**　明确执业药师为同时持有执业药师资格证书和执业药师注册证，并在药品生产、流通、使用单位从事药学技术工作的人员。

**4. 统一管理**　实行执业药师与执业中药师的统一管理，包括统一报名、考试、发证、注册和管理。在此基础上，执业药师资格考试分为药学类和中药学类，执业药师按药学类和中药学类分别注册，并根据注册类别和执业范围从事相应的执业活动，实现由分散管理向相对集中管理的转变。

**5. 报考条件的放宽**　降低了资格考试报考人员的工作年限要求。

**6. 继续教育的增加**　新增"继续教育"章节，强调对执业药师注册后培训和提升的必要性，实行继续教育登记，并将其作为再次注册的依据。

**7. 奖励机制的提出**　在附则中规定：对在关键岗位工作且业绩突出的执业药师，应给予表彰和奖励。

### （四）制定实施《执业药师职业资格制度规定》

为适应发展需要，理顺执业药师管理权责，加快执业药师队伍建设，保障公众用药安全有效，2019年3月，《执业药师职业资格制度规定》和《执业药师职业资格考试实施办法》发布。主要规定变化如下。

**1. 准入类职业资格制度的明确**　《执业药师职业资格制度规定》明确了国家对执业药师的准入类职业资格制度，并将其纳入国家职业资格目录，同时删除了原规定中的"暂行"二字。

**2. 准入门槛的提高**　该规定提高了执业药师的学历准入门槛，将最低学历要求从中专调整为大专，并适当提高了相关专业考生从事药学（中药学）岗位的工作年限。

**3. 考试和注册周期的调整**　考试周期由两年调整为四年，注册有效期由三年延长至五年。同时，建立了执业药师个人诚信记录，对其执业活动实行信用管理。

**4. 监督管理力度的加强**　对以欺骗、贿赂等不正当手段取得执业药师注册证的行为，规定发证部门将撤销其执业药师注册证，并在三年内不予重新注册；如构成犯罪，依法追究刑事责任。

**5. 禁止挂靠行为**　若持证人的注册单位与实际工作单位不符，发证部门将撤销其执业药师注册证，并将其不良信息记入全国执业药师注册管理信息系统。此外，对买卖、租借执业药师注册证的单位，将按照相关法律法规给予处罚。

**知识拓展**

#### 执业药师注册发展趋势

从1994年至今，我国执业药师资格制度已走过30年的发展历程。这个过程中，执业药师主管部门采取有效措施，从制定管理法规，到编写考试大纲及应试指南，再到认定考试、注册监管、继续教育、推进立法等，逐步建立起以考试认定、注册监管、继续教育为框架的管理制度。我国的执业药师规模也越来越庞大，根据国家药品监督管理局执业药师资格认证中心统计的数据显示，截至2024年6月，全国累计在注册有效期内的执业药师803872人，每万人口执业药师为5.7人。注册在药品零售企业的执业药师724,065人，占注册总数的90.1%。注册在药品批发企业的执业药师49213人、药品生产企业5468人、医疗机构24890人、其他领域236人。在过去十年内，我国执业药师注册人数翻了5.8倍。

全国执业药师注册人数趋势图

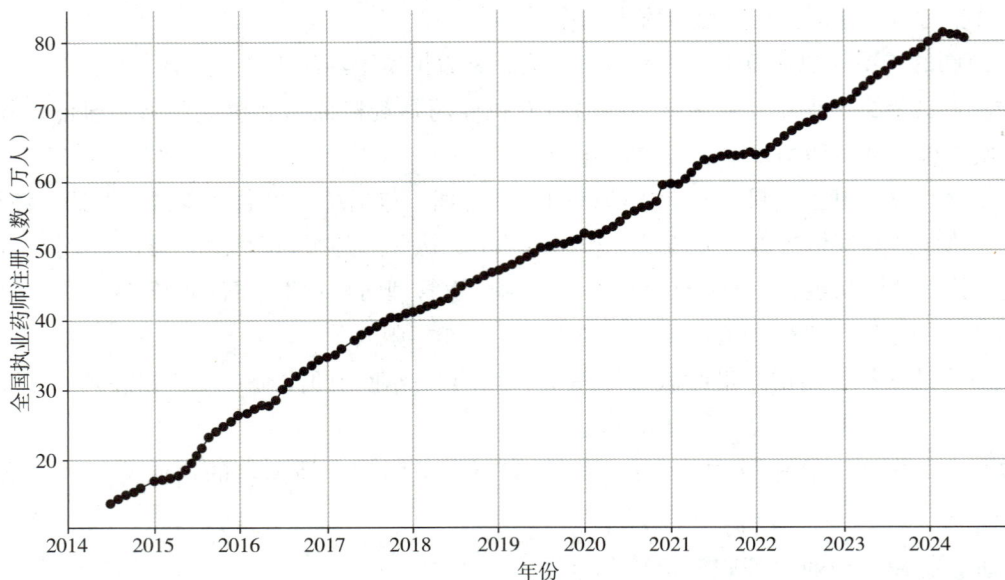

全国执业药师注册人数趋势图

# 第三节　药学职业道德与规范

PPT

## 一、药事伦理

伦理研究一般都贯穿着认识论原则和利益原则的统一。它既着眼于整个社会的道德风尚，又注目于社会成员个人的道德品质。伦理所关注的是整体地提高社会道德水平。一方面是要促进社会正义秩序的出现，并使之获得一种制度依靠。另一方面，还关注个体的道德自觉与责任，强调每个社会成员在遵守公共道德与法律规范的同时，也应自觉提升个人的道德素养与伦理自律。药学伦理是用伦理学理论和原则来探讨和解决在药学工作中人类行为的是非善恶的问题。在各个环节的药事活动中，需要依靠伦理道德来指导药学从业人员与患者、服务对象与社会，以及药学人员彼此之间应当遵循的行为准则和规范。

### （一）药物临床试验的伦理原则

药物临床试验是新药开发上市前的关键步骤，也是验证药物疗效和安全性的必经之路。药物临床试验是一种特殊的科学研究，其受试者为人类。第二次世界大战后，纽伦堡法庭制定了《纽伦堡法典》，并于 1946 年公布于世，作为国际上进行人体试验的行为规范。随后，世界医学会和国际医学科学组织理事会分别出台了《赫尔辛基宣言》和《生物医学研究国际伦理准则》，用来保护试药者的利益。尤其是《赫尔辛基宣言》，是国际广泛认可和使用的重要的人类医学研究伦理准则，很多国家已将这一宣言吸收进本国的法律，成为规范临床研究的主要依据。第一版于 1964 年颁布，迄今为止已经修订过 7 次，共计颁布了 8 版。2013 年 10 月在第 64 届世界医学会大会上通过了新的修订版。修正案扩展了宣言的适用对象，重申并进一步澄清了基本原则和内容，加强了对受试者的权益保护，同时还增加了临床试验数据注册和使用人体组织时需获得同意等新内容，修正案提高了人体医学研究的伦理标准。《赫尔辛基宣言》进一步强化了以伦理委员会和知情同意书为基础的受试者权益保护手段。

知识拓展

### 赫尔辛基宣言（Declaration of Helsinki，DoH）（部分）

#### 人体医学研究的伦理准则

赫尔辛基宣言（Declaration of Helsinki）是世界医学会（World Medical Association，WMA）于1964年首次发布的关于涉及人类受试者的医学研究的伦理原则。此宣言旨在保护参与医学研究的人的权利和安全，并为研究者提供道德指导。自发布以来，《赫尔辛基宣言》经过多次修订，最新版本反映了医学研究中道德和伦理问题的不断发展。

#### 前言

世界医学会制订了《赫尔辛基宣言》，作为涉及人类受试者的医学研究的伦理原则。涉及人类受试者的医学研究包括利用可鉴定身份的人体材料和数据所进行的研究。

在涉及人类受试者的医学研究中，个体研究受试者的安康必须优于其他所有利益。

医学研究必须遵守的伦理标准：促进对人类受试者的尊重并保护他们的健康和权利。有些研究人群尤其脆弱，需要特别的保护。这些脆弱人群包括那些自己不能做出同意或不同意的人群，以及那些容易受到胁迫或受到不正当影响的人群。

#### 医学研究的基本原则

（1）在医学研究中，医生有责任保护研究受试者的生命、健康、尊严、完整性、自我决定权、隐私，以及为研究受试者的个人信息保密。

（2）涉及人类受试者的医学研究必须遵循普遍接受的科学原则，必须建立在对科学文献和其他相关信息的全面了解的基础上，必须以充分的实验室试验和恰当的动物实验为基础。必须尊重研究中所使用的动物的福利。

（3）在进行有可能危害环境的医学研究的过程中，必须谨慎从事。

（4）涉及人类受试者的每一项研究的设计和实施必须在研究方案中予以清晰的说明。方案应该包含一项关于伦理考虑的说明，应该指出本宣言所阐述的原则如何贯彻执行。

（5）在研究开始前，研究方案必须提交给研究伦理委员会进行考虑、评论、指导和批准。该委员会必须独立于研究者、资助者，也不应受到其他不当的影响。如果没有委员会的考虑和批准，研究方案不可更改。

（6）只有受过恰当的科学训练并合格的人员才可以进行涉及人类受试者的医学研究。

（7）仅当医学研究为了弱势或脆弱人群或社区的健康需要和优先事项，且该人群或社区有合理的可能从研究结果中获益时，涉及这些人群或社区人群的医学研究才是正当的。

（8）每一项涉及人类受试者的医学研究开始前，都必须仔细评估对参与研究的个人和社区带来的可预测的风险和负担，并将其与给受试者以及受所研究疾病影响的其他个人和社区带来的可预见受益进行比较。

（9）在招募第一个受试者之前，每一项临床试验都必须在公开可及的数据库中注册。

（10）除非医生确信参与研究的风险已得到充分评估且能得到满意处理，医生不可进行涉及人类受试者的研究。当医生发现风险超过了潜在的受益，或已经得到阳性和有利结果的结论性证据时，医生必须立即停止研究。

（11）只有当研究目的的重要性超过给研究受试者带来的风险和负担时，涉及人类受试者的医学研究才可进行。

（12）有行为能力的人作为受试参加医学研究必须是自愿的。

（13）必须采取各种预防措施以保护研究受试者的隐私。

（14）在涉及有行为能力的受试者的医学研究中，每个潜在的受试者都必须被充分告知研究目的、方法、资金来源、任何可能的利益冲突、研究者所属单位、研究的预期受益和潜在风险、研究可能引起的不适以及任何其他相关方面。必须告知潜在的受试者，他们有权拒绝参加研究，或有权在任何时候撤回参与研究的同意而不受报复。在确保潜在的受试者理解信息之后，医生或另一个具备合适资质的人必须获得潜在的受试者自由给出的知情同意，最好是书面同意。如果不能用书面表达同意，那么非书面同意必须正式记录在案，并有证人作证。

（15）对于使用可识别身份的人体材料或数据进行的医学研究，医生必须按正规程序征得受试者对于采集、分析、储存和／或再使用材料和数据的同意。

（16）在征得参与研究的知情同意时，如果潜在的受试者与医生有依赖关系，或者可能在胁迫下同意，则医生应该特别谨慎。

（17）对于一个无行为能力的潜在受试者，医生必须从合法授权的代表那里征得知情同意。

（18）受试者在身体或精神上不能给予同意，例如无意识的患者，那么仅当使这些受试者不能给出知情同意的身体或精神上的病情是研究人群必须具备的特征时，涉及这类受试者的研究才可进行。

（19）作者、编辑和出版者在发表研究结果的时候都有伦理义务。

### （二）药品生产过程中的伦理要求

**1. 热爱岗位，明确生产目的**　制药行业是一个比较特殊的行业，从事药品生产的药学人员必须具备高度的职业奉献精神。要树立本职工作服务于企业、服务于社会和坚持保证生产全过程质量第一的伦理思想。我国制药行业发展的核心资源就是药学专业技术人员，而主导人的行为的是他们的伦理价值观念，只有热爱生产岗位，具有奉献与敬业精神，以科学扎实的药学专业知识才能从事药品生产工作。

**2. 质量第一，确保药品安全有效**　"质量第一"的伦理思想是每一位制药人应坚守的根本。在生产药品时，为追求利益最大化，想办法躲避药事法规的制约，减少投料、降低生产工艺参数、以次充好等现象，严重影响了药品质量，有的甚至造成了严重的临床药害事件。对"保证质量"的伦理要求没有层次性可言，该要求是绝对需要遵循的。

**3. 保护环境，坚持文明生产**　由于药品生产过程中的排放物，会对周围湖泊、空气、土壤等环境造成污染，制药者应积极主动采取消除污染的治理措施，而不应该偷排偷放。在药品生产工艺设计上，应引入绿色药物化学和制药技术，即使在政府监管之外，仍应该自觉坚守药事伦理，保护生产者自身健康的同时，积极保护环境安全。

### （三）药品流通中的伦理要求

**1. 规范流通渠道，杜绝伪劣药品流入市场**　药品采购供应是流通领域的重要源头。在市场经济条件下，对采购人员要求有更高的伦理道德修养，要有克己奉公、廉洁奉公、尽职尽责的精神，规范药品流通渠道，坚持查验进货企业和药品品种，以杜绝不合格药品流入市场。

**2. 买卖公平，秉公销售**　2015年6月1日起，国家进一步推进药品价格改革，国家发展改革委同国家卫生计生委、人力资源和社会保障部等部门发出通知，决定取消绝大部分药品政府定价，同步完善药品采购机制，建立以市场为主导的药品价格形成机制。药品经营者在药品销售价格上有进一步的自主权，要求经营者应该首先秉承对患者合理用药的选择，进行药品信息宣传。应主导公平买卖的市场，尤其在突发性公共卫生事件等情况下，不应囤货居奇、哄抬药品价格，对药品的可及性与可获得性造成人为障碍。

**3. 广告准确规范**　药品广告宣传的目的是使消费者和医、护、药人员正确了解企业药品的产品特点。药品广告不同于其他商品广告，药品是为人们防病治病的，它的消费者就是患者，他们不是药学专业人员，而是健康方面的弱者。因此，药品宣传最重要的一点是要有伦理良心，坚持以药品说明书为依据，实事求是，不夸大、不言过其实，严肃认真，对国家负责、对社会负责、对患者负责的态度，准确传播药品的信息。为此，药品宣传要严格遵守广告法和有关政策规定，并坚持在法律法规的基础上用社会公共道德和药学伦理来引导正确规范的药品广告行为。

### （四）药品使用中的伦理要求

据世界卫生组织（WHO）的调查：全球有 1/7 的人不是死于自然衰老及疾病，而是死于不合理用药。药物的不合理使用对人类的生存已经构成了严重的威胁。强调合理用药是全人类的共同愿望，它符合人类可持续发展的伦理要求。在药品使用环节应坚持的伦理原则包括：有效原则、择优原则和有利无害原则。

**1. 临床用药的伦理要求**　①对症下药，防止药物的滥用；②合理配伍，安全有效；③节约用药，避免浪费。

**2. 医院制剂工作的伦理要求**　①遵守国家法规，保证药品的合理合法配制；②坚持公益原则；③遵守制药规范，保证制剂质量。

**3. 医院调剂工作的伦理要求**　①认真审方；②准确配药；③仔细核对并签字；④发放药品及用药咨询有耐心。

## 二、药学职业道德

职业道德（professional ethics）是指个人在其职业活动中应当遵循的道德规范和行为准则。这些道德标准通常包括诚实、正直、公正、责任感、专业性等，旨在确保从业人员在工作中做出道德的、符合社会期望的决定。职业道德主要由职业理想、职业态度、职业技能、职业纪律、职业良心、职业荣誉、职业作风构成。职业道德的内容会因职业性质不同而有所差异，但其核心原则是为了维护公共利益，促进社会福祉，保障从业人员的行为符合道德标准。

药学职业道德是职业道德在药学领域中的具体体现，是社会对药学职业活动的期望所形成的一系列控制。药学职业道德是指导药师行为的核心，确保他们在药物管理、患者沟通、药物研发等方面的行为符合专业和社会的道德要求。

### （一）药师承诺、誓言、职业道德

2005 年 10 月，在中国药学会第七届药师周大会上，确立了药师宗旨、承诺、誓言、职业道德。

药师的承诺：关爱人民健康，药师在您身边。

药师的誓言：实事求是、忠实于科学；全心全意、服务于社会；忠于职守、献身于药学；尽职尽责、承诺于人民。

药师职业道德：以人为本、一视同仁；尊重患者、保护权益；廉洁自律、诚实守信；崇尚科学、开拓创新。

### （二）执业药师道德准则

药学职业道德准则，是在药学职业社会化的长期过程中逐渐形成的，并还在不断发展。我国古代药业中便有"地道药材""遵古炮炙""药真价实""对症下药""童叟无欺"等药学职业道德准则，反映了采购、生产和销售中药学人员的行为准则。2006 年中国执业药师协会在中国执业药师论坛（CLPF）第六届年会上发布了《中国执业药师道德准则》，并在 2009 年进行了修订。该准则适用于中国境内的执业药师，包括依法暂时代为履行执业药师职责的其他药学技术人员。

**1. 救死扶伤，不辱使命** 执业药师应当将患者及公众的身体健康和生命安全放在首位，以我们的专业知识、技能和良知，尽心尽职尽责为患者及公众提供药品和药学服务。

**2. 尊重患者，平等相待** 执业药师应当尊重患者或者消费者的价值观、知情权、自主权、隐私权，对待患者或者消费者应不分年龄、性别、民族、信仰、职业、地位、贫富，一律平等相待。

**3. 依法执业，质量第一** 执业药师应当遵守药事管理法律、法规，恪守职业道德，依法独立执业，确保药品质量和药学服务质量，科学指导用药，保证公众用药安全、有效、经济、合理。

**4. 进德修业，珍视声誉** 执业药师应当不断学习新知识、新技术，加强道德修养，提高专业水平和执业能力；知荣明耻，正直清廉，自觉抵制不道德行为和违法行为，努力维护职业声誉。

**5. 尊重同仁，密切协作** 执业药师应当与同仁和医护人员相互理解，相互信任，以诚相待，密切配合，建立和谐的工作关系，共同为药学事业的发展和人类的健康奉献力量。

### （三）《中国药学会会员职业道德公约》

中国药学会要求全体会员热爱祖国、拥护中国共产党的领导、坚持走中国特色的社会主义道路，坚持科学发展观，努力促进和发展药学事业，为构建社会主义和谐社会、建立创新型国家而努力奋斗。为此，2004 年中国药学会制定了会员职业道德公约，2008 年又对其进行了修订。

（1）保证药品质量，开展药学服务，全力维护公众用药安全有效。

（2）自觉遵纪守法，履行岗位职责、维护合法权益。

（3）坚持理论联系实际的优良学风，发扬民主，繁荣学术。

（4）拓展知识范围，业务精益求精，提高专业素质。

（5）坚持真理崇尚科学，反对伪科学。

（6）遵守学术道德，反对弄虚作假，反对剽窃他人成果。

（7）尊重劳动，尊重知识，尊重科学，尊重人才。

（8）倡导求实、创新、奉献、协作精神，做合格的药学科技工作者。

### （四）国际药学联合会的《药师道德准则的职业标准》

国际药学联合会（Intonational Pharmaceutical Federation，FIP）于 1997 年发布职业标准陈述和药师道德准则（codes of ethics for pharmacists）。该准则旨在为全球药师提供一个道德和伦理的指导框架。该准则旨在确保药师在其职业实践中遵循高标准的道德规范，保护患者的权益，并提升药学服务的质量。

（1）在每个国家，药师协会应当制定药师道德准则，规定其职业义务，并制定相应措施保证药师遵守准则。

（2）在各国制定的药师道德准则中，药师的义务应包括：①保证服务对象的安全、健康和最大利益，以诚相待；②合理、公平分配现有的健康资源；③与其他工作人员合作，确保向患者和社会提供可能的最佳卫生保健质量；④鼓励并尊重患者参与决定所用药品的权利；⑤承认和尊重文化差异、患者信仰和价值，因为其可能影响到患者对治疗的态度；⑥尊重和保护在提供专业服务中获得信息的保密性，保证患者的个人资料不外泄，除非有患者的知情同意或在例外的情况下；⑦行为要符合职业标准和科学原则；⑧诚实、正直地与其他卫生工作人员协作，包括同行，不做出任何可能损坏职业名誉或破坏公众对本职业信任的事情；⑨通过继续教育，保证知识和技术的更新；⑩在提供专业服务和药品时，遵守法律认可的实践条例和标准，仅从合法来源购买药品，确保药品供应链的完整；⑪确保经委托的协助人员具备承担该工作的能力；⑫保证向患者，其他公众和卫生工作人员提供正确、客观的信息，并要保证信息清楚易懂；⑬以礼貌、尊重的态度对待寻求服务的人；⑭在与个人道德信仰发生冲突或药房停业时，保证继续提供专业服务。在发生劳动纠纷时，也要尽力保证人们能继续获得药学相关服务。

## 三、药学服务规范

药学服务是医疗机构诊疗活动的组成部分，对于促进合理用药、提高医疗质量、保证患者用药安全具有重要意义。药师是提供药学服务的重要医务人员，是参与临床药物治疗、实现安全有效经济用药目标不可替代的专业队伍。药师为人民群众提供高质量的药学服务，是卫生健康系统提供全方位、全周期健康服务的组成部分，也是全面建立优质高效医疗卫生服务体系的必然要求。药学服务规范是一系列指导药师如何提供高质量药学服务的标准和准则。这些规范的目的是确保药师在药品管理、患者教育、药物治疗管理等方面的行为符合专业要求。从而保障患者用药安全、优化患者治疗效果和节约治疗费用。

为加强医疗机构药学服务管理，保障药学服务质量，根据我国现行的法律法规、规章制度，中国医院协会药事专业委员会于 2019 年研究发布了《医疗机构药学服务规范》。该规范包括 1 个通则和药学门诊、处方审核、药物重整、用药咨询、用药教育、药学查房、用药监护、居家药学服务 8 个分册。围绕医疗机构药学服务工作中的组织与制度建设、人员资质管理、服务范围、信息管理，开展各项服务项目内容及要求、服务过程、服务质量控制与评价改进等内容。旨在为医疗机构药师的药学服务提供规范的药学服务总体要求。

随着人民群众合理用药需求的不断增加以及医药卫生体制改革的逐步深化，我国医疗机构药学服务得到快速发展，服务范围逐渐拓展，服务内涵更加丰富。为指导各医疗机构规范地提供药学服务，2021年《关于印发医疗机构药学门诊服务规范等 5 项规范的通知》（国卫办医函〔2021〕520 号）发布。5 项规范分别为：医疗机构药学门诊服务规范、医疗机构药物重整服务规范、医疗机构用药教育服务规范、医疗机构药学监护服务规范和居家药学服务规范。

### （一）医疗机构药学门诊服务规范

药学门诊服务是指医疗机构药师在门诊为患者提供的用药评估、用药咨询、用药教育、用药方案调整建议等一系列专业化药学服务。药学门诊服务规范旨在规范医疗机构药学门诊服务，保障药学门诊工作质量，适用于二级以上医疗机构，其他医疗机构参照执行。规范的具体工作内容如下。

**1. 了解患者信息** 通过询问、查阅患者病历等方式，了解患者用药相关信息，包括患者基本信息、健康信息、用药信息、需求信息等。

**2. 评估患者用药情况** 根据患者用药后的反应等，可从药物治疗适应证、有效性、安全性、经济性、依从性等方面进行评估，基于循证证据及患者具体情况进行综合分析。重点关注患者的治疗需求，解决个体化用药及其他合理用药相关问题。

**3. 提供用药咨询** 解答患者存在的用药疑问。

**4. 开展用药教育** 采取口头、书面材料、实物演示等方式为患者提供教育指导，包括药品的适应证、禁忌证、用法用量、用药时间、用药疗程、注意事项、药品不良反应，以及生活方式指导等。通过询问或请其复述等方式，确认患者或其照护人已理解相关内容，并接受所提建议。

**5. 提出用药方案调整建议** 经评估后发现患者存在用药不适宜问题的，药师应当提出用药方案调整建议等。药师提出的建议作为临床用药的有益参考，最终用药方案由医师确定。

### （二）医疗机构药物重整服务规范

药物重整是指药师在住院患者入院、转科或出院等重要环节，通过与患者沟通、查看相关资料等方式，了解患者用药情况，比较目前正在使用的所有药物与用药医嘱是否合理一致，给出用药方案调整建议，并与医疗团队共同对不适宜用药进行调整的过程。药物重整服务规范旨在规范医疗机构药物重整服务，保障药物重整工作质量，适用于提供住院医疗服务的各级各类医疗机构。规范的具体工作内容如下。

**1. 入院患者药物重整服务** 通过与患者或其家属面谈、查阅患者既往病历及处方信息等方式，采集既往用药史、药物及食物过敏史、药品不良反应等相关信息。具体包括目前正在使用药物、既往使用过的与疾病密切相关药物和保健品的名称、剂型规格、用法用量、用药起止时间、停药原因、依从性等。药师根据诊断及采集的用药信息，对比患者正在使用的药物与医嘱的差异。如正在使用的药物与医嘱存在不适宜用药或出现不一致情况，药师应当提出用药方案调整建议，并与经治医师沟通，由医师确认后调整。药师根据上述信息建立药物重整记录表（表3-2），由患者或其家属确认、经治医师签字。

**2. 转科、出院患者药物重整服务** 药师根据转科或出院医嘱，对比正在使用的药物与医嘱的差异。如正在使用的药物与医嘱存在不适宜用药或出现不一致情况，药师应当提出用药方案调整建议，并与经治医师沟通，由医师确认后调整。药师建立药物重整记录表。

表3-2 药物重整记录表

| 患者姓名 | | 年龄 | | 性别 | | 住院号 | |
|---|---|---|---|---|---|---|---|
| □入院时间<br>□转入时间 | | | | □出院时间<br>□转出时间 | | | |
| 诊断 | | | | 过敏史 | | | |
| 药品名称<br>（通用名） | 用法用量 | | 开始时间 | 停止时间 | | 药物重整建议及理由 | |
| | | | | | | | |
| | | | | | | | |
| | | | | | | | |
| | | | | | | | |
| | | | | | | | |
| | | | | | | | |
| | | | | | | | |
| 患者或家属签字：　　药师签字：　　医师签字：　　　日期： | | | | | | | |

注：1. 列表中应当列出患者全部用药，开展重整的药物请注明重整建议及重整理由。
2. 如有患者自带药品，请在药品名称后加"＊"。
3. 如因转科需要暂停或调整用药，请注明。

### （三）医疗机构用药教育服务规范

用药教育是指药师对患者提供合理用药指导、普及合理用药知识等药学服务的过程，以提高患者用药知识水平，提高用药依从性，降低用药错误发生率，保障医疗质量和医疗安全。该规范旨在为规范医疗机构用药教育服务，保障用药教育质量，适用于各级各类医疗机构。用药教育服务的内容包括以下内容。

（1）药物（或药物装置）的通用名、商品名或其他常用名称，以及药物的分类、用途及预期疗效。

（2）药物剂型、给药途径、剂量、用药时间和疗程，主要的用药注意事项。

（3）药物的特殊剂型、特殊装置、特殊配制方法的给药说明。

（4）用药期间应当监测的症状体征、检验指标及监测频率，解释药物可能对相关临床检验结果的干扰以及对排泄物颜色可能造成的改变。

（5）可能出现的常见和严重不良反应，可采取的预防措施及发生不良反应后应当采取的应急措施，发生用药错误（如漏服药物）时可能产生的结果以及应对措施。

（6）潜在的药物-药物、药物-食物/保健品、药物-疾病及药物-环境相互作用或禁忌。

（7）药品的适宜贮存条件，过期药或废弃装置的处理。

（8）饮食、运动等健康生活方式指导。

（9）患者如何做好用药记录和自我监测，以及如何及时联系到医师、药师。

### （四）医疗机构药学监护服务规范

药学监护是指药师应用药学专业知识为住院患者提供直接的、与药物使用相关的药学服务，以提高药物治疗的安全性、有效性与经济性。该规范旨在规范医疗机构药学监护服务，保障药学监护服务质量，适用于提供住院医疗服务的各级各类医疗机构。

住院患者药学监护服务应贯穿于患者药物治疗的全过程，从确认患者为监护对象开始，至治疗目标完成、转科或出院为止。如患者有转科，再次转回病区后，应重新评估是否将其列为药学监护对象。对患者开展药学监护服务的要点如下。

**1. 用药方案合理性的评估**　包括药物的适应证、禁忌证、用法用量、配伍禁忌、相互作用、用药疗程等；针对不合理的药物治疗方案，药师应给出专业性的调整意见并及时将具体建议、参考依据向医师或护士反馈。对于共性问题，药学部门应定期与临床科室进行沟通纠正，记录沟通过程和改正效果。

**2. 用药方案疗效监护**　判断药物治疗的效果，若疗效不佳或无效，药师应协助医师分析原因并讨论重新调整药物治疗方案。

**3. 药品不良反应监护**　对可能发生的药品不良反应进行预防和监测，及时发现、判断并予以处置。

**4. 药物治疗过程监护**　关注用药方案的正确实施，包括输液治疗的安全性监护和首次使用特殊剂型药物的用药指导。

**5. 患者依从性监护**　对患者执行治疗方案的情况进行监护。

**6. 解读结果并实施监护**　药师应对药物基因检测、治疗药物监测等结果进行解读，并根据结果实施药学监护。

### （五）居家药学服务规范

居家药学服务是指药师为居家药物治疗患者上门提供普及健康知识服务，开展用药评估和用药教育，指导贮存和使用药品，进行家庭药箱管理，提高患者用药依从性等个体化、全程、连续的药学服务。该规范旨在规范居家药学服务，保障居家患者合理用药需求，适用于基层医疗卫生机构，其他医疗机构参照执行。规范的具体工作内容如下。

**1. 评估居家患者药物治疗需求**　评估依据包括患者性别、年龄、患病种数、身体状况（包括体重指数、意识情况及是否具备完整吞咽药物的能力）、过敏史、药品不良反应史、全年就诊次数、药物使用种类数、用药依从情况、使用的药品中是否含有需使用特殊给药途径的药品和（或）高警示药品、最近是否有较大用药调整、家中是否余药较多并存在过期用药风险等。药师应当依据评估结果，与居家患者共同制订药学服务计划。

**2. 用药清单的整理和制作**　对于反复就诊患者，以及用药种数多的患者，药师可协助整理和制作用药清单。

**3. 用药咨询**　居家患者对所用药物有疑问时，药师宜提供用药咨询服务。

**4. 用药教育**　药师应当了解居家患者的用药依从性，进行药物的使用目的、用法用量、注意事项等教育。可参见《医疗机构用药教育服务规范》。

**5. 整理家庭药箱**　药师可指导有需要的居家患者清理家庭药箱，关注家中药品的有效期、性状和储存条件等，对居家患者进行药品整理、分类存放、过期或变质药品清理提供服务指导等。

**6. 药品不良反应筛查**　药师对居家患者所用药品的常见不良反应进行询问和筛查。

**7. 药物相互作用筛查**　药师通过对居家患者所用药品的整理，判断是否存在药物相互作用。

**8. 用药方案调整建议**　若访视中发现居家患者存在药物治疗问题，药师应及时与家庭医生沟通，由家庭医生确定是否需要调整药物治疗方案。

### 知识拓展

**其他药学服务标准或规范**

**（一）《互联网药学服务工作标准（试行）》**

为了明确互联网药学服务的适用范围，规范药师提供互联网药学服务的行为，普及互联网药学服务模式，推动互联网药学服务健康发展，保障患者和药师的正当权益，2023年1月，中国药师协会携手全国7家医疗机构研究制定了《互联网药学服务工作标准（试行)》，其中包括：①处方审核；②用药交代；③用药咨询；④用药教育；⑤药物重整；⑥药物治疗管理；⑦药学科普。共七项互联网药学服务工作标准，为药师开展线上药学服务提供参考标准和指导意见。

**1. 处方审核** 药师可以通过互联网对来自互联网医院、处方流转平台的电子处方及患者上传的电子或纸质处方进行规范性和适宜性审核。审核处方时，应确认处方来源的合法性，不能确认处方来源合法时，不得进入下一步审核流程。对处方适宜性进行审核时，应收集并复核患者的相关信息，如疾病情况、过敏史、检验检查结果、现用药情况等。针对线上续方的场景，应对患者情况、处方时效性、处方真实性进行核查，若患者病情发生变化或用药时间过长需要重新评估确认的，应要求患者联系医生重新开具处方。若患者病情发生变化或续方超过12周，应要求患者联系医生重新开具处方。处方存在不规范、用药不适宜问题时，应与处方医生联系，或与患者说明情况，请患者与处方医生联系确认。处方审核可采用人工在线审核，或信息系统辅助人工审核模式，即经信息系统辅助审核、药师人工在线复核的方式进行。互联网药学服务运营方应提供处方审核所需的软硬件条件和工作环境，如电脑、移动终端、符合规范要求的电子处方系统、药学信息软件、必要的参考资料等。

**2. 用药交代** 药师通过互联网向患者进行用药交代，应按照处方或医嘱进行。通过互联网调剂的药品，应同时附有通俗易懂的书面用药指导单，应标明患者姓名与药品名称、规格、用法用量、储存方法、使用注意事项等内容。用药交代内容也可采取向患者直接发送文字、图片、音频、视频或二维码等方式提供。向患者提供的用药交代内容应有记录，并完整留存。

**3. 用药咨询** 药师利用互联网技术及工具，通过文字、图片、音频、视频等形式，对患者、患者家属、医务人员以及公众提出的用药相关问题进行解答。咨询结束时，药师应询问咨询者是否还有疑问，确认咨询者能清楚并正确理解回复内容，必要时应提供电子资料。如所咨询问题涉及其他专科性内容时，应转交给相应专科药师或指导患者重新咨询。药师应如实记录用药咨询相关内容，至少包括：咨询者姓名、年龄、性别、联系方式，咨询问题与回复内容，与咨询问题相关的患者疾病与用药情况、患者生活习惯等。用药咨询全过程应留存文字、图片、音频、视频等记录。

**4. 用药教育** 药师向患者提供用药教育可通过与患者直接互动或者通过发送文字、图片、音频、视频等用药教育材料的方式进行。药师还可在软件系统的辅助下，为患者定制并发送个性化的用药提醒，进一步扩展用药教育的服务内容。

**5. 药物重整** 药物重整的服务对象为住院患者，重点面向以下患者：①接受多系统、多专科同时治疗的慢性病患者，如慢性肾脏病、高血压、糖尿病、高脂血症、冠心病、脑卒中等患者；②同时使用5种及以上药物的患者；③医师提出有药物重整需求的患者。在进行药物重整的过程中，药师应与患者或患者家属充分沟通，说明药物重整的目的及要求，全面了解其所患疾病、过敏史、药品不良反应史、检验检查结果、疾病的治疗过程、既往用药史、现用药品、用药疗程等。核对患者所用药品和使用方法是否与医嘱一致。药物重整后的实施方案应采用文字、图片、音频、视频等方式与患者进行沟通，必要时应出具书面说明。重整过程中如认为有必要调整原用药方案，应与处方医师沟通。药物重整的过程和结果应记录于互联网药学服务管理系统中，并与患者或患者家属进行确认。

**6. 药物治疗管理**　药物治疗管理的流程包括：收集患者疾病与用药信息、评估和确认患者是否存在药物治疗问题、与患者一起确定治疗目标并制订干预措施、执行计划、跟踪随访。药物治疗管理的过程应有记录。药师可通过开设互联网药学门诊或者相应的药物治疗管理患者群的方式对患者进行药物治疗管理服务。通过互联网开设药学门诊应遵循线下药学门诊的规范要求。

**7. 药学科普**　药师通过互联网向公众提供用药科普信息时，应在突出科学性和专业性的同时，兼顾通俗性和实用性，发布的药学信息应真实、准确、客观，不得发布有争议性的内容，避免误导公众。药学科普信息可以通过文字、图片、音频及视频等形式发布，发布内容须经相关发布平台审核。

### （二）《药品零售企业执业药师药学服务指南》

药学服务也包括药品零售企业的执业药师应用药学专业知识、技能和工具，向公众提供直接的、负责任的与用药相关的服务，目的在于提高药物治疗的安全性、有效性、经济性和适宜性的行为。为指导帮助药品零售企业执业药师开展药学服务，不断提升服务能力和水平，保障公众安全合理用药，2024年，国家药监局执业药师中心发布了《药品零售企业执业药师药学服务指南》。基本要求包括以下几点。

（1）执业药师提供药学服务时，应当保护服务对象的隐私，并明示服务的内容、流程、方式等信息。

（2）执业药师可以通过计算机信息系统辅助开展处方审核及药学服务，对处方和服务对象信息及药学服务过程予以记录，做好服务对象的个人信息保护，确保相关记录真实、准确、完整、可追溯。

（3）执业药师应当利用药学工具软件、专业参考书籍、药物使用辅助教具等开展药学服务，满足药学服务需求，保障药学服务质量。

（4）执业药师应当按照药学服务管理制度、操作规程和礼仪规范开展药学服务。

（5）执业药师开展在线药学服务时，应当由其本人真实开展，不得以人工智能程序替代服务；应当在企业网站首页或者经营活动的主页面醒目位置展示执业药师注册信息。

## 思考题

答案解析

某连锁药店执业药师王药师在验收药品时，发现一批降压药无防伪标识且批号与官网不符，涉嫌假冒。向店长说明情况后，店长以"完成业绩"为由施压要求销售，并暗示若不配合将影响其奖金与职位。王药师拒绝妥协并向药监部门举报，最终问题药品被药监部门认定为假药并查扣，药店将面临严重处罚。

1. 从药品流通伦理角度，王药师在发现药品问题时应采取哪些具体措施？

2. 若王药师选择举报，他可能面临哪些职业风险？如何通过法律或行业途径保护自身权益？

3. 此案例反映了药学职业道德中哪些核心要求？请结合《执业药师道德准则》进行分析。

**书网融合……**

微课　　　习题　　　本章小结

# 第四章 药品研制与注册管理

📖 **学习目标** ----------------------------------------

　　1. 通过本章学习，掌握药品注册的基本概念、注册分类及各类药品的申报与审批程序、药品加快上市注册程序的主要内容，熟悉药品注册管理机构的职责、药品上市许可人制度的基本要求及药品研制过程中的质量管理规范，了解药品国际注册的基本原则及药品研发与注册管理的发展趋势。

　　2. 具有开展药品研制与注册相关工作的基本实践能力与科学监管意识，能够初步胜任药品注册申报、资料准备及合规性分析等工作任务。

　　3. 树立尊重原始数据、严谨务实的科研态度，养成实事求是、追求真实与科学的职业素养，践行安全、有效、质量可控的新药开发理念。

## 第一节 药品研制

PPT

### 一、药品研制的概念

#### （一）药品研制的定义

　　药品研制是指为了达到一定的医疗效果，对药物进行的一系列研究和开发过程。药品研制的过程复杂且需要经过多个环节，包括药物发现、药物设计、药物合成、药效学研究、安全性评价和临床试验等，涉及化学、生物学、医学等多个学科的交叉融合。

　　药品研制的核心目标是发现和开发安全、有效、质量可控的药品，以满足临床治疗和预防疾病的需求。

#### （二）药品研制的意义

　　**1. 保障公众健康与安全**　随着疾病谱的不断变化和新型病原体的出现，研制新的治疗药物成为对抗疾病、挽救生命的关键。通过科学研究和技术创新，开发出针对特定疾病的有效药物，减轻患者痛苦，提高治愈率，这不仅提升了人类整体的健康水平，还为社会稳定与发展奠定了坚实的基础。

　　**2. 推动医药科技进步**　药品研制的每一个环节都需要先进的科学技术和严谨的科学态度作为支撑。这种持续的探索和突破，不仅促进了化学、生物学、药理学等多学科的交叉融合，还带动了制药工艺、药物分析、生物技术等领域的快速发展。药品研制的成功，往往意味着医药科技水平的又一次飞跃。

　　**3. 促进经济增长与产业升级**　药品研制行业作为高新技术产业的重要组成部分，对经济增长和产业升级具有显著的拉动作用。一方面，新药研发需要大量的资金投入和人才支持，这直接促进了相关产业链的延伸和拓展；另一方面，成功上市的新药往往能够带来高额的利润回报，激发企业的创新活力，推动整个行业的繁荣发展。

　　**4. 增进社会福祉与人文关怀**　药品研制的最终目的是增进人类社会的福祉。通过提供安全、有效、可及的药品，人们能够更好地预防和治疗疾病，享受更高质量的生活。同时，药品研制还体现了对生命价值的尊重和对人类苦难的深切关怀。例如，针对罕见病、艾滋病等特殊人群的药物研发，彰显了社会对弱势群体的关注与支持。

## 二、药品研制的主要阶段 🅔 微课

### （一）药物非临床研究阶段

药物非临床研究主要包括选题立项、药学研究、药理学研究和毒理学研究。

**1. 选题立项**　选题立项阶段是整个研发周期的起点。它基于深入的市场调研，旨在捕捉当前未满足的医疗需求，同时紧密跟踪科学前沿动态，结合疾病治疗领域的最新进展，通过系统的文献调研，梳理出潜在的研究热点与空白，并通过专家咨询会等形式精准定位研发方向和目标化合物，确保项目既具有创新性又符合临床需求。

**2. 药学研究**　药学研究阶段是新药研发的基础。主要包括药物的合成工艺、提取方法、理化性质及纯度、剂型选择、处方筛选、制备工艺、检验方法、质量指标、稳定性研究等。中药制剂还包括原药材的来源、加工及炮制的研究等；生物制品还包括菌毒种、细胞株、生物组织等起始原材料的来源、质量标准、保存条件、生物学特征、遗传稳定性及免疫学的研究等。

**3. 药理学研究**　药理学研究阶段是探索新药疗效与机制的关键环节。药理学研究一般分为两个阶段：第一阶段是药理作用的筛选，包括应用体内和体外的方法测定药物的药理活性；第二个阶段是全面的药理研究，包括主要药效学及药代动力学研究。药效学主要研究药物对机体的作用，包括量效关系、药物作用时间及作用机制等。药代动力学研究机体对药物的作用，包括药物在体内的吸收、分布、代谢和排泄。

**4. 毒理学研究**　毒理学研究阶段专注于新药的安全性评估，因此也称为药物非临床安全性评价。毒理学研究包括单次给药毒性试验、重复给药毒性试验、致癌试验、生殖毒性试验等。

（1）单次给药毒性试验　为观察和评价急性毒性的有害作用或中毒反应而设计的一种毒理学试验，研究药物一次或 24 小时内多次给予受试药物后，一定时间内所产生的毒性反应。

（2）重复给药毒性试验　描述动物重复接受受试物之后的毒性特征的一种毒理学试验，是非临床安全性评价的重要内容。

（3）致癌试验　考察药物在动物体内的潜在致癌作用，从而评价和预测其可能对人体造成的危害。国际上，对于预期长期使用的药物已经要求进行啮齿类动物致癌试验。

（4）生殖毒性试验　包括一般生殖毒性试验、致畸试验和围产期毒性试验等。

《药品注册管理办法》第十条规定：药物非临床安全性评价研究应当在经过药物非临床研究质量管理规范认证的机构开展，并遵守药物非临床研究质量管理规范。

🔬 **知识拓展** --------------------------------------------------------------------------

### 药品研制创新策略

**1. 靶点发现与验证**　利用基因组学、蛋白质组学等高通量技术，快速发现与疾病相关的新靶点，并通过多种方法验证其有效性和安全性。这种策略有助于降低研发初期的盲目性，提高成功率。

**2. 药物设计与优化**　采用计算机辅助药物设计（CADD）、结构生物学等技术，优化药物分子的结构和性质，提高其活性和选择性，降低毒副作用。此外，还可以通过药物重定位等方式，挖掘现有药物的新用途。

**3. 临床试验创新**　采用适应性临床试验设计、患者为中心的临床试验等创新方法，加速临床试验进程，提高试验效率和质量。同时，利用真实世界数据（RWD）和真实世界证据（RWE）支持药品注册和上市后监测。

### （二）药物临床试验阶段

药物临床试验是指以药品上市注册为目的，为确定药物安全性与有效性在人体开展的药物研究。药物临床试验旨在发现或验证某种试验药物的临床医学、药理学以及其他药效学作用、不良反应，或者试验药物的吸收、分布、代谢和排泄，以确定药物的疗效与安全性的系统性试验。药物临床试验是决定候选药物能否成为新药上市销售的关键阶段。

药物临床试验分为Ⅰ期临床试验、Ⅱ期临床试验、Ⅲ期临床试验、Ⅳ期临床试验以及生物等效性试验。根据药物特点和研究目的，研究内容包括临床药理学研究、探索性临床试验、确证性临床试验和上市后研究。新药在批准上市前，申请新药注册应当完成Ⅰ、Ⅱ、Ⅲ期临床试验。各期临床试验的目的和主要内容如下。

**1. Ⅰ期临床试验**　是初步的临床药理学及人体安全性评价试验。观察人体对于新药的耐受程度和药代动力学，为制订给药方案提供依据。

**2. Ⅱ期临床试验**　是治疗作用初步评价阶段。其目的是初步评价药物对目标适应证患者的治疗作用和安全性，也包括为Ⅲ期临床试验研究设计和给药剂量方案的确定提供依据。此阶段的研究设计可以根据具体的研究目的，采用多种形式，包括随机盲法对照临床试验。

**3. Ⅲ期临床试验**　是治疗作用确证阶段。其目的是进一步验证药物对目标适应证患者的治疗作用和安全性，评价利益与风险关系，最终为药物注册申请的审查提供充分依据。试验一般应为具有足够样本量的随机盲法对照试验。

**4. Ⅳ期临床试验**　是新药上市后的应用研究阶段。其目的是考察在广泛使用条件下的药物的疗效和不良反应，评价在普通或者特殊人群中使用的利益与风险关系以及改进给药剂量等。

**5. 生物等效性试验**　指用生物利用度研究的方法，以药代动力学参数为指标，比较同一种药物的相同或者不同剂型的制剂，在相同的试验条件下，其活性成分吸收程度和速度有无统计学差异的人体试验。一般仿制药的研制需要进行生物等效性试验。

## 三、药物研制的质量管理

### （一）药物非临床研究质量管理

药物非临床研究质量管理应遵循《药物非临床研究质量管理规范》（Good Laboratory Practice，GLP）。

**1. GLP 的由来和发展**　GLP 的起源可追溯至对药物安全性评价质量的严格要求。自 20 世纪 60 年代发生的"反应停事件"等多起药害事件以后，人们对药物安全性的重视日益加强，并随着科学研究的深入和法规的完善而不断发展。我国也于上世纪末开始重视并推动 GLP 的制定与实施，1999 年发布的《药品非临床研究质量管理规范》（试行），标志着我国药物非临床研究向规范化、标准化迈进。此后，经过多次修订与完善，最新版本的《药品非临床研究质量管理规范》于 2017 年正式发布，并于同年 9 月 1 日起正式施行，体现了我国在药物非临床研究质量管理领域的持续进步，并逐步与国际接轨（图 4-1）。

**2. GLP 的实施目的**　GLP 的实施目的在于确保药物非临床安全性评价研究的质量，保障公众用药安全。通过规范研究机构的运行管理、试验方案设计、实施、记录、报告等全过程，提高试验数据的真实性、完整性和可靠性，为药品注册和上市提供科学、合理的安全性依据。

**3. GLP 的适用范围**　GLP 适用于为申请药品注册而进行的药物非临床安全性评价研究。药物非临床安全性评价研究的相关活动应当遵守 GLP，以注册为目的的其他药物临床前相关研究活动参照 GLP 执行。

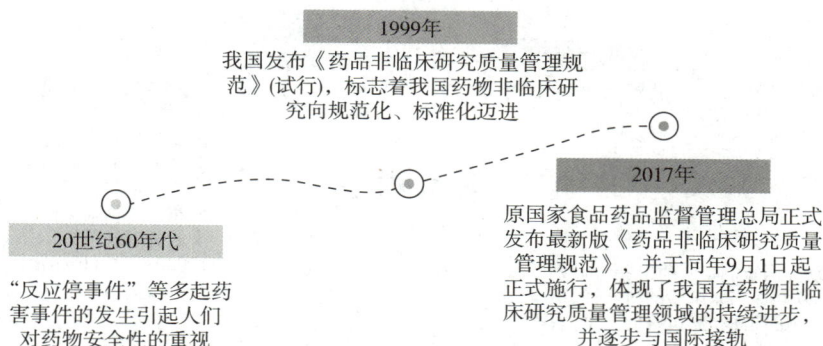

图 4-1 GLP 发展时间轴

**4. 我国 GLP 的主要内容** 我国 GLP 规范主要内容包括对研究机构的组织管理体系、人员资质、设施条件、仪器设备等方面的要求，具体包括以下内容。

（1）组织机构与职责 规范明确了研究机构应设立的质量管理、研究执行及支持等部门，并详细规定了各部门的职责与权限，以确保研究活动的高效运行和质量控制。

（2）设施与设备管理 对研究设施（如实验室、动物房）及关键设备（如分析仪器、饲养设备）的选址、设计、建造、维护及运行提出了明确要求，以保障研究环境的适宜性和设备的可靠性。

（3）实验材料管理 规定了实验用药物、对照品、实验动物等材料的来源、质量控制、储存及使用要求，确保实验材料的稳定性和一致性。

（4）标准操作规程 强调研究过程中应建立并遵循标准操作规程（SOP），涵盖实验操作、数据处理、档案管理等各个方面，以确保研究过程的标准化和可重复性。

（5）研究设计与实施 对研究设计、实验方案、样本处理、数据分析等环节提出了具体要求，确保研究结果的科学性和有效性。

（6）质量保证与稽查 建立了质量保证体系，包括内部审计、外部稽查等机制，以持续评估和改进研究质量。同时，对违规行为设定了相应的处罚措施，以保障规范的严肃性和执行力。

**（二）药物临床试验质量管理**

药物临床研究管理更加严格和复杂，需遵循《药物临床试验质量管理规范》（Good Clinical Practice，简称 GCP）。

**1. GCP 的由来和发展** GCP 的起源可追溯至 20 世纪中叶，青霉素等新药的问世拯救了无数的生命。同时因对有些药物的安全性和有效性认识不够，而致使许多人受到了无法挽回的损害乃至失去了生命。随着医药科技的飞速发展，药物研发过程中的伦理问题和数据准确性日益受到重视。欧美国家制定了 GCP 指导原则以确保临床试验的科学性、伦理性和受试者的安全。经过几十年的实践与修订，GCP 已成为全球公认的药物临床试验标准框架，并不断根据科技进步和伦理观念的更新而发展完善。我国 GCP 自 1998 年颁布试行以来，历经 1999 年、2003 年和 2020 年三次修订。目前执行的《药物临床试验质量管理规范》是国家药品监督管理局会同国家卫生健康委于 2020 年共同发布的并自 2020 年 7 月 1 日起施行（图 4-2）。

**2. GCP 的实施目的** GCP 的实施目的在于保证药物临床试验过程规范，数据和结果的科学、真实、可靠，保护受试者的权益和安全，防止任何可能对受试者造成不必要伤害的行为。

**3. GCP 的适用范围** GCP 广泛适用于为申请药品注册而进行的药物临床试验。药物临床试验的相关活动应当遵守 GCP 的有关规定。

**4. 我国 GCP 的主要内容** 我国 GCP 详细规定了伦理与知情同意、试验方案设计等多方面内容。具

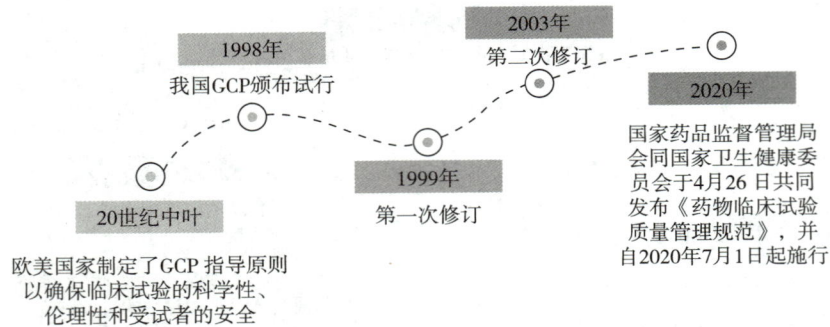

图 4-2    GCP 发展时间轴

体包括以下内容。

（1）伦理与知情同意    所有药物临床试验必须在经过国家药品监督管理局认证的伦理委员会审查批准后进行。研究者必须确保受试者在充分理解并自愿同意的基础上参与试验。

（2）试验方案设计    试验方案是临床试验的核心文件，试验方案必须经过充分论证，确保其科学性和可行性，并须在伦理委员会审查通过后实施。

（3）研究者与申办者职责    规范详细规定了研究者与申办者各自的职责，确保试验的顺利进行和数据的真实可靠。

（4）监查与稽查    规范对监查与稽查的频率、内容、报告及处理措施等提出了明确要求。

（5）记录与数据管理    规范要求临床试验过程中产生的所有记录和数据必须真实、准确、完整、可追溯。研究者应建立完善的记录和数据管理制度，确保原始记录的真实性和数据处理的准确性。同时，申办者应负责数据的收集、整理、分析及存储工作，确保数据的安全性和保密性。

（6）安全性报告    安全性报告是临床试验中的重要环节，规范对试验中可能出现的严重不良事件的定义、报告时限、报告流程等提出了明确要求，以确保受试者的安全得到及时有效的保障。

（7）试验用药品管理    试验用药品是临床试验中的关键物质，规范对试验用药品的制备、运输、储存、分发及回收等提出了严格的管理要求，以确保试验用药品的质量稳定和安全性。

# 第二节    药品注册

PPT

## 一、药品注册的相关概念

### （一）药品注册的定义

药品注册是指药品注册申请人依照法定程序和相关要求提出药物临床试验、药品上市许可、再注册等申请以及补充申请，由药品监督管理部门基于法律法规和现有科学认知进行安全性、有效性和质量可控性等审查，决定是否同意其申请的活动程序。

### （二）药品注册申请的概念

药品注册申请是指申请人按照相关法律法规和技术要求，向国家药品监督管理部门提交新药或已上市药品变更事项的注册资料，并请求进行审查、评估和批准的行为。

根据药品注册的定义，药品注册按照管理类别可以分为药物临床试验申请、药品上市许可申请、再注册申请及补充申请。

### （三）药品注册申请人的概念

药品注册申请人是指提出药品注册申请并承担相应法律责任的企业或者药品研制机构。药品注册申请人对申请注册的药品质量负责，并确保其符合相关法律法规和技术要求。

境外申请人办理境外生产药品注册，应当指定中国境内的企业法人办理相关药品注册事项。境外生产药品的注册申请，按照药品的细化分类和相应的申报资料要求执行。

药品注册申请人取得药品注册证书后，为药品上市许可持有人。

## 二、药品注册的分类

按照现行《药品注册管理办法》，我国药品注册按照中药、化学药和生物制品等进行分类注册管理。其中中药注册按照中药创新药、中药改良型新药、古代经典名方中药复方制剂、同名同方药等进行分类；化学药注册按照化学药创新药、化学药改良型新药、仿制药等进行分类；生物制品注册按照生物制品创新药、生物制品改良型新药、已上市生物制品（含生物类似药）等进行分类。

### （一）中药注册分类

中药是指在我国中医药理论指导下使用的药用物质及其制剂。

根据注册技术要求的不同，又将中药的四个类别进行详细分类。详见《中药注册分类及申报资料要求》（国家药品监督管理局 2020 年第 68 号通告附件），具体分类如下。

**1. 中药创新药**　指处方未在国家药品标准、药品注册标准及国家中医药主管部门发布的《古代经典名方目录》中收载，具有临床价值，且未在境外上市的中药新处方制剂。一般包含以下情形。

（1）中药复方制剂，系指由多味饮片、提取物等在中医药理论指导下组方而成的制剂。

（2）从单一植物、动物、矿物等物质中提取得到的提取物及其制剂。

（3）新药材及其制剂，即未被国家药品标准、药品注册标准以及省、自治区、直辖市药材标准收载的药材及其制剂，以及具有上述标准药材的原动、植物新的药用部位及其制剂。

**2. 中药改良型新药**　指改变已上市中药的给药途径、剂型，且具有临床应用优势和特点，或增加功能主治等的制剂。一般包含以下情形。

（1）改变已上市中药给药途径的制剂，即不同给药途径或不同吸收部位之间相互改变的制剂。

（2）改变已上市中药剂型的制剂，即在给药途径不变的情况下改变剂型的制剂。

（3）中药增加功能主治。

（4）已上市中药生产工艺或辅料等改变引起药用物质基础或药物吸收、利用明显改变的。

**3. 古代经典名方中药复方制剂**　古代经典名方是指符合《中华人民共和国中医药法》规定的，至今仍广泛应用、疗效确切、具有明显特色与优势的古代中医典籍所记载的方剂。古代经典名方中药复方制剂是指来源于古代经典名方的中药复方制剂。包含以下情形。

（1）按古代经典名方目录管理的中药复方制剂。

（2）其他来源于古代经典名方的中药复方制剂。包括未按古代经典名方目录管理的古代经典名方中药复方制剂和基于古代经典名方加减化裁的中药复方制剂。

**4. 同名同方药**　指通用名称、处方、剂型、功能主治、用法及日用饮片量与已上市中药相同，且在安全性、有效性、质量可控性方面不低于该已上市中药的制剂。

天然药物是指在现代医药理论指导下使用的天然药用物质及其制剂。天然药物参照中药注册分类。

### （二）化学药品注册分类

化学药品注册申请应提供药品通用名、化学名、英文名、汉语拼音，并注明其化学结构式、分子量、分子式等，新制定的名称，应当说明命名依据。根据注册技术要求的不同，又将化学药品的五个类别进行详细分类。详见《化学药品注册分类及申报资料要求》（国家药品监督管理局 2020 年第 44 号通告附件），具体分类如下。

**1 类**　境内外均未上市的创新药。指含有新的结构明确的、具有药理作用的化合物，且具有临床价值的药品。

**2 类**　境内外均未上市的改良型新药。指在已知活性成分的基础上，对其结构、剂型、处方工艺、给药途径、适应证等进行优化，且具有明显临床优势的药品。

（1）含有用拆分或者合成等方法制得的已知活性成分的光学异构体，或者对已知活性成分成酯，或者对已知活性成分成盐（包括含有氢键或配位键的盐），或者改变已知盐类活性成分的酸根、碱基或金属元素，或者形成其他非共价键衍生物（如络合物、螯合物或包合物），且具有明显临床优势的药品。

（2）含有已知活性成分的新剂型（包括新的给药系统）、新处方工艺、新给药途径，且具有明显临床优势的药品。

（3）含有已知活性成分的新复方制剂，且具有明显临床优势。

（4）含有已知活性成分的新适应证的药品。

**3 类**　境内申请人仿制境外上市但境内未上市原研药品的药品。该类药品应与参比制剂的质量和疗效一致。

**4 类**　境内申请人仿制已在境内上市原研药品的药品。该类药品应与参比制剂的质量和疗效一致。

**5 类**　境外上市的药品申请在境内上市。

（1）境外上市的原研药品和改良型药品申请在境内上市。改良型药品应具有明显临床优势。

（2）境外上市的仿制药申请在境内上市。

原研药品是指境内外首个获准上市，且具有完整和充分的安全性、有效性数据作为上市依据的药品。

参比制剂是指经国家药品监管部门评估确认的仿制药研制使用的对照药。参比制剂的遴选与公布按照国家药品监管部门相关规定执行。

### （三）生物制品注册分类

生物制品是指以微生物、细胞、动物或人源组织和体液等为起始原材料，用生物学技术制成，用于预防、治疗和诊断人类疾病的制剂。为规范生物制品注册申报和管理，将生物制品分为预防用生物制品、治疗用生物制品和按生物制品管理的体外诊断试剂。详见《生物制品注册分类及申报资料要求》（国家药品监督管理局 2020 年第 43 号通告附件），具体分类如下。

**1. 预防用生物制品**　预防用生物制品是指为预防、控制疾病的发生、流行，用于人体免疫接种的疫苗类生物制品，包括免疫规划疫苗和非免疫规划疫苗。

预防用生物制品的注册分类如下。

**1 类**　创新型疫苗：境内外均未上市的疫苗。

（1）无有效预防手段疾病的疫苗。

（2）在已上市疫苗基础上开发的新抗原形式，如新基因重组疫苗、新核酸疫苗、已上市多糖疫苗基础上制备的新的结合疫苗等。

（3）含新佐剂或新佐剂系统的疫苗。

（4）含新抗原或新抗原形式的多联/多价疫苗。

**2 类**　改良型疫苗：对境内或境外已上市疫苗产品进行改良，使新产品的安全性、有效性、质量可控性有改进，且具有明显优势的疫苗，包括以下几种。

（1）在境内或境外已上市产品基础上改变抗原谱或型别，且具有明显临床优势的疫苗。

（2）具有重大技术改进的疫苗，包括对疫苗菌毒种/细胞基质/生产工艺/剂型等的改进（如更换为其他表达体系或细胞基质的疫苗；更换菌毒株或对已上市菌毒株进行改造；对已上市细胞基质或目的基因进行改造；非纯化疫苗改进为纯化疫苗；全细胞疫苗改进为组分疫苗等）。

（3）已有同类产品上市的疫苗组成的新的多联/多价疫苗。

（4）改变给药途径，且具有明显临床优势的疫苗。

（5）改变免疫剂量或免疫程序，且新免疫剂量或免疫程序具有明显临床优势的疫苗。

（6）改变适用人群的疫苗。

**3 类**　境内或境外已上市的疫苗。

（1）境外生产的境外已上市、境内未上市的疫苗申报上市。

（2）境外已上市、境内未上市的疫苗申报在境内生产上市。

（3）境内已上市疫苗。

**2. 治疗用生物制品**　治疗用生物制品是指用于人类疾病治疗的生物制品，如采用不同表达系统的工程细胞（如细菌、酵母、昆虫、植物和哺乳动物细胞）所制备的蛋白质、多肽及其衍生物；细胞治疗和基因治疗产品；变态反应原制品；微生态制品；人或者动物组织或者体液提取或者通过发酵制备的具有生物活性的制品等。生物制品类体内诊断试剂按照治疗用生物制品管理。

按照生物制品管理的体外诊断试剂包括用于血源筛查的体外诊断试剂、采用放射性核素标记的体外诊断试剂等。

治疗用生物制品注册分类如下。

**1 类**　创新型生物制品：境内外均未上市的治疗用生物制品。

**2 类**　改良型生物制品：对境内或境外已上市制品进行改良，使新产品的安全性、有效性、质量可控性有改进，且具有明显优势的治疗用生物制品。

（1）在已上市制品基础上，对其剂型、给药途径等进行优化，且具有明显临床优势的生物制品。

（2）增加境内外均未获批的新适应证和（或）改变用药人群。

（3）已有同类制品上市的生物制品组成新的复方制品。

（4）在已上市制品基础上，具有重大技术改进的生物制品，如重组技术替代生物组织提取技术；较已上市制品改变氨基酸位点或表达系统、宿主细胞后具有明显临床优势等。

**3 类**　境内或境外已上市生物制品。

（1）境外生产的境外已上市、境内未上市的生物制品申报上市。

（2）境外已上市、境内未上市的生物制品申报在境内生产上市。

（3）生物类似药。

（4）其他生物制品。

## 三、药品注册的管理

### （一）药品注册管理机构

#### 1. 国家药品监督管理部门

（1）国家药品监督管理局主管全国药品注册管理工作，负责建立药品注册管理工作体系和制度，制定药品注册管理规范，依法组织药品注册审评审批以及相关的监督管理工作。

（2）国家药品监督管理局药品审评中心负责药物临床试验申请、药品上市许可申请、补充申请和境外生产药品再注册申请等的审评。

（3）中国食品药品检定研究院、国家药典委员会、国家药品监督管理局食品药品审核查验中心、国家药品监督管理局药品评价中心、国家药品监督管理局行政事项受理服务和投诉举报中心、国家药品监督管理局信息中心等药品专业技术机构，承担依法实施药品注册管理所需的药品注册检验、通用名称核准、核查、监测与评价、制证送达以及相应的信息化建设与管理等相关工作。

**2. 省级药品监督管理部门** 省、自治区、直辖市药品监督管理部门负责本行政区域内以下药品注册相关管理工作。

（1）境内生产药品再注册申请的受理、审查和审批。

（2）药品上市后变更的备案、报告事项管理。

（3）组织对药物非临床安全性评价研究机构、药物临床试验机构的日常监管及违法行为的查处。

（4）参与国家药品监督管理局组织的药品注册核查、检验等工作。

（5）国家药品监督管理局委托实施的药品注册相关事项。

（6）省、自治区、直辖市药品监督管理部门设置或者指定的药品专业技术机构，承担依法实施药品监督管理所需的审评、检验、核查、监测与评价等工作。

## （二）药品注册相关政策法规

药品注册是确保药品安全、有效、质量可控，并依法批准其上市销售的重要环节。世界各国家和地区均建立了完善的药品注册管理体系。我国第一部与药品注册密切相关的法律《新药审批办法》于1985年7月1日正式实施，标志着我国新药的管理审批进入了法治化阶段。随着时间的推移，为加强药品监督管理和依法行政力度，国家药品监督管理局先后于1999年5月1日起施行修订版本《新药审批办法》，于2002年10月15日发布并于2002年12月1日起施行《药品注册管理办法》（试行）。现行的《药品注册管理办法》［国家市场监督管理总局令（第27号）］于2020年7月1日起施行。近年来，随着我国医药体制改革的不断深入，围绕药品注册修订、颁布了一系列的相关政策法规（表4-1）。

表4-1 药品注册的相关政策法规

| 名称 | 与药品研制注册相关的主要内容 | 施行日期 | 颁布机关 |
|---|---|---|---|
| 中华人民共和国药品管理法 | 作为药品管理的基本法律，对药品研制、生产、经营、使用和监督管理等方面进行了全面规定。第二章为药品研制和注册。明确了药品注册、审批、监管等环节的基本原则和要求 | 2019年12月1日 | 全国人民代表大会常务委员会 |
| 中华人民共和国疫苗管理法 | 专门针对疫苗领域进行了立法，对疫苗的研制、注册、生产、流通、预防接种及监督管理等方面进行了全面规定。第二章为疫苗研制和注册 | 2019年12月1日 | 全国人民代表大会常务委员会 |
| 中华人民共和国中医药法 | 专门针对中医药领域进行了立法，对中医药的研制、生产、经营、使用及保护等方面进行了规范。涉及中药注册管理的相关内容 | 2017年7月1日 | 全国人民代表大会常务委员会 |
| 中华人民共和国药品管理法实施条例 | 对国务院药品监督管理部门核发的药品批准文号、药品再注册等内容进行了规定 | 2002年9月15日 | 国务院 |
| 药品注册管理办法 | 明确了药品注册的定义、分类管理（中药、化学药、生物制品等）、注册流程、审评审批机构及职责等 | 2020年7月1日 | 国家市场监督管理总局 |
| 药品标准管理办法 | 作为我国第一部关于药品标准管理的法规文件，对药品标准的制定、修订、发布、实施及监督管理等方面进行了全面规定。为药品注册提供了重要的技术标准和依据 | 2024年1月1日 | 国家药品监督管理局 |
| 药物临床试验质量管理规范 | 广泛适用于为申请药品注册而进行的药物临床试验，药物临床试验的相关活动应当遵守本规范的有关规定 | 2020年7月1日 | 国家药监局国家卫生健康委员会 |
| 药物非临床研究质量管理规范 | 本规范适用于为申请药品注册而进行的药物非临床安全性评价研究。药物非临床安全性评价研究的相关活动应当遵守本规范。以注册为目的的其他药物临床前相关研究活动参照本规范执行 | 2017年9月1日 | 国家食品药品监督管理总局 |
| 抗体偶联药物药学研究与评价技术指导原则 | 规范和指导抗体偶联药物产品的研发与申报 | 2024年2月7日 | 国家药监局药品审评中心 |

续表

| 名称 | 与药品研制注册相关的主要内容 | 施行日期 | 颁布机关 |
| --- | --- | --- | --- |
| 中华人民共和国药品管理法 | 作为药品管理的基本法律，对药品研制、生产、经营、使用和监督管理等方面进行了全面规定。第二章为药品研制和注册。明确了药品注册、审批、监管等环节的基本原则和要求 | 2019年12月1日 | 全国人民代表大会常务委员会 |
| 中华人民共和国疫苗管理法 | 专门针对疫苗领域进行了立法，对疫苗的研制、注册、生产、流通、预防接种及监督管理等方面进行了全面规定。第二章为疫苗研制和注册 | 2019年12月1日 | 全国人民代表大会常务委员会 |
| 中华人民共和国中医药法 | 专门针对中医药领域进行了立法，对中医药的研制、生产、经营、使用及保护等方面进行了规范。涉及中药注册管理的相关内容 | 2017年7月1日 | 全国人民代表大会常务委员会 |
| 中华人民共和国药品管理法实施条例 | 对国务院药品监督管理部门核发的药品批准文号、药品再注册等内容进行了规定 | 2002年9月15日 | 国务院 |
| 药品注册管理办法 | 明确了药品注册的定义、分类管理（中药、化学药、生物制品等）、注册流程、审评审批机构及职责等 | 2020年7月1日 | 国家市场监督管理总局 |
| 药品标准管理办法 | 作为我国第一部关于药品标准管理的法规文件，对药品标准的制定、修订、发布、实施及监督管理等方面进行了全面规定。为药品注册提供了重要的技术标准和依据 | 2024年1月1日 | 国家药品监督管理局 |

## 四、药品研发注册的国际合作

### （一）药品研发注册的国际合作模式

药品研发注册的国际合作模式日益成为推动全球医药创新与健康事业发展的重要驱动力。药品研发注册的国际合作模式主要包括以下三方面。

**1. 共同研发**　不同国家或地区的科研机构、企业共同投入资源，合作开展新药研发项目。

共同研发模式不仅限于资金与技术的简单结合，更在于知识与经验的深度交融，通过跨国界的科研合作，汇聚全球顶尖科学家与机构的智慧，有效缩短新药从实验室到市场的周期，同时降低单一主体承担的风险与成本。这种模式有助于整合全球资源，加速新药研发进程。

**2. 技术转让**　通过购买、许可等方式获得他国或地区已研发成功的新药技术或知识产权，进行本地化生产或进一步开发。技术转让作为另一种高效合作方式，为发展中国家和新兴市场提供了快速获取先进医疗技术的途径。企业或个人可通过购买专利许可、技术入股等形式，获取国际领先的药品生产技术或知识产权，实现本地化生产与改良，既促进了技术的全球传播，也丰富了当地药品市场，提升了医疗服务水平。

**3. 产学研合作**　科研机构、高校与企业之间建立紧密的合作关系，共同推进新药研发、临床试验及产业化进程。产学研合作模式的深化，则构建了一个从基础研究到临床应用，再到市场推广的完整创新生态链。科研机构与高校提供前沿理论与技术支撑，企业则负责资金运作、产品开发与市场推广，三者紧密协作，形成优势互补，不仅加速了新药研发的速度与效率，还促进了科研成果的快速转化，为医药产业的可持续发展注入了强大动力。这种合作模式对于培养跨国界医药创新人才、推动全球医药科技进步具有深远意义。

### （二）药品研发注册的国际合作相关标准法规

药品研发注册的国际合作中需遵循国际公认的药品研发注册标准和法规，如国际人用药品注册技术协调会（ICH）的指导原则、世界卫生组织（WHO）的药品预认证制度、PIC/S组织制定的标准和流程等。这些标准和法规为国际合作提供了统一的技术要求和评估标准，促进了全球药品市场的互联互通。

**1. 国际人用药品注册技术协调会（ICH）的指导原则**  随着全球化加深，各国药品注册标准不一成为医药产业发展的障碍。为提高药品研发效率，减少重复试验，加速药品全球流通，国际社会迫切需要建立统一的注册规范。在这一背景下，国际人用药品注册技术协调会（the International Council for Harmonisation of Technical Requirements for Pharmaceuticals for Human Use，ICH）于1990年成立，原名称为人用药品注册技术要求的国际协调会议，2015年进行组织改革，名称改为国际人用药品注册技术协调会。

ICH 的指导原则分为四大核心模块：质量指导原则（Q），旨在确保药品在原料、生产、包装等环节的质量一致性与稳定性；安全性指导原则（S），严格规范了药理、毒理、药代等安全性评估流程，保障患者用药安全；有效性指导原则（E），明确了临床试验设计、报告标准等，验证药品治疗效果；多学科指导原则（M），跨领域综合考量，提供术语、管理通信等方面的统一指导。

ICH 的成立，标志着全球药品注册体系迈入标准化、协同化新阶段。它不仅促进了国际药品注册信息的互认共享，还加速了创新药物的问世与普及，为保障全球患者用药安全有效、推动医药产业健康发展做出了重要贡献。

**2. 世界卫生组织（WHO）的药品预认证制度**  世界卫生组织（World Health Organization，WHO）的药品预认证制度自2001年设立以来，对全球公共卫生事业产生了深远影响。该制度旨在确保药品的质量、安全性和疗效，特别是面向低收入和发展中国家，提供可信赖的药品选择。

WHO 药品预认证制度涵盖了广泛的药品类型，包括化学药、生物制品、疫苗等。其主要内容包括：对申请预认证的药品进行严格的质量、安全性和疗效评估，确保药品符合国际公认的标准；对药品生产企业的生产设施、质量管理体系进行现场检查，确认其具备持续生产合格药品的能力；将通过预认证的药品列入 WHO 预认证清单，供国际公共采购组织及各国政府参考使用；定期对已通过预认证的药品进行复审，确保其持续符合标准。通过这一系列措施，WHO 药品预认证制度为全球公共卫生安全筑起了一道坚实的防线。

通过预认证，药品不仅获得了国际市场的认可，还增强了患者的用药信心，促进了全球卫生资源的公平分配。此外，预认证制度推动了国际药品监管的协调与合作，提高了各国药品监管体系的标准化水平，为跨国药品流通提供了便利。

**3. 国际药品认证合作组织（PIC/S）制定的标准和流程**  国际药品认证合作组织（Pharmaceutical Inspection Convention and Pharmaceutical Inspection Co‑operation Scheme，PIC/S）制定了一系列与药品注册相关的统一标准和流程。

这些标准和流程主要涵盖统一 GMP 标准、检查认证流程、培训与信息共享等方面。这些标准和流程的制定在促进全球药品监管的协调与统一、提高药品生产企业的国际竞争力、保障公众用药安全、推动药品监管国际合作与交流、提升全球药品监管的协同作战能力等方面发挥了重要作用。

# 第三节  药品注册的申报与审批

PPT

## 一、药物临床试验申请的申报与审批

### （一）药物临床试验申请的概念

药物临床试验申请（investigational new drug，简称 IND）。通常药品注册须按照国家相关规定提交临床试验申请。基于药物的性质、已有的安全性和有效性数据，或者是基于申请人的专业评估部分药物存在豁免临床试验的情形。

### （二）药物临床试验申请申报与审批的程序

在新药研发过程中，申请人完成了详尽的药学、药理学、毒理学等临床前研究后，便进入了关键的药物临床试验申请的申报与审批阶段。药物临床试验申请的申报与审批阶段的具体流程如下。

**1. Pre–IND 会议申请**　申请人需向药品监管机构提交 Pre–IND 会议申请，这是与监管机构沟通新药研发进展、设计临床试验方案的重要机会。通过此会议，申请人可以获取监管机构的早期反馈，尽量避免后续试验中可能出现的问题。

**2. 会议审核**　监管机构将对 Pre–IND 会议申请进行细致审核，评估资料的完整性与研究的合理性。

**3. 提出 IND 申请**　申请人根据会议反馈及指导原则，正式提交申报资料，提出 IND 申请。

**4. 受理**　药品审评中心在收到 IND 申请后进行材料的形式审查，符合要求的向申请人发出"受理通知书"和"缴费通知书"；如不符合要求，发出"补正通知书"或"不予受理通知书"。

**5. 缴费**　受理申请后，申请人需按照规定的标准缴纳相应的审评费用。

**6. 审评**　药审中心组织专家团队对申请资料进行全面评估，包括对新药的安全性、有效性及研究方案的科学性进行审查。

**7. 发出审评结论**　经过严谨的审评过程后，国家药品监督管理部门作出是否批准临床试验的决定。若申请获批，发出"药物临床试验通知书"，即可进入临床试验阶段。

药物临床试验申请申报与审批的流程图如下（图4–3）。

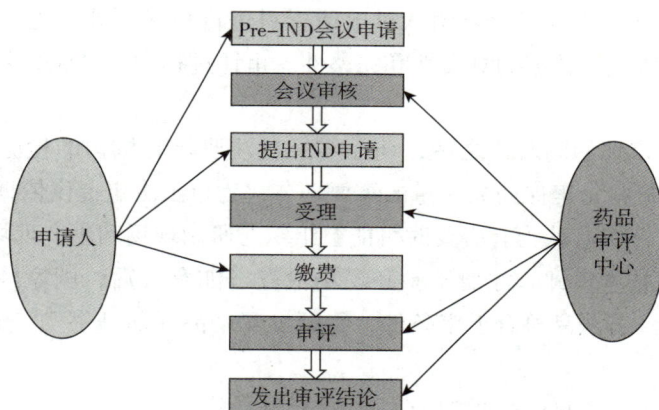

图4–3　药物临床试验申请申报与审批的流程图

### （三）药物临床试验申请申报与审批的要点说明

（1）申请人在药物临床试验申请前、药物临床试验过程中以及药品上市许可申请前等关键阶段，可以就重大问题与药品审评中心等专业技术机构进行沟通交流。

（2）药品注册过程中，药品审评中心等专业技术机构可以根据工作需要组织与申请人进行沟通交流。

（3）国家对新药临床试验审批采取默示许可制，即药品审评中心应当组织药学、医学和其他技术人员对已受理的药物临床试验申请进行审评。对药物临床试验申请应当自受理之日起六十日内决定是否同意开展，并通过药品审评中心网站通知申请人审批结果；逾期未通知的，视为同意，申请人可以按照提交的方案开展药物临床试验。

## 二、药品上市许可申请的申报与审批

### (一) 药品上市许可申请的概念

药品上市许可申请 (new drug application, 简称 NDA)。在完成支持药品上市注册的药学、药理毒理学和药物临床试验等研究，确定质量标准，完成商业规模生产工艺验证，并做好接受药品注册检查检验的准备后，可提出药品上市许可申请。

### (二) 药品上市许可申请申报与审批的程序

与药物临床试验申请类似，药品上市许可申请也需经过提交申请、受理审查、技术审评、现场检查和审批决定等程序。但上市许可申请的审评更为严格和全面，需对新药的安全性、有效性、质量可控性等方面进行综合评价。

**1. 提交上市申请** 药品研发企业完成所有必要的临床试验及药学、药理学、毒理学研究后，需按照相关法规要求，提交详尽的上市申请资料。

**2. 受理** 药品审评中心在收到上市申请后，进行形式审查，确认申请资料的完整性和规范性。药品审评中心在收到 NDA 申请后进行材料的形式审查，符合要求的向申请人发出"受理通知书"和"缴费通知书"；如不符合要求，发出"补正通知书"或"不予受理通知书"。

**3. 缴费** 受理申请后，申请人需按照规定的标准缴纳相应的审评费用。

**4. 技术审评** 药品审评中心组织专家团队对申请资料进行技术审评，重点评估药品的安全性、有效性、质量可控性以及临床试验数据的真实性和完整性。审评过程中，可能会要求申请人补充资料或进行说明。

**5. 注册检验** 在技术审评的同时或之后，药品需经过注册检验机构的检验，以验证其质量标准和生产工艺的符合性。注册检验是确保药品质量的重要环节，为审批决定提供依据。

**6. 现场检查** 药品审评中心认为有必要时可能会组织对研制现场和生产现场开展现场检查活动。

**7. 审批决定** 在完成技术审评、注册检验和现场检查（如有）后，国家药品监督管理局将根据综合评估结果作出审批决定。若药品符合上市条件，将颁发"药品注册证书"；若不符合条件，将通知申请人并说明理由。

药品上市许可申请申报与审批的流程图如下（图 4-4）。

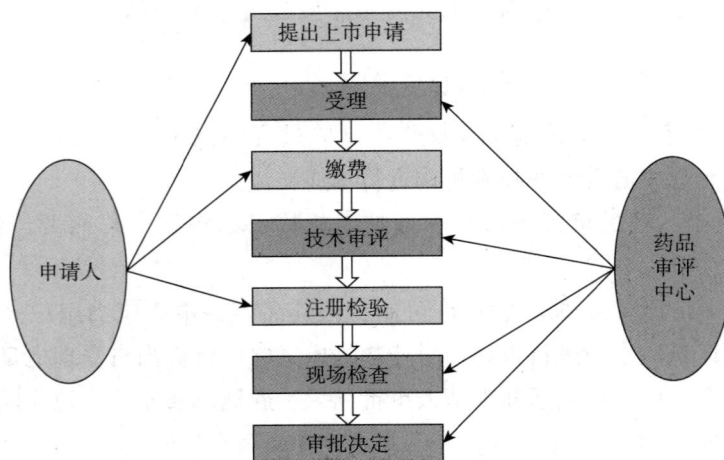

图 4-4 药品上市许可申请申报与审批的流程图

### （三）药品上市许可申请申报与审批的要点说明

以下三种情况均属于药品上市许可申请。

**1. 仿制药的申报与审批**　仿制药申请（abbreviated new drug application，简称 ANDA）。

仿制药应当与原研药具有同样的活性成分、给药途径、剂型、规格和相同的治疗作用。已有多家企业生产的品种，应当参照有关技术指导原则选择原研药进行对照研究。

仿制药应当与参比制剂质量和疗效一致。申请人应当参照相关技术指导原则选择合理的参比制剂。

仿制药、按照药品管理的体外诊断试剂以及其他符合条件的情形，经申请人评估，认为无须或者不能开展药物临床试验，符合豁免药物临床试验条件的，申请人可以直接提出药品上市许可申请。豁免药物临床试验的技术指导原则和有关具体要求，由药品审评中心制定公布。

仿制药注册申请人拟开展生物等效性试验的，应当按照要求在药品审评中心网站完成生物等效性试验备案后，按照备案的方案开展相关研究工作。符合豁免药物临床试验条件的仿制药注册申请，申请人可以直接提出药品上市许可申请。

仿制境内已上市药品所用的化学原料药的，可以申请单独审评审批。

**2. 境外生产药品的申报与审批**　境外生产药品的注册申请，按照药品的细化分类和相应的申报资料要求执行。

境外生产药品的药品注册检验由中检院组织口岸药品检验机构实施。

境外生产药品的注册申请，申请人在药品注册申请受理前提出药品注册检验的，申请人应当按规定要求抽取样品，并将样品、检验所需资料及标准物质等送至中检院。

境外生产药品的注册申请，药品注册申请受理后需要药品注册检验的，申请人应当按规定要求抽取样品，并将样品、检验所需资料及标准物质等送至中检院。

**3. 非处方药品的申报与审批**　处方药和非处方药实行分类注册和转换管理。药品审评中心根据非处方药的特点，制定非处方药上市注册相关技术指导原则和程序，并向社会公布。药品评价中心制定处方药和非处方药上市后转换相关技术要求和程序，并向社会公布。

符合下列情形之一的，可以直接提出非处方药上市许可申请。

（1）境内已有相同活性成分、适应证（或者功能主治）、剂型、规格的非处方药上市的药品。

（2）经国家药品监督管理局确定的非处方药改变剂型或者规格，但不改变适应证（或者功能主治）、给药剂量以及给药途径的药品。

（3）使用国家药品监督管理局确定的非处方药的活性成分组成的新的复方制剂。

（4）其他直接申报非处方药上市许可的情形。

## 三、药品再注册申请的申报与审批

### （一）药品再注册申请的概念

药品再注册申请是指药品注册证书有效期满后，拟继续生产的注册申请。

药品注册证书有效期为五年，药品注册证书有效期内持有人应当持续保证上市药品的安全性、有效性和质量可控性，并在有效期届满前六个月申请药品再注册。

### （二）药品再注册申请申报与审批的程序

**1. 再注册申请**　境内生产药品再注册申请由持有人向其所在地省、自治区、直辖市药品监督管理部门提出，境外生产药品再注册申请由持有人向药品审评中心提出。

**2. 受理与审批**　药品再注册申请受理后，省、自治区、直辖市药品监督管理部门或者药品审评中心对持有人开展药品上市后评价和不良反应监测情况，按照药品批准证明文件和药品监督管理部门要求开展相关工作情况，以及药品批准证明文件载明信息变化情况等进行审查，符合规定的，予以再注册，发给药品再注册批准通知书。不符合规定的，不予再注册，并报请国家药品监督管理局注销药品注册证书。

**3. 药品不予再注册的情形**

（1）有效期届满未提出再注册申请的。

（2）药品注册证书有效期内持有人不能履行持续考察药品质量、疗效和不良反应责任的。

（3）未在规定时限内完成药品批准证明文件和药品监督管理部门要求的研究工作且无合理理由的。

（4）经上市后评价，属于疗效不确切、不良反应大或者因其他原因危害人体健康的。

（5）法律、行政法规规定的其他不予再注册情形。

对不予再注册的药品，药品注册证书有效期届满时予以注销。

## 四、药品补充申请的申报与审批

### （一）药品补充申请的概念

药品补充申请是指药品注册申请经批准后，改变、增加或取消原批准事项或者内容的注册申请。

变更原药品注册批准证明文件及其附件所载明的事项或者内容的，申请人应当按照规定，参照相关技术指导原则，对药品变更进行充分研究和验证，充分评估变更可能对药品安全性、有效性和质量可控性的影响，并按照变更程序提出补充申请、备案或者报告。

### （二）药品补充申请申报与审批的程序

药品上市后的变更，按照其对药品安全性、有效性和质量可控性的风险和产生影响的程度，实行分类管理，分为审批类变更、备案类变更和报告类变更。

（1）以下变更，持有人应当以补充申请方式申报，经批准后实施。

1）药品生产过程中的重大变更。

2）药品说明书中涉及有效性内容以及增加安全性风险的其他内容的变更。

3）持有人转让药品上市许可。

4）国家药品监督管理局规定需要审批的其他变更。

（2）以下变更，持有人应当在变更实施前，报所在地省、自治区、直辖市药品监督管理部门备案。

1）药品生产过程中的中等变更。

2）药品包装标签内容的变更。

3）药品分包装。

4）国家药品监督管理局规定需要备案的其他变更。

境外生产药品发生上述变更的，应当在变更实施前报药品审评中心备案。

药品分包装备案的程序和要求，由药品审评中心制定发布。

（3）以下变更，持有人应当在年度报告中报告。

1）药品生产过程中的微小变更。

2）国家药品监督管理局规定需要报告的其他变更。

药品上市后提出的补充申请，需要核查、检验的，参照有关药品注册核查、检验程序进行。

### （三）药品补充申请的申报与审批的要点说明

（1）药品注册证书及附件要求持有人在药品上市后开展相关研究工作的，持有人应当在规定时限内完成并按照要求提出补充申请、备案或者报告。

（2）药品批准上市后，持有人应当持续开展药品安全性和有效性研究，根据有关数据及时备案或者提出修订说明书的补充申请，不断更新完善说明书和标签。药品监督管理部门依据职责可以根据药品不良反应监测和药品上市后评价结果等，要求持有人对说明书和标签进行修订。

（3）药品上市后提出的补充申请，需要核查、检验的，参照《药品注册管理办法》有关药品注册核查、检验程序进行。

## 五、药品加快上市注册程序

国家药品监督管理局建立药品加快上市注册制度，支持以临床价值为导向的药物创新。对符合条件的药品注册申请，申请人可以申请适用突破性治疗药物、附条件批准、优先审评审批及特别审批程序。在药品研制和注册过程中，药品监督管理部门及其专业技术机构给予必要的技术指导、沟通交流、优先配置资源、缩短审评时限等政策和技术支持。

### （一）突破性治疗药物程序

（1）药物临床试验期间，用于防治严重危及生命或者严重影响生存质量的疾病，且尚无有效防治手段或者与现有治疗手段相比有足够证据表明具有明显临床优势的创新药或者改良型新药等，申请人可以申请适用突破性治疗药物程序。

（2）申请适用突破性治疗药物程序的，申请人应当向药品审评中心提出申请。符合条件的，药品审评中心按照程序公示后纳入突破性治疗药物程序。

（3）对纳入突破性治疗药物程序的药物临床试验，给予以下政策支持。

1）申请人可以在药物临床试验的关键阶段向药品审评中心提出沟通交流申请，药品审评中心安排审评人员进行沟通交流。

2）申请人可以将阶段性研究资料提交药品审评中心，药品审评中心基于已有研究资料，对下一步研究方案提出意见或者建议，并反馈给申请人。

（4）对纳入突破性治疗药物程序的药物临床试验，申请人发现不再符合纳入条件时，应当及时向药品审评中心提出终止突破性治疗药物程序。药品审评中心发现不再符合纳入条件的，应当及时终止该品种的突破性治疗药物程序，并告知申请人。

近年来，国内有多个药物通过突破性治疗药物程序上市。2023年度CDE共收到突破性治疗药物程序申请286件，同意纳入突破性治疗药物程序70件，涉及54款药物，如某生物制品研究所的用于预防轮状病毒感染导致的腹泻等疾病的口服三价重配轮状病毒减毒活疫苗。2024年依沃西单抗（全球首款获批上市的PD-1/VEGF双抗）、艾帕洛利托沃瑞利单抗（全球首个PD-1/CTLA-4组合抗体）等药物均是通过突破性治疗药物程序上市。这些药物在治疗严重危及生命或严重影响生存质量的疾病方面展现出了明显的临床优势。

### （二）附条件批准程序

（1）药物临床试验期间，符合以下情形的药品，可以申请附条件批准。

1）治疗严重危及生命且尚无有效治疗手段的疾病的药品，药物临床试验已有数据证实疗效并能预测其临床价值的。

2）公共卫生方面急需的药品，药物临床试验已有数据显示疗效并能预测其临床价值的。

3）应对重大突发公共卫生事件急需的疫苗或者国家卫生健康委员会认定急需的其他疫苗，经评估获益大于风险的。

（2）申请附条件批准的，申请人应当就附条件批准上市的条件和上市后继续完成的研究工作等与药品审评中心沟通交流，经沟通交流确认后提出药品上市许可申请。

经审评，符合附条件批准要求的，在药品注册证书中载明附条件批准药品注册证书的有效期、上市后需要继续完成的研究工作及完成时限等相关事项。

（3）审评过程中，发现纳入附条件批准程序的药品注册申请不能满足附条件批准条件的，药品审评中心应当终止该品种附条件批准程序，并告知申请人按照正常程序研究申报。

（4）对附条件批准的药品，持有人应当在药品上市后采取相应的风险管理措施，并在规定期限内按照要求完成药物临床试验等相关研究，以补充申请方式申报。

对批准疫苗注册申请时提出进一步研究要求的，疫苗持有人应当在规定期限内完成研究。

（5）对附条件批准的药品，持有人逾期未按照要求完成研究或者不能证明其获益大于风险的，国家药品监督管理局应当依法处理，直至注销药品注册证书。

2024 年多款针对非小细胞肺癌、乳腺癌等实体瘤的 ADC 药物（如芦康沙妥珠单抗、维恩妥尤单抗、索米妥昔单抗）以及针对血液肿瘤的创新药物（如泰朗妥昔单抗、泽沃基奥仑赛、西达基奥仑赛）等通过附加条件批准程序上市。这一程序加速了新药的上市速度，为患者提供了更多的治疗选择。

### （三）优先审评审批程序

（1）药品上市许可申请时，以下具有明显临床价值的药品，可以申请适用优先审评审批程序。

1）临床急需的短缺药品、防治重大传染病和罕见病等疾病的创新药和改良型新药。

2）符合儿童生理特征的儿童用药品新品种、剂型和规格。

3）疾病预防、控制急需的疫苗和创新疫苗。

4）纳入突破性治疗药物程序的药品。

5）符合附条件批准的药品。

6）国家药品监督管理局规定其他优先审评审批的情形。

（2）申请人在提出药品上市许可申请前，应当与药品审评中心沟通交流，经沟通交流确认后，在提出药品上市许可申请的同时，向药品审评中心提出优先审评审批申请。符合条件的，药品审评中心按照程序公示后纳入优先审评审批程序。

（3）对纳入优先审评审批程序的药品上市许可申请，给予以下政策支持。

1）药品上市许可申请的审评时限为一百三十日。

2）临床急需的境外已上市境内未上市的罕见病药品，审评时限为七十日。

3）需要核查、检验和核准药品通用名称的，予以优先安排。

4）经沟通交流确认后，可以补充提交技术资料。

（4）审评过程中，发现纳入优先审评审批程序的药品注册申请不能满足优先审评审批条件的，药品审评中心应当终止该品种优先审评审批程序，按照正常审评程序审评，并告知申请人。

诺西那生钠注射液（一种针对脊髓性肌萎缩症的治疗药物），该药物的审评时限得到了显著缩短，从而能够更快地进入中国市场，为患儿提供治疗方案，为患儿带来了福音。此外，塞纳帕利胶囊、利厄替尼片也是通过优先审评审批程序上市。

### （四）特别审批程序

（1）在发生突发公共卫生事件的威胁时以及突发公共卫生事件发生后，国家药品监督管理局可以依法决定对突发公共卫生事件应急所需防治药品实行特别审批。

（2）对实施特别审批的药品注册申请，国家药品监督管理局按照统一指挥、早期介入、快速高效、科学审批的原则，组织加快并同步开展药品注册受理、审评、核查、检验工作。特别审批的情形、程序、时限、要求等按照药品特别审批程序规定执行。

（3）对纳入特别审批程序的药品，可以根据疾病防控的特定需要，限定其在一定期限和范围内使用。

（4）对纳入特别审批程序的药品，发现其不再符合纳入条件的，应当终止该药品的特别审批程序，并告知申请人。

近年来国内有多个药物是通过特别审批程序上市，如清肺排毒颗粒、化湿败毒颗粒、宣肺败毒颗粒等三个古代经典名方制剂也是通过该程序上市为突发公共卫生事件作出了重要贡献。此外，还有多款药物通过特别审批程序在中国上市，如针对罕见病、肿瘤、自身免疫性疾病等领域的创新药。这些药物的上市，为患者提供了更多的治疗选择。

上述四种药品加快上市注册程序的异同对比如下（表4-2）。

表4-2 四种药品加快上市注册程序的异同对比

| 注册程序 | 适用范围 | 申请阶段 | 审批流程 | 支持政策 |
|---|---|---|---|---|
| 突破性治疗药物程序 | 严重危及生命或者严重影响生存质量的疾病，且尚无有效防治手段或者与现有治疗手段相比有足够证据表明具有明显临床优势的创新药或者改良型新药等 | 处于临床试验阶段 | 申请人提交申请，通过后进入突破性治疗药物程序并公示<br>申请人可在关键阶段与药品审评中心沟通交流 | 允许申请人提前与药品审评中心沟通研究方案<br>可提交阶段性研究资料，获得指导意见<br>发现不符合条件可主动终止 |
| 附条件批准程序 | 严重危及生命且尚无有效治疗手段的疾病或公共卫生方面急需的药品，已有数据能预测其临床价值的<br>应对重大突发公共卫生事件急需的疫苗或者国家卫生健康委员会认定急需的其他疫苗，经评估获益大于风险的 | 处于药物临床试验阶段 | 经沟通交流确认后提出药品上市许可申请<br>符合附条件批准要求的，在药品注册证书中载明相关事项 | 允许申请人提前与药品审评中心沟通<br>可附条件批准上市的条件和上市后继续完成的研究工作等资料，获得指导意见<br>发现不符合，应当依法处理，直至注销药品注册证书 |
| 优先审评审批程序 | 临床急需的短缺药品、防治重大传染病和罕见病等疾病的创新药和改良型新药<br>符合儿童生理特征的儿童用药品新品种、剂型和规格<br>疾病预防、控制急需的疫苗和创新疫苗<br>纳入突破性治疗药物程序的药品<br>符合附条件批准的药品<br>其他优先审评审批的情形 | 处于药品上市许可申请阶段 | 经沟通交流确认后提出药品上市许可申请。同时，提出优先审评审批申请<br>符合条件的，药品审评中心公示后纳入优先审评审批程序 | 药品上市许可申请的审评时限为一百三十日<br>临床急需的境外已上市境内未上市的罕见病药品，审评时限为七十日<br>需要核查、检验和核准药品通用名称的，予以优先安排<br>经沟通交流确认后，可以补充提交技术资料<br>不能满足条件的，终止优先审评审批程序，按照正常审评程序审评 |
| 特别审批程序 | 突发公共卫生事件应急所需防治药品 | 在突发公共卫生事件时以及发生后 | 国家药品监督管理局组织加快并同步开展药品注册受理、审评、核查、检验工作<br>特别审批的情形、程序、时限、要求等按照药品特别审批程序规定执行 | 对纳入特别审批程序的药品，可以根据需要，限定其在一定期限和范围内使用<br>对纳入特别审批程序的药品，发现其不再符合纳入条件的，应当终止并告知申请人 |

## 六、关联审评审批制度

（1）国家药品监督管理局建立化学原料药、辅料及直接接触药品的包装材料和容器关联审评审批制度。在审批药品制剂时，对化学原料药一并审评审批，对相关辅料、直接接触药品的包装材料和容器一并审评。

（2）药品审评中心建立化学原料药、辅料及直接接触药品的包装材料和容器信息登记平台，对相关登记信息进行公示，供相关申请人或者持有人选择，并在相关药品制剂注册申请审评时关联审评。

（3）药品关联审批制度作为现代药品监管体系中的重要组成部分，在优化审批流程、强化药品全生命周期管理、促进医药产业的健康发展、保障公众用药的安全、有效和质量可控方面发挥了不可或缺的作用。

## 七、药品批准文号的格式

《药品注册管理办法》规定药品批准文号格式如下（表4-3）。

表4-3    药品批准文号格式

| 生产地 | 批准文号格式 | 适用药品类别 | 示例 |
| --- | --- | --- | --- |
| 境内生产药品 | 国药准字 H（Z、S）+ 四位年号 + 四位顺序号 | H：化学药<br>Z：中药<br>S：生物制品 | 国药准字 H20241234 |
| 中国香港、澳门和台湾地区生产药品 | 国药准字 H（Z、S）C + 四位年号 + 四位顺序号 | 同上 | 国药准 ZC20241234 |
| 境外生产药品 | 国药准字 H（Z、S）J + 四位年号 + 四位顺序号 | 同上 | 国药准字 SJ20241234 |

药品批准文号不因上市后的注册事项变更而改变。中药另有规定的按相关法律法规执行，如果涉及特定中药管理政策，应按照国家药品监督管理局的最新规定执行。

# 第四节　药品上市许可持有人制度

PPT

## 一、药品上市许可持有人制度概述

### （一）药品上市许可持有人的定义

药品上市许可持有人（marketing authorization holder，简称 MAH）是指取得药品注册证书的企业或者药品研制机构等。

### （二）我国药品上市许可持有人制度的实施过程

随着全球医药产业的快速发展和人民对健康需求的日益增长，传统的药品管理模式逐渐显露出其局限性。药品批准文号与生产许可"捆绑"管理的模式，导致了医药制造业创新不足、质量偏低、产能过剩等瓶颈的出现。为了打破这一瓶颈，促进医药产业的转型升级，保障人民群众用药安全有效，国家决定实施药品上市许可持有人制度。根据《全国人民代表大会常务委员会关于授权国务院在部分地方开展药品上市许可持有人制度试点和有关问题的决定》，自2015年11月5日起施行药品上市许可持有人制度试点方案，在北京等10个省（市）开展药品上市许可持有人制度试点，试点期限为三年。2018年10月，第十三届全国人民代表大会常务委员会第六次会议决定药品上市许可持有人制度试点工作的三年期限延长一年。2019年8月26日，《中华人民共和国药品管理法》第二次修订，在第三章对药品上市许可持有人做出专门规定。

### （三）药品上市许可人制度的实施意义

**1. 激发创新活力**　MAH制度打破了以往生产企业独占药品上市许可的局面，使研发机构、科研人员等非生产主体能够直接获得药品上市后的市场收益，从而极大地激发了其创新积极性。这一制度有利于推动新药研发，加速科技成果向市场转化，提升我国医药产业的创新能力。

**2. 优化资源配置**　通过将药品上市许可与生产许可分离，MAH制度使生产企业能够根据市场需求和自身产能灵活调整生产策略，有效避免了重复建设和产能过剩的问题。同时，也促进了闲置生产线的盘活，提高了医药制造业的产能利用率。

3. **强化主体责任** MAH 制度明确了持有人对药品全生命周期的质量安全承担主体责任，包括非临床研究、临床试验、生产经营、上市后研究、不良反应监测等环节。这一制度有利于督促持有人加强质量管理，确保药品的安全性和有效性。

4. **提升监管效能** MAH 制度的实施推动了药品监管理念和方式的创新，促进了监管资源的优化配置。监管部门可以通过对 MAH 的监管，实现对药品全生命周期的覆盖式监管，提升监管效能和水平。

5. **促进国际合作** 随着全球化的深入发展，药品研发和生产的国际合作日益频繁。MAH 制度的实施为我国医药产业参与国际竞争提供了有利条件，有利于促进国际合作。

## 二、药品上市许可持有人基本要求

### （一）基本职责

药品上市许可持有人应当依照《中华人民共和国药品管理法》对药品研制、生产、经营、使用全过程中药品的安全性、有效性和质量可控性负责。药品上市许可持有人应当依照本法规定，对药品的非临床研究、临床试验、生产经营、上市后研究、不良反应监测及报告与处理等承担责任。

### （二）药品上市许可持有人的相关要求

**1. 质量控制要求**

（1）药品上市许可持有人的法定代表人、主要负责人对药品质量全面负责。

（2）应当建立药品质量保证体系，配备专门人员独立负责药品质量管理。

（3）应当对受托药品生产企业、药品经营企业的质量管理体系进行定期审核，监督其持续具备质量保证和控制能力。

**2. 生产要求**

（1）药品上市许可持有人可以自行生产药品，也可以委托药品生产企业生产。药品上市许可持有人自行生产药品的，应当依照《药品管理法》规定取得药品生产许可证；委托生产的，应当委托符合条件的药品生产企业。药品上市许可持有人和受托生产企业应当签订委托协议和质量协议，并严格履行协议约定的义务。

（2）国务院药品监督管理部门制定药品委托生产质量协议指南，指导、监督药品上市许可持有人和受托生产企业履行药品质量保证义务。血液制品、麻醉药品、精神药品、医疗用毒性药品、药品类易制毒化学品不得委托生产；但是，国务院药品监督管理部门另有规定的除外。

（3）药品上市许可持有人应当建立药品上市放行规程，对药品生产企业出厂放行的药品进行审核，经质量受权人签字后方可放行。不符合国家药品标准的，不得放行。

**3. 经营要求**

（1）药品上市许可持有人可以自行销售其取得药品注册证书的药品，也可以委托药品经营企业销售。药品上市许可持有人从事药品零售活动的，应当取得药品经营许可证。

（2）药品上市许可持有人自行销售药品的，应当具备《药品管理法》第五十二条规定的条件；委托销售的，应当委托符合条件的药品经营企业。药品上市许可持有人和受托经营企业应当签订委托协议，并严格履行协议约定的义务。

（3）药品上市许可持有人委托储存、运输药品的，应当对受托方的质量保证能力和风险管理能力进行评估，与其签订委托协议，约定药品质量责任、操作规程等内容，并对受托方进行监督。

**4. 追溯体系要求** 药品上市许可持有人、药品生产企业、药品经营企业和医疗机构应当建立并实施药品追溯制度，按照规定提供追溯信息，保证药品可追溯。

**5. 年度报告要求** 药品上市许可持有人应当建立年度报告制度，每年将药品生产销售、上市后研究、风险管理等情况按照规定向省、自治区、直辖市人民政府药品监督管理部门报告。

**6. 其他相关要求**

（1）药品上市许可持有人为境外企业的，应当由其指定的在中国境内的企业法人履行药品上市许可持有人义务，与药品上市许可持有人承担连带责任。

（2）中药饮片生产企业履行药品上市许可持有人的相关义务，对中药饮片生产、销售实行全过程管理，建立中药饮片追溯体系，保证中药饮片安全、有效、可追溯。

（3）经国务院药品监督管理部门批准，药品上市许可持有人可以转让药品上市许可。受让方应当具备保障药品安全性、有效性和质量可控性的质量管理、风险防控和责任赔偿等能力，并履行药品上市许可持有人义务。

# 第五节　药品研发与注册的未来趋势

PPT

## 一、个性化药物和精准医疗

### （一）个性化药物和精准医疗的概念

个性化药物（personalized medicine）和精准医疗（precision medicine）是近年来医疗领域最为瞩目的两个概念，它们代表着医疗实践和药物研发的根本性变革。个性化药物强调根据患者的基因型、表型、生活方式等因素，定制最适合其个体的治疗方案，以实现最佳的治疗效果和最小的副作用。而精准医疗则更广泛地涵盖了基于个体特征的诊断、预防和治疗策略，旨在实现医疗的精准化和个体化。

### （二）个性化药物和精准医疗的相关技术和方法

**1. 基因组学技术**　基因组学的发展为个性化药物和精准医疗提供了基础。通过测序患者的基因组，可以识别与疾病易感性、药物反应性等相关的遗传变异，从而指导药物的选择和剂量调整。

**2. 生物标志物**　生物标志物是反映生理或病理过程变化的分子或细胞变化指标。通过检测生物标志物，可以预测患者对药物的反应，实现早期诊断和精准治疗。

**3. 生物信息学**　生物信息学技术用于处理和分析基因组学、转录组学、蛋白质组学等大数据，挖掘出与疾病和药物反应相关的潜在信息和规律。

**4. 临床信息系统**　建立全面、集成的临床信息系统，收集患者的电子病历、实验室检查结果、影像资料等信息，为个性化药物和精准医疗提供数据支持。

**5. 人工智能和机器学习**　利用人工智能和机器学习算法，对大量医疗数据进行挖掘和分析，发现隐藏的模式和关联，为个性化药物研发和精准医疗决策提供支持。

### （三）个性化药物和精准医疗的未来发展趋势

**1. 普及化和常规化**　随着基因组测序成本的不断降低和技术的不断成熟，个性化药物和精准医疗将逐步普及到更广泛的医疗实践中，成为常规的医疗手段。

**2. 多组学整合**　未来个性化药物和精准医疗将更加注重多组学数据的整合分析，包括基因组、转录组、蛋白质组、代谢组等多层次的信息，以更全面地了解患者的疾病状态和药物反应。

**3. 动态监测和调整**　随着实时监测技术的发展，个性化药物和精准医疗将能够实现对患者治疗过程的动态监测和调整，根据患者的病情变化及时调整治疗方案。

**4. 政策支持和法规完善**　政府将出台更多支持个性化药物和精准医疗发展的政策，同时完善相关法规体系，保障患者的权益和数据安全。

目前，已有个性化药物和精准医疗在临床中的应用。如 CAR - T 细胞疗法在血液肿瘤中的应用。CAR - T 细胞疗法（chimeric antigen receptor T - cell therapy）是一种革命性的免疫治疗方法，其基本原理包括采集 T 细胞、基因改造、扩增 T 细胞、回输 T 细胞以及攻击肿瘤细胞等步骤。该方法主要用于治疗某些类型的血液肿瘤，特别是 B 细胞恶性肿瘤，如急性淋巴细胞白血病、非霍奇金淋巴瘤和多发性骨髓瘤。此外，PD - 1/PD - L1 抑制剂则通过阻断免疫检查点信号通路，恢复 T 细胞的抗肿瘤活性，为多种肿瘤类型的患者提供了新的治疗选择。

## 二、数字化和智能化药物研发

### （一）数字化和智能化药物研发的概念

数字化和智能化药物研发是指利用数字化技术和智能化方法，对药物研发过程进行全面优化和加速。数字化技术包括大数据分析、云计算、物联网等，它们能够处理和分析海量的药物研发数据；智能化方法则包括人工智能、机器学习等，它们能够模拟和优化药物研发过程，提高研发效率和成功率。

### （二）数字化和智能化药物的相关技术和方法

**1. 大数据分析和挖掘** 通过收集和分析药物研发过程中的海量数据，包括化合物筛选、动物实验、临床试验等各阶段的数据，挖掘出与药物疗效、安全性等相关的潜在信息和规律。

**2. 人工智能和机器学习** 利用 AI 和机器学习算法，对药物研发过程进行模拟和优化，如通过机器学习预测化合物的活性、毒性等性质，减少试验次数和时间成本。

**3. 云计算和远程协作** 利用云计算技术实现药物研发数据的共享和远程协作，促进跨学科、跨国界的合作与交流，加速药物研发进程。

**4. 物联网和智能传感器** 通过物联网技术和智能传感器实时监测试验过程和设备状态，提高试验效率和准确性，同时降低人为误差和安全隐患。

### （三）数字化和智能化药物的未来发展趋势

**1. 全面数字化** 未来药物研发过程将实现全面数字化，从化合物筛选、药物设计、临床前研究到临床试验等各个环节都将采用数字化技术和方法进行管理和优化。

**2. 智能化决策** AI 和机器学习技术将在药物研发决策中发挥越来越重要的作用，通过智能化决策支持系统提高研发决策的准确性和效率。

**3. 自动化和机器人技术** 自动化设备和机器人技术将在药物研发过程中得到广泛应用，实现试验操作的自动化和智能化，提高试验效率和准确性。

**4. 跨学科和跨界合作** 随着数字化和智能化技术的不断发展，跨学科和跨界合作将成为药物研发的重要趋势。不同领域的研究人员和机构将共同合作，利用各自的专业知识和技术优势，推动药物研发的创新和发展。

目前，数字化和智能化已广泛用于药物研发，如某 AI 公司与日本某制药公司合作，利用 AI 技术设计的 DSP - 1181 是全球首款由 AI 设计并进入临床试验的新药，已在日本开展 I 期临床试验，用于治疗强迫症。该药物从最初的筛选到临床前测试结束，用时不到 12 个月，远快于传统药物发现流程。该 AI 公司搭建了三大技术模块共同协作，实现了从靶点选择、分子设计到试验验证的完整药物发现流程自动化。这种结合形成了一个紧密集成的"设计—制造—测试"周期，在保证了数据质量的同时，使得机器学习系统的功能可以最大化。

### 三、绿色制药和可持续发展

#### （一）绿色制药和可持续发展的概念

绿色制药是指在药物研发、生产和使用过程中，采用环保、低碳、节能的技术和方法，减少对环境的影响，实现资源的可持续利用。可持续发展则强调在满足当前世代需求的同时，不损害未来世代满足其需求的能力。在药品研发与制造领域，绿色制药和可持续发展的理念正在逐步融入整个产业链，推动行业向更加环保、高效、可持续的方向发展。

#### （二）绿色制药和可持续发展的相关技术和方法

**1. 环保型原料和溶剂**　采用可再生资源或低毒性、低环境影响的原料和溶剂进行药物合成，减少有害物质的排放和废弃物的产生。

**2. 绿色合成技术**　开发和应用高效、低能耗、低污染的合成工艺，如催化技术、微波辐射、超声波辅助等，降低反应条件和副产物的生成。

**3. 清洁生产技术**　在药物生产过程中实施清洁生产策略，通过优化工艺、改进设备、加强管理等措施，减少污染物排放和资源消耗。

**4. 循环经济和资源回收**　建立循环经济体系，实现废物的减量化、资源化和无害化处理。通过回收再利用生产过程中产生的副产品、废水和废气等资源，提高资源利用效率。

**5. 绿色包装和物流**　采用环保材料进行药品包装，减少包装废弃物。同时，优化物流系统，减少运输过程中的能源消耗和碳排放。

#### （三）绿色制药和可持续发展的未来发展趋势

**1. 法规和政策推动**　随着全球对环境保护和可持续发展的重视，各国政府将出台更多严格的环保法规和激励政策，推动绿色制药的发展。

**2. 技术创新和产业升级**　技术创新是绿色制药发展的核心驱动力。未来，将有更多环保、高效、低成本的绿色制药技术被开发出来，推动整个行业的产业升级。

**3. 跨界合作和资源共享**　绿色制药涉及多个领域和行业，需要跨学科、跨行业的合作与资源共享。未来，将有更多企业和机构参与到绿色制药的合作中来，共同推动行业的发展。

**4. 消费者意识的提升**　随着公众环保意识的提高，消费者对绿色、可持续产品的需求也在增加。这将促使药品生产企业更加注重绿色制药和可持续发展，以满足市场需求。

**5. 数字化和智能化助力**　数字化和智能化技术将为绿色制药提供更加精准、高效的解决方案。通过大数据分析、人工智能等技术手段，可以优化药物研发和生产过程，减少资源浪费和环境污染。

全球药企近年来更加重视绿色制药和可持续发展。某跨国药企自 2011 年起开始创建绿色化学工具和绿色化学衡量指标，用于评估和优化其化学合成过程的环境影响。近年来有药企推广绿色化学理念，积极采用酶催化技术、金属催化/合成反应高通量筛选平台等绿色化学技术减少有害物质的使用和排放，实现资源的高效利用和环境的友好保护。也有跨国药企通过积极推动生物催化技术的应用、环保型溶剂和试剂的使用、废物管理和资源回收等方式助力绿色制药和可持续发展。

我国药企在逐步推动环保制药方面取得了积极进展，通过研发环保型药物、优化生产工艺、加强供应链管理、实施废物处理和资源回收以及加强监测和评估等措施，不断提升自身的环保水平和可持续发展能力。

个性化药物和精准医疗、数字化和智能化药物研发以及绿色制药和可持续发展将是未来药品研发与注册的重要趋势。这些趋势将共同推动药品行业向更加高效、安全、环保、可持续的方向发展，为人类的健康事业做出更大的贡献。

## 思考题

答案解析

　　某制药企业 A 公司优化了药物筛选流程，显著缩短了新药发现的时间。同时，A 公司与多家研究机构合作，共享临床前研究数据，加快了新药进入临床试验的步伐。此外，A 公司还积极与药品监管机构沟通，药品加快上市注册程序，缩短了新药上市的时间。

　　1. 分析 A 公司在新药研发过程中如何利用科技手段提高效率和质量。

　　2. 讨论 A 公司与药品监管机构沟通的重要性。

　　3. 阐述 A 公司可利用哪些药品加快上市注册程序，缩短新药上市时间。

书网融合……

微课　　　　　　习题　　　　　　本章小结

# 第五章　药品生产管理

1. 通过本章学习，掌握药品生产及其管理的基本特点、GMP 的主要内容与实施要点，熟悉药品生产企业设立审批流程、生产监督检查制度、药物警戒与药品召回管理要求，了解药品生产企业的基本概念、国内外生产管理概况及相关法律责任。

2. 具有运用药品生产管理法规与技术标准指导实际生产的能力，分析解决质量问题、进行风险评估与持续改进的能力，配合 GMP 检查并落实整改的能力，搜集并研判行业政策信息的能力，以及解读相关法律法规、理解其对生产流程和质量控制要求的能力。

3. 树立依法生产、保障药品安全有效的责任意识，养成严守职业道德、珍视生命健康的价值观，持续学习、自我提升的专业精神，以及良好的沟通与团队协作意识，适应药品生产管理的动态发展要求。

药品作为人们用于预防、治疗、诊断人的疾病的特殊商品，其质量好坏直接关系到人们的健康与生命。药品质量直接来源于生产过程，因此药品生产管理是确保药品质量和安全性的核心环节。本章内容主要介绍药品生产及药品生产管理的特点、国内外药品生产管理的概况、药品生产许可条件与审评审批、药品生产监督检查、药品生产质量管理规范、药物警戒制度及药品召回管理等内容。

## 第一节　药品生产管理概述

药品生产是为社会提供药品，是保证药品供应的重要环节，其直接关系到药品的质量、安全性和有效性，在保障患者的健康和治疗效果方面至关重要。药品生产管理是保证和提升药品质量的重要环节。

### 一、药品生产

#### （一）药品生产的概念

药品生产是指将原料加工制备成可供医疗使用的药品的过程，包括原料药生产和制剂生产。

**1. 原料药生产**　原料药是用于生产各类制剂的原料药物，是制剂的有效成分。原料药不能直接供患者服用，需要加工为制剂才能供临床使用。原料药有植物、动物或其他生物产品、无机物以及有机化合物等。根据原材料性质和加工制造方式的不同，原料药生产可分为：①生药的加工制造；②药用无机元素和无机化合物的加工制造；③药用有机物的加工制造。

**2. 制剂生产**　制剂生产是运用制剂技术，将原料药制备加工成适合临床患者使用的各种剂型的过程。制剂的剂型通常包括口服制剂、注射剂、外用制剂等。剂型不同，制剂的加工制备方法不尽相同。

#### （二）药品生产的特点

药品是关系到公众身体健康和生命安全的特殊产品，其生产是一个复杂且严谨的过程，其特点主要体现在以下几个方面。

**1. 准入条件高**　根据《药品管理法》，药品生产企业必须经所在地省级药品监管机构批准，取得药品生产许可证后才有资格生产药品；对于要生产的某种药品，需要先取得药品批准证明文件。

**2. 质量要求高** 我国对药品质量要求严格，对药品有法定的、强制性的国家药品标准。药品根据是否符合药品标准分为"合格药品"和"不合格药品"，只有合格药品才能在市场上流通。

**3. 产品种类、规格多、消耗大** 相比于其他轻工业，药品生产投入的原料、辅料种类较多，产品种类、剂型、规格也较为繁多。一些药品生产所需要的原料、辅料消耗量大，生产过程中产生的废水、废气、废渣更多，处理量也更大。

**4. 生产技术先进** 随着社会经济生产技术的不断发展，人们对药品需求与要求也逐步提高，促使药品品种更新快。药品生产涉及药学、化学、医学、生物学、化学工程等多学科多领域的最新科研成果，这就促使企业必须不断提升自身生产技术水平。采用先进的设备和先进的生产工艺不仅可以提升生产效率，还可改善生产环境、提高药品质量。

**5. 生产卫生要求高** 药品生产车间的洁净程度和厂区的卫生情况与药品质量密切相关，不同品种或同一品种的不同批次药品间可互为污染源。因此，药品生产对生产环境的卫生要求非常严格。

**6. 生产管理法治化** 药品是与公众身体健康和生命安全息息相关的特殊产品，各国均颁布了相关法律、法规、规范来严格管理药品生产过程。如我国的《药品生产质量管理规范》（Good Manufacturing Practice，GMP）就对药品生产过程中各个环节的质量保证和质量控制做出了明确、严格的规定，将药品生产纳入法治化管理。药品生产企业必须依法开展药品生产活动，否则将承担法律责任。

## 二、药品生产企业

### （一）药品生产企业的概念与分类

药品生产企业是生产药品的专营企业或兼营企业，是药品生产管理的主体。药品生产企业是应用现代科学技术，经药品监督管理部门批准可从事药品生产活动的，具有法人资格的基本经济实体。与其他类型企业相同，药品生产企业以营利为目的，独立核算、自负盈亏。

药品生产企业根据其生产产品的类型可分为化学药品原料药制造企业、化学药品制剂制造企业、中药饮片加工企业、中成药生产企业、生物药品制造企业、基因工程药物和疫苗制造企业、卫生材料及医药用品制造企业和药用辅料及包装材料制造企业等。

### （二）药品生产企业的特点

**1. 知识技术密集** 疾病的发展与医学的进步促使药品不断地推陈出新。药品生产企业在生产经营药品的同时还肩负着新药研发的任务，这就要求其在研发、生产、质量控制等各个环节都需要高度的专业性和技术支撑。于药品生产企业而言，知识技术密集度是其立足行业、发展壮大的根本，是其首要特点。

**2. 资本密集** 药品生产企业是资本密集型企业。首先，相比于其他生产企业，药品生产企业因其产品的特殊性受到更加严格的质量监管，在开办阶段就需要满足更高的"硬件""软件"条件才能获得药品生产许可，这就需要较高的投资。其次，新药研发也需要大量的资金支持。药品研发周期长、风险大，需要经历临床前研究、临床试验等多个阶段，每个阶段都需要大量的资金保证，因此药品生产企业需要有较强的资金实力和风险承受能力。

**3. 多品种分批生产** 为拓展市场、增强企业的市场竞争力，药品生产企业普遍采取多元化产品线的经营策略，即生产和销售多种类型的药品。为确保药品质量的稳定、一致与可控，药品生产过程普遍采用分批生产模式。鉴于药品生产的批次和批号管理对于药品质量控制的重要性，各国均对此进行严格的管理。

**4. 以流水线为基础的车间生产** 为满足药品生产要求，药品生产企业通常会根据产品类型的不同，将生产活动分配至专门的车间或分厂进行，以避免不同类型药品之间的交叉污染，确保每种药品的纯净度和安全性。企业会根据不同产品的工艺特点设置生产车间与生产流水线。

## 三、药品生产管理

### （一）药品生产管理概述

**1. 药品生产管理的概念与目的**　药品生产管理是通过计划、组织、协调、控制等手段管理药品生产活动，促使药品生产企业适时生产合格药品，保证药品供应。药品生产管理的目的是保证市场所需的药品可以被及时、准确、经济地生产出来，并保证其符合相关规定与质量标准。具有经济性与社会性。

**2. 国内外药品生产管理概况**　药品生产管理在全球范围内是一个高度规范化和严格监管的领域，各国和地区的药品生产管理体系虽然在具体细节上有所差异，但其核心目标和原则高度一致，即确保药品质量、安全性和有效性，以及遵守相应的法律法规和GMP。

（1）美国药品生产管理概况　美国是最早颁布GMP的国家，也是最早实现GMP法治化的国家，拥有较为成熟的药品GMP检查体系。美国食品药品管理局负责美国药品的审批和监管，药品生产企业必须遵守现行GMP，建立严格的质量管理体系，以确保药品在研发、生产、储存和分销等各个环节都符合质量标准。

（2）欧盟药品生产管理概况　欧洲的药品生产管理是一个高度集成、标准化且严格监管的体系，主要由欧洲药品管理局（European Medicines Agency，EMA）负责，各成员国的国家监管机构也参与药品的本地监管。欧盟的药品生产管理主要依据是欧盟GMP，要求药品生产企业遵守欧盟GMP标准，并定期对成员国进行GMP合规性检查。欧洲各国还建立了药品生产质量信息共享机制，以加强跨国药品生产管理的合作与协调。欧盟的药品生产管理体系反映了其对药品质量、患者安全和市场公平性的高度重视，通过这一系列严格的管理措施，欧盟确保了其药品市场的高度安全性和药品的国际竞争力。

（3）我国药品生产管理概况　我国制药工业如今能在世界制药领域占有一席之地，取得了显著的发展，药品生产管理水平在近年来也取得了显著进步。我国药品生产管理主要依据《药品管理法》、GMP等法律法规，对药品的生产、质量控制、仓储、销售等各个环节进行严格规定。国务院药品监督管理部门主管全国的药品监督管理工作，其中包括对全国范围内的药品生产进行监督管理。我国高度重视药品安全和质量，不断完善和升级药品生产管理体系。近年来，药品追溯系统和电子监管手段的引入实现了药品从生产到销售的全程追溯，加强了药品安全监管。国际上，我国与世界卫生组织、国际人用药品注册技术协调会等国际组织合作，推动药品生产管理标准的国际化，提高我国药品的国际竞争力。

### （二）药品生产管理特点

药品的质量关乎临床疗效与公众生命健康，故而药品生产质量管理在药品生产管理中占据核心地位，其重要性无可替代。与普通商品不同，药品的质量评估是一项专业工作，需要由具备专业知识的人员依据特定标准和流程，运用专业仪器和设备进行检测。患者通常不具备鉴别药品质量的专业知识，无法自行判断药品的品质。鉴于这一特殊性，药品生产管理呈现出以下特点。

**1. 质量为先、重在预防**　药品生产管理的核心在于确保产出的每一批药品均质、稳定，且符合既定的质量标准。药品质量检测通常涉及破坏性试验，难以对所有产品进行逐一检验，因此确保药品质量的重心在于预防，即对生产过程中的每一个可能影响药品质量的环节和因素实施严格控制。

**2. 企业自主管理与外部监管并重**　为维护药品质量，药品生产活动须严格遵守GMP，这不仅依赖于外部监管机构的严格监管和定期检查，更要求企业内部建立完善的规章制度，主动进行质量管理与质量检验，实现自我约束与外部监督的有机结合。

**3. 实施强制性质量标准**　药品标准是对药品质量、规格和检测方法的技术规定，是药品质量特性的具体体现。药品不同于普通商品，不能划分为不同等级，只存在合格与不合格之分。只有达到标准的药品才能确保其安全有效，才被允许进入市场流通。

**4. 推行规范化生产**　质量管理的范围不应仅局限于药品生产活动和结果，还应涵盖所有影响药品质量形成与实现的活动及生产过程。为此，全球多数国家和地区均制定了针对药品生产的法律法规，要求药品生产企业必须遵循相关规定，采用官方批准的生产技术和工艺，实行规范化生产，以确保药品质量的可控性和一致性。

### （三）药品生产管理原则

**1. 遵循管理的基本原则**　从广义上讲，管理是以人为中心，通过计划、组织、协调、指挥、控制来完成企业的预期目标。其核心在于协调，即确保个人目标与组织目标的一致性，以此推动企业的持续发展和技术创新。

**2. 遵循基本经济学规律**　药品作为市场上的商品，其生产与流通同样遵循经济规律，受到市场供需关系的调控和检验。药品生产企业作为独立的经济实体，追求经济效益是其运营的重要驱动力之一。因此，药品生产企业需遵循经济原则，优化资源配置，力求以有限的资源高效产出安全、有效且经济的合格药品，满足市场需求。

**3. 依法实施全面质量管理**　全面质量管理主要涵盖三个核心方面，即全面的质量管理、全过程的质量控制和全员参与的质量改进。在国际上，药品的生产过程及产品质量通常受到严格的法律法规约束和药品监管机构的严密监督，以确保药品的安全性和有效性。

# 第二节　药品生产监督管理

药品生产监督管理是确保药品质量和安全的关键措施。为保证药品质量，我国颁布了一系列法律、法规、规章、标准和规范以强化药品生产企业的自我管理和政府的外部监管。从事药品生产活动，应当经所在地省、自治区、直辖市药品监督管理部门批准，依法取得药品生产许可证，严格遵守GMP，确保生产过程持续符合法定要求。国家药品监督管理部门主管全国药品生产监督管理工作，省、自治区、直辖市药品监督管理部门负责本行政区域内的药品生产监督管理，承担药品生产环节的许可、检查和处罚等工作。

## 一、开办药品生产企业的申请与审批 🄴 微课

### （一）药品生产企业的条件

作为药品产业链的重要环节，药品生产企业的设立与运营必须满足一系列严格的条件，以确保药品的安全性、有效性和质量可控性。我国《药品管理法》第四十一条规定：从事药品生产活动，应当经所在地省、自治区、直辖市人民政府药品监督管理部门批准，取得药品生产许可证。无药品生产许可证的，不得生产药品。因此，要开办药品生产企业，必须取得药品生产许可证。

对于开办药品生产企业所必须具备、符合的条件，《药品管理法》提出了规定，《药品生产监督管理办法》进一步细化了要求：①有依法经过资格认定的药学技术人员、工程技术人员及相应的技术工人，法定代表人、企业负责人、生产管理负责人（以下称生产负责人）、质量管理负责人（以下称质量负责人）、质量受权人及其他相关人员符合《药品管理法》《中华人民共和国疫苗管理法》规定的条件；②有与药品生产相适应的厂房、设施、设备和卫生环境；③有能对所生产药品进行质量管理和质量检验

的机构、人员；④有能对所生产药品进行质量管理和质量检验的必要的仪器设备；⑤有保证药品质量的规章制度，并符合药品生产质量管理规范要求。

从事疫苗生产活动的，还应当：①具备适度规模和足够的产能储备；②具有保证生物安全的制度和设施、设备；③符合疾病预防、控制需要。

### （二）药品生产企业的申请

从事制剂、原料药、中药饮片生产活动，申请人应当按照《药品生产监督管理办法》和国家药品监督管理部门规定的申报资料要求，向所在地省、自治区、直辖市药品监督管理部门提出申请。

委托他人生产制剂的药品上市许可持有人，应当具备《药品生产监督管理办法》第六条第一款第一项、第三项、第五项规定的条件，并与符合条件的药品生产企业签订委托协议和质量协议，将相关协议和实际生产场地申请资料合并提交至药品上市许可持有人所在地省、自治区、直辖市药品监督管理部门，按照本办法规定申请办理药品生产许可证。

申请人应当对其申请材料全部内容的真实性负责。

申请药品生产许可证所需要的条件、程序、期限、需要提交的全部材料的目录和申请书示范文本等，省、自治区、直辖市药品监督管理部门应在行政机关的网站和办公场所予以公示。

### （三）药品生产企业的审批

省、自治区、直辖市药品监督管理部门收到申请后，对于申请材料齐全、符合形式审查要求，或者申请人按照要求提交全部补正材料的，予以受理，出具加盖本部门专用印章和注明日期的受理通知书。

省、自治区、直辖市药品监督管理部门应当自受理之日起三十日内，作出决定。经审查符合规定的，予以批准，并自书面批准决定作出之日起十日内颁发药品生产许可证；不符合规定的，作出不予批准的书面决定，并说明理由。开办药品生产企业的审批流程如下（图5-1）。

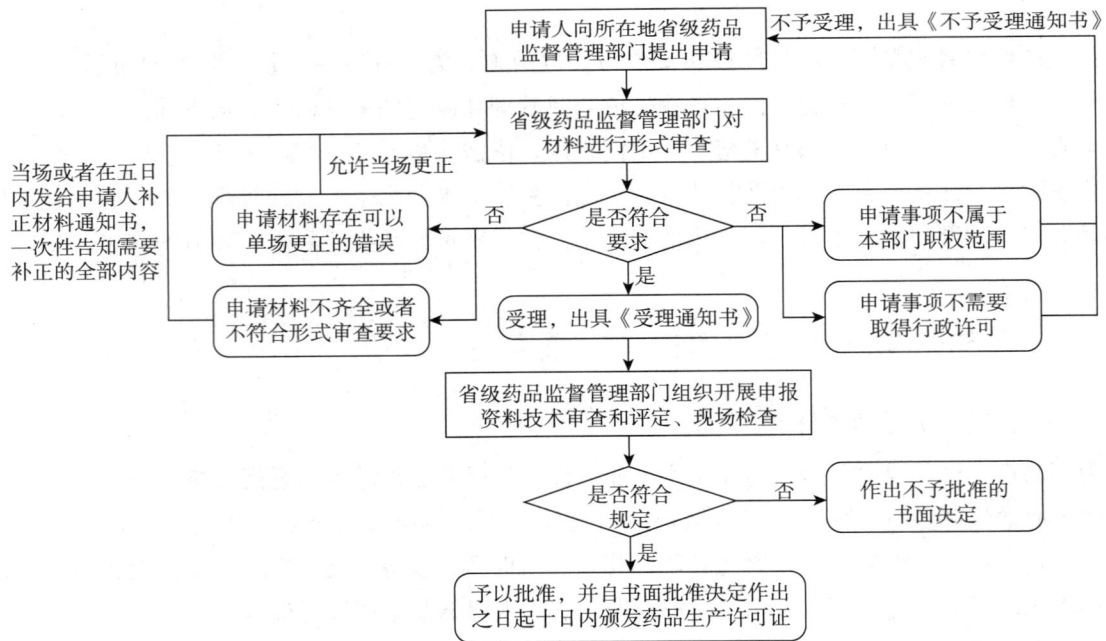

图5-1　开办药品生产企业的审批流程

省、自治区、直辖市药品监督管理部门对申请办理药品生产许可证进行审查时，应当公开审批结果，并提供条件便利申请人查询审批进程；颁发药品生产许可证的有关信息，应当予以公开，公众有权查阅。

**知识拓展**

### 药品生产许可证

药品生产许可证是由国家药品监督管理部门颁发的法定证明文件，允许持证企业合法进行药品生产和经营活动。该许可证分为正本和副本，有效期为 5 年，有效期届满后，需要继续生产药品的企业应当在许可证有效期届满前 6 个月申请换发。

药品生产许可证应当载明许可证编号、分类码、企业名称、统一社会信用代码、住所（经营场所）、法定代表人、企业负责人、生产负责人、质量负责人、质量受权人、生产地址和生产范围、发证机关、发证日期、有效期限等项目。企业名称、统一社会信用代码、住所（经营场所）、法定代表人等项目应当与市场监督管理部门核发的营业执照中载明的相关内容一致。

药品生产许可证载明事项分为许可事项和登记事项，企业在变更相关事项时需要按照规定向原发证机关提出申请。其中，许可事项是指生产地址和生产范围等；登记事项是指企业名称、住所（经营场所）、法定代表人、企业负责人、生产负责人、质量负责人、质量受权人等。

分类码是对许可证内生产范围进行统计归类的英文字母串。大写字母用于归类药品上市许可持有人和产品类型：A 代表自行生产的药品上市许可持有人、B 代表委托生产的药品上市许可持有人、C 代表接受委托的药品生产企业、D 代表原料药生产企业。小写字母用于区分制剂属性：h 代表化学药、z 代表中成药、s 代表生物制品、d 代表按药品管理的体外诊断试剂、y 代表中药饮片、q 代表医用气体、t 代表特殊药品、x 代表其他。

#### （四）药品委托生产的条件与要求

根据我国 2014 年颁布的《药品委托生产监督管理规定》，药品委托生产是指药品生产企业（以下称委托方）在因技术改造暂不具备生产条件和能力或产能不足暂不能保障市场供应的情况下，将其持有药品批准文号的药品委托其他药品生产企业（以下称受托方）全部生产的行为，不包括部分工序的委托加工行为。

**1. 药品委托生产的品种界限**　血液制品、麻醉药品、精神药品、医疗用毒性药品、药品类易制毒化学品依法不得委托生产；含麻醉药品复方制剂、含精神药品复方制剂以及含药品类易制毒化学品复方制剂依照有关规定不得委托生产；疫苗等有专门规定的，从其规定。鼓励生物制品持有人具备自行生产能力；生物制品持有人委托生产的，鼓励优先选择应用信息化手段记录生产、检验过程所有数据的药品生产企业。

**2. 药品上市许可持有人的要求**　持有人应当取得药品生产许可证（B 类许可证）及委托生产药品的批准文号。持有人依法对药品研制、生产、经营、使用全过程中药品的安全性、有效性、质量可控性负责，不得通过质量协议将法定只能由持有人履行的义务和责任委托给受托方承担。

持有人应当设立职责清晰的管理部门，配备与药品生产经营规模相适应的管理人员，按规定建立覆盖药品生产全过程的质量管理体系。持有人应当对受托生产企业的质量保证能力和风险管理能力进行评估，按规定与受托生产企业签订质量协议和委托生产协议；应当监督受托生产企业履行协议约定的义务，确保双方质量管理体系有效衔接；对受托生产企业的质量管理体系进行定期现场审核，确保生产过程持续符合法定要求。

持有人应当对物料供应商进行评估批准，定期对主要物料供应商的质量管理体系进行现场审核。持有人应当对原料、辅料、直接接触药品的包装材料和容器的进厂检验严格管理，定期对受托生产企业的入厂检验结果抽查审核，确保相关物料符合药用要求和法定标准。

持有人应当制定药品上市放行规程，对受托生产企业的检验结果、关键生产记录和偏差控制情况严格审核，符合有关规定的，经质量受权人签字后方可放行上市。持有人应当结合产品风险定期组织对委托生产质量管理、生产管理等情况进行回顾分析，原则上每季度不少于一次风险研判，制定纠正预防措施，持续健全质量管理体系。

持有人应当按照药品监管有关规定和 GMP 等要求建立药品上市后变更控制体系，制定内部变更分类原则、变更事项清单、工作程序和风险管理要求，并认真实施；应当结合产品特点，联合受托生产企业开展相关研究、评估和必要的验证后，确定变更管理类别，经批准、备案后实施或者在年度报告中载明。

持有人可以自建质量控制实验室开展检验，也可以委托受托生产企业进行检验，但应当对受托方的条件、技术水平、质量管理情况进行现场考核；持有人应当对受托检验的全过程进行监督。原则上，持有人或者受托生产企业不得再委托第三方检验；但个别检验项目涉及使用成本高昂、使用频次较少的专业检验设备，持有人可以委托具有资质的第三方检验机构进行检验；持有人应当对第三方检验机构资质和能力进行审核，与之签订委托检验协议，并向持有人所在地省级药品监管部门报告。

**3. 受托方的要求**　受托方应当严格执行质量协议，确保委托生产药品遵守 GMP，按照国家药品标准和经药品监督管理部门核准的注册标准和生产工艺进行生产。其药品名称、剂型、规格、生产工艺、原辅料来源、直接接触药品的包装材料和容器、包装规格、标签、说明书、批准文号等应当与持有人持有的药品批准证明文件载明内容和注册核准内容相同。

受托生产企业积极配合持有人的现场审核和抽查检验，开放相关场所或者区域，提供真实、有效、完整的文件、记录、票据、凭证、电子数据等相关材料。

受托方应当积极配合持有人接受审核，并按照所有审核发现的缺陷，采取纠正和预防措施落实整改。

**4. 对双方的要求**　委托生产药品的双方应当签订书面合同，内容应当包括质量协议，明确双方的权利与义务，并具体规定双方在药品委托生产管理、质量控制等方面的质量责任及相关的技术事项，且应当符合国家有关药品管理的法律法规。委托方和受托方有关药品委托生产的所有活动应当符合 GMP 的相关要求。在委托生产的药品包装、标签和说明书上，应当标明委托方企业名称和注册地址、受托方企业名称和生产地址。

对于同一生产线生产其他产品的，持有人和受托生产企业应当根据《药品共线生产质量风险管理指南》，制定可行的污染控制措施，排查污染和交叉污染风险。持有人应当定期对受托生产企业执行污染控制措施的情况进行检查，并根据风险评估情况设置必要的检验项目、开展检验，确保药品质量安全。受托生产企业应当积极配合，并在委托生产协议中明确双方责任义务。

**5. 特殊委托生产药品品种的要求**

（1）委托生产无菌药品　持有人的生产负责人、质量负责人、质量受权人均应当具有至少五年从事药品生产和质量管理的实践经验，其中至少三年无菌药品生产和质量管理的实践经验。

（2）委托生产中药注射剂、多组分生化药　持有人的生产负责人、质量负责人、质量受权人应当具备同类型制剂产品三年以上生产和质量管理的实践经验；产品应当具有近五年连续生产销售记录，且未发生过严重不良反应和抽检不合格的情况；受托生产企业应当具备同类型制剂产品近三年连续生产的记录。

## 二、药品生产监督检查

### （一）上市前的 GMP 符合性检查

省级药品监督管理部门根据监管需要，对持有"药品生产许可证"的药品上市许可申请人及其受托生产企业，按以下要求进行上市前的药品生产质量管理规范符合性检查。

（1）未通过与生产该药品的生产条件相适应的药品生产质量管理规范符合性检查的品种，应当进行上市前的药品生产质量管理规范符合性检查。其中，拟生产药品需要进行药品注册现场核查的，国家药品监督管理局药品审评中心通知核查中心，告知相关省、自治区、直辖市药品监督管理部门和申请人。核查中心协调相关省、自治区、直辖市药品监督管理部门，同步开展药品注册现场核查和上市前的药品生产质量管理规范符合性检查。

（2）拟生产药品不需要进行药品注册现场核查的，国家药品监督管理局药品审评中心告知生产场地所在地省、自治区、直辖市药品监督管理部门和申请人，相关省、自治区、直辖市药品监督管理部门自行开展上市前的药品生产质量管理规范符合性检查。

（3）已通过与生产该药品的生产条件相适应的药品生产质量管理规范符合性检查的品种，相关省、自治区、直辖市药品监督管理部门根据风险管理原则决定是否开展上市前的药品生产质量管理规范符合性检查。

开展上市前的药品生产质量管理规范符合性检查的，在检查结束后，应当将检查情况、检查结果等形成书面报告，作为对药品上市监管的重要依据。

### （二）药品生产监督检查内容

监督检查包括许可检查、常规检查、有因检查和其他检查。省、自治区、直辖市药品监督管理部门应当坚持风险管理、全程管控原则，根据风险研判情况，制订年度检查计划并开展监督检查。年度检查计划至少包括检查范围、内容、方式、重点、要求、时限、承担检查的机构等。药品生产监督检查的主要内容包括以下几点。

（1）药品上市许可持有人、药品生产企业执行有关法律、法规及实施药品GMP、GVP以及有关技术规范等情况。

（2）药品生产活动是否与药品品种档案载明的相关内容一致。

（3）疫苗储存、运输管理规范执行情况。

（4）药品委托生产质量协议及委托协议。

（5）风险管理计划实施情况。

（6）变更管理情况。

### （三）药品生产监督检查频次

省、自治区、直辖市药品监督管理部门应当根据药品品种、剂型、管制类别等特点，结合国家药品安全总体情况、药品安全风险警示信息、重大药品安全事件及其调查处理信息等，以及既往检查、检验、不良反应监测、投诉举报等情况确定检查频次。省、自治区、直辖市药品监督管理部门可以结合本行政区域内药品生产监管工作实际情况，调整检查频次；对有不良信用记录的药品上市许可持有人、药品生产企业，应当增加监督检查频次，并可以按照国家规定实施联合惩戒。省级药监部门开展生产监督检查频次要求如下（表5-1）。

表5-1　省级药监部门药品生产检查频次要求

| 企业类别 | 频次 |
| --- | --- |
| 对麻醉药品、第一类精神药品、药品类易制毒化学品生产企业 | 每季度检查不少于一次 |
| 对疫苗、血液制品、放射性药品、医疗用毒性药品、无菌药品等高风险药品生产企业 | 每年不少于一次 |
| 对上述产品之外的药品生产企业 | 每年抽取一定比例开展监督检查，但应当在三年内对本行政区域内企业全部进行检查 |

续表

| 企业类别 | 频次 |
|---|---|
| 对原料、辅料、直接接触药品的包装材料和容器等供应商、生产企业 | 每年抽取一定比例开展监督检查，五年内对本行政区域内企业全部进行检查 |

### 三、药品生产的法律责任

#### （一）药品上市许可持有人和药品生产企业的法律责任

（1）未取得药品生产许可证、药品经营许可证或者医疗机构制剂许可证生产、销售药品的，责令关闭，没收违法生产、销售的药品和违法所得，并处违法生产、销售的药品（包括已售出和未售出的药品）货值金额十五倍以上三十倍以下的罚款；货值金额不足十万元的，按十万元计算。

（2）药品上市许可持有人和药品生产企业未按照 GMP 的要求生产，有下列情形之一：①未配备专门质量负责人独立负责药品质量管理、监督质量管理规范执行；②药品上市许可持有人未配备专门质量受权人履行药品上市放行责任；③药品生产企业未配备专门质量受权人履行药品出厂放行责任；④质量管理体系不能正常运行，药品生产过程控制、质量控制的记录和数据不真实；⑤对已识别的风险未及时采取有效的风险控制措施，无法保证产品质量；⑥其他严重违反 GMP 的情形；责令限期改正，给予警告；逾期不改正的，处十万元以上五十万元以下的罚款；情节严重的，处五十万元以上二百万元以下的罚款，责令停产停业整顿直至吊销药品批准证明文件、药品生产许可证、药品经营许可证等，对法定代表人、主要负责人、直接负责的主管人员和其他责任人员，没收违法行为发生期间自本单位所获收入，并处所获收入百分之十以上百分之五十以下的罚款，十年直至终身禁止从事药品生产经营等活动。

（3）辅料、直接接触药品的包装材料和容器的生产企业及供应商未遵守国家药品监督管理部门制定的质量管理规范等相关要求，不能确保质量保证体系持续合规的，由所在地省、自治区、直辖市药品监督管理部门责令限期改正，给予警告；逾期不改正的，处十万元以上五十万元以下的罚款；情节严重的，处五十万元以上二百万元以下的罚款，责令停产停业整顿直至吊销药品批准证明文件、药品生产许可证、药品经营许可证等，对法定代表人、主要负责人、直接负责的主管人员和其他责任人员，没收违法行为发生期间自本单位所获收入，并处所获收入百分之十以上百分之五十以下的罚款，十年直至终身禁止从事药品生产经营等活动。

（4）药品上市许可持有人和药品生产企业有下列情形之一的，由所在地省、自治区、直辖市药品监督管理部门处一万元以上三万元以下的罚款：①企业名称、住所（经营场所）、法定代表人未按规定办理登记事项变更；②未按照规定每年对直接接触药品的工作人员进行健康检查并建立健康档案；③未按照规定对列入国家实施停产报告的短缺药品清单的药品进行停产报告。

#### （二）药品监督管理部门的法律责任

药品监督管理部门有下列行为之一的，对直接负责的主管人员和其他直接责任人员给予记过或者记大过处分；情节较重的，给予降级或者撤职处分；情节严重的，给予开除处分。

（1）瞒报、谎报、缓报、漏报药品安全事件。

（2）对发现的药品安全违法行为未及时查处。

（3）未及时发现药品安全系统性风险，或者未及时消除监督管理区域内药品安全隐患，造成严重影响。

（4）其他不履行药品监督管理职责，造成严重不良影响或者重大损失。

知识拓展

---

### 药品飞行检查案例

2024 年 4 月 7 日，新疆维吾尔自治区药监局对新疆某中药饮片生产企业进行突击检查。经查，该中药饮片生产企业未遵守药品生产质量管理规范，质量管理体系不能正常运行，药品生产过程控制、质量控制的记录和数据不真实，属于《药品生产监督管理办法》第六十九条规定的情节严重情形，且办案过程中拒绝配合调查。当事人行为违反了《药品管理法》第四十三条第一款规定，依据《药品管理法》第一百二十六条和《中华人民共和国行政处罚法》的规定，自治区药监局吊销该中药饮片生产企业药品生产许可证并处 95 万元罚款的行政处罚。

新修订的《药品管理法》施行，GMP 认证自此取消，这并不意味着从事药品生产的企业可以不遵守 GMP 相关要求。药品监督管理局对药品生产企业的飞行检查次数不断增加，对违规的药品生产企业惩处力度进一步加大，本质上是进一步加强了对药品生产质量的监管。从事药品生产的企业应当诚信生产，提高生产的药品质量，切实做好日常的 GMP 工作。

---

# 第三节　药品生产质量管理规范

PPT

《药品生产质量管理规范》（Good Manufacturing Practice，GMP）是药品生产和质量管理的基本准则，是适用于药品生产全过程的一整套系统的、科学的管理规范。通过对药品生产的全过程进行控制，最大限度地避免药品生产过程中的污染和交叉污染，降低混淆与差错风险，确保生产符合预定用途和注册要求的药品。

## 一、GMP 制度

### （一）GMP 制度概述

**1. GMP 的产生**　GMP 起源于国外，是科技进步与管理科学发展的必要产物，是从药品生产经验中汲取的经验、教训的总结。1962 年，美国国会通过了《科夫沃－哈里斯修正案》（Kefauver－Harris Amendments），加强了对新药上市前安全性和有效性的要求，对药品监管领域产生了重要的影响。次年，美国 FDA 颁布了世界上首部 GMP，并在实践中收获实效，一些发达国家和地区纷纷效仿，制定并颁布了本土的 GMP。1969 年，在第 22 届世界卫生大会上，WHO 建议各成员国采用 GMP 制度保证药品质量。至此，GMP 理论和实践开始走向世界。

**2. GMP 的指导思想**　GMP 的出现标志着药品生产从传统的经验管理向科学化、规范化管理的转变，强调了在药品生产过程中实施全面质量管理的重要性。GMP 的指导思想是，质量源于设计（quality by design，QbD），不是"靠检验"保证质量。

**3. GMP 的分类**　GMP 可按照适用范围或性质进行分类。

（1）按适用范围分类　①国际组织颁布的 GMP，适用于多个国家或地区，如 WHO 制定的 WHO－GMP、欧盟制定的 EU－GMP 等；②国家颁布的 GMP，由国家权力机构制定，适用于某个国家，如我国国家药品监督管理部门制定的 GMP、美国 FDA 制定的 GMP、英国卫生和社会保险部制定的 GMP、日本厚生省制定的 GMP 等；③工业组织制定的 GMP，适用于行业或制药组织内部，如我国医药工业公司、美国制药工会联合会、瑞典工业协会等制定的 GMP。

（2）按性质分类　①作为法律规定、有法律效力，具有强制性的 GMP，由政府或立法机关颁布，如中国、美国、英国、日本等国的 GMP；②仅作为建议性的规定，不具有法律效力的 GMP，如 WHO 的 GMP、中国医药工业公司制定的 GMP。

### 4. GMP 的特点

（1）原则性　GMP 仅指出质量或质量管理要达到的目标，并不限定具体的达标方法。事实上，达到 GMP 要求的方法与手段多种多样，不同药品生产企业的实际情况也有所不同，因此药品生产企业应当具有并充分发挥自主性与选择性，采取最适宜的措施以保证 GMP 的贯彻实施，确保生产出符合质量要求的药品。

（2）时效性　GMP 条款仅能根据某国、某地区现有的药品生产水平制定。随着医药科技、经济贸易和生产力水平的发展与提升，GMP 条款需要不断地补充、调整、修订。对目前具有法定效力或约束力的 GMP，称为现行 GMP。新版 GMP 颁布后，前版 GMP 即废止。

（3）基础性　GMP 是保证药品生产质量的最低标准。GMP 是根据本地一般生产水平所制定的，代表着应当达到的最基础的标准，并不是最高、最好的标准。从国家角度看，任何国家都不会将仅有少数企业有能力达到的药品生产标准定为全行业必须达到的强制性要求。药品生产企业可根据自身情况，并结合生产要求和市场竞争情况，在 GMP 的基础上制定更高标准。

（4）一致性　各类药品 GMP 在结构与内容的布局上基本一致，具有一致性。预防是药品质量的主要控制手段，因此各类 GMP 均强调对药品生产过程中所有能影响到药品质量的因素实施全面、全员、全过程的质量管理，最大程度上避免污染和差错的发生，保证药品质量。

（5）多样性　尽管各类药品 GMP 在结构、基本原则与规定内容上基本一致，但对于同一内容的标准要求，其细节方面可能存在多样性，甚至有较大差异。不同国家的 GMP 可以反映出各国在制药水平上的差异与特色，这也为各国相互借鉴、相互促进提供了基础，有利于世界医药事业的发展。

（6）地域性　一般情况下，一个国家或地区在某一特定时期内仅有一版 GMP，只有达到这版 GMP 的标准，药品质量才能得到该国或该地区政府部门的认可，药品才能够在该地域上市销售和使用。

### （二）GMP 的发展与实施情况

我国于 20 世纪 80 年代初开始引入 GMP 概念。1982 年，中国医药工业公司制定了《药品生产管理规范（试行稿）》，并在部分企业试行。两年后，经国家医药管理局审查修订，《药品生产管理规范》正式颁发并在全国推广，此时的 GMP 尚未纳入法规范畴，仍属于医药行业内的管理规范。

1988 年，卫生部正式颁布了我国第一部 GMP，GMP 正式纳入国家法规，此后于 1992 年进行了第一次修订。1995 年，经国家技术监督局批准，药品认证委员会成立，下设药品认证管理中心负责 GMP 认证工作，国内的一些大型制药企业开始提出 GMP 认证申请，GMP 认证工作由此展开。

1998 年，国家药品监督管理局正式成立，总结我国实施 GMP 的实际情况，结合 WHO、美国、欧盟等实施 GMP 的经验，对 GMP 再次开启修订工作，后于 1999 年 6 月 18 日正式颁布并于 1999 年 8 月 1 日正式施行 1998 年版 GMP。

2011 年 1 月 17 日，卫生部发布了《药品生产质量管理规范（2010 年修订）》，并于 2011 年 3 月 1 日起施行。现行 GMP 与世界接轨，要求药品生产企业建立质量管理体系与完善的质量保证系统，进一步强化了企业的质量意识。

2019 年 12 月 1 日，随着新修订的《药品管理法》的正式施行，新规定将 GMP 理念融入日常管理，药品 GMP 认证正式取消，而动态监管得到加强，我国药品质量管理体系从认证时代正式转向全面飞检时代。药品监督管理部门可随时对药品生产企业执行 GMP 的情况进行检查，企业将面临着更加频繁且严格的现场检查，对企业必须持续符合 GMP 标准提出了更高的要求。

## 二、我国 GMP 主要内容

我国现行 GMP 于 2011 年 3 月 1 日起实施，包括主体章节和附录两个部分。包括总则、质量管理、机构与人员、厂房与设施、设备、物料与产品、确认与验证、文件管理、生产管理、质量控制与质量保证、委托生产与委托检验、产品发运与召回、自检和附则，共十四章，三百一十三条，对药品生产过程的各个方面都作出了明确规定，现介绍如下。

### （一）规范出台目的

本规范作为质量管理体系的一部分，是药品生产管理和质量控制的基本要求，旨在最大限度地降低药品生产过程中污染、交叉污染以及混淆、差错等风险，确保持续稳定地生产出符合预定用途和注册要求的药品。企业应当严格执行 GMP，坚持诚实守信，禁止任何虚假、欺骗行为。

### （二）质量风险管理

质量保证是质量管理体系的一部分。企业必须建立质量保证系统，同时建立完整的文件体系，以保证系统有效运行。质量控制包括相应的组织机构、文件系统以及取样、检验等，确保物料或产品在放行前完成必要的检验，确认其质量符合要求。

质量风险管理是在整个产品生命周期中采用前瞻或回顾的方式，对质量风险进行评估、控制、沟通和审核的系统过程。应当根据科学知识及经验对质量风险进行评估，以保证产品质量。质量风险管理过程所采用的方法、措施、形式及形成的文件应当与存在风险的级别相适应。

### （三）机构与人员要求

企业应当建立与药品生产相适应的管理机构，并有相应的组织机构图。企业应当设立独立的质量管理部门，履行质量保证和质量控制的职责。质量管理部门可以包括质量保证部门和质量控制部门。

药品生产企业关键人员应当为企业的全职人员，至少应当包括企业负责人、生产管理负责人、质量管理负责人和质量受权人。质量管理负责人和生产管理负责人不得互相兼任。质量管理负责人和质量受权人可以兼任。应当制定操作规程确保质量受权人独立履行职责，不受企业负责人和其他人员的干扰。具体人员资质要求和主要职责包括以下内容。

（1）企业负责人是药品质量的主要责任人，全面负责企业日常管理。为确保企业实现质量目标并按照 GMP 要求生产药品，企业负责人应当负责提供必要的资源，合理计划、组织和协调，保证质量管理部门独立履行其职责。

（2）生产管理负责人和质量管理负责人的任职资格和主要职责如下（表 5-2）。

表 5-2　药品生产企业生产管理负责人和质量管理负责人的任职资格及主要职责

| 管理人员 | 任职要求 | 主要职责 | 共同职责 |
| --- | --- | --- | --- |
| 生产管理负责人 | 应当至少具有药学或相关专业本科学历（或中级专业技术职称或执业药师资格），具有至少三年从事药品生产和质量管理的实践经验，其中至少有一年的药品生产管理经验，接受过与所生产产品相关的专业知识培训 | 确保药品按照批准的工艺规程生产、贮存，确保严格执行与生产操作相关的各种操作规程，确保厂房和设备的维护保养，以及生产相关人员的上岗前培训和继续培训等 | 审核和批准产品的工艺规程、操作规程等文件；监督厂区卫生状况；确保关键设备经过确认；确保完成生产工艺验证；确保企业所有相关人员都已经过必要的上岗前培训和继续培训，并根据实际需要调整培训内容；批准并监督委托生产；确定和监督物料和产品的贮存条件；保存记录；监督 GMP 执行状况；监控影响产品质量的因素 |
| 质量管理负责人 | 应当至少具有药学或相关专业本科学历（或中级专业技术职称或执业药师资格），具有至少五年从事药品生产和质量管理的实践经验，其中至少一年的药品质量管理经验，接受过与所生产产品相关的专业知识培训 | 确保产品符合经注册批准的要求和质量标准；确保在产品放行前完成对批记录的审核；批准质量标准、取样方法、检验方法和其他质量管理的操作规程等 | |

（3）质量受权人应当至少具有药学或相关专业本科学历（或中级专业技术职称或执业药师资格），具有至少五年从事药品生产和质量管理的实践经验，从事过药品生产过程控制和质量检验工作。质量受权人应当具有必要的专业理论知识，并经过与产品放行有关的培训，方能独立履行其职责。其主要职责

是参与企业质量体系建立、内部自检、外部质量审计、验证以及药品不良反应报告、产品召回等质量管理活动；承担产品放行的职责，确保每批已放行产品的生产、检验均符合相关法规、药品注册要求和质量标准；在产品放行前，质量受权人必须按要求出具产品放行审核记录，并纳入批记录。

### （四）厂房设施及设备的要求

厂房的选址、设计、布局、建造、改造和维护必须符合药品生产要求，应当能够最大限度地避免污染、交叉污染、混淆和差错，便于清洁、操作和维护。企业应当有整洁的生产环境；厂区的地面、路面及运输等不应当对药品的生产造成污染；生产、行政、生活和辅助区的总体布局应当合理，不得互相妨碍；厂区和厂房内的人、物流走向应当合理。

在生产区，为降低污染和交叉污染的风险，厂房、生产设施和设备应当根据所生产药品的特性、工艺流程及相应洁净度级别要求合理设计、布局和使用。应当根据药品品种、生产操作要求及外部环境状况等配置空调净化系统，使生产区有效通风，并有温度、湿度控制和空气净化过滤，保证药品的生产环境符合要求。洁净区与非洁净区之间、不同级别洁净区之间的压差应当不低于10Pa。必要时，相同洁净度级别的不同功能区域（操作间）之间也应当保持适当的压差梯度。

无菌药品生产所需的洁净区可分为以下4个级别。

A级：高风险操作区，如灌装区、放置胶塞桶和与无菌制剂直接接触的敞口包装容器的区域及无菌装配或连接操作的区域，应当用单向流操作台（罩）维持该区的环境状态。单向流系统在其工作区域必须均匀送风，风速为0.36~0.54m/s（指导值）。应当有数据证明单向流的状态并经过验证。在密闭的隔离操作器或手套箱内，可使用较低的风速。

B级：指无菌配制和灌装等高风险操作A级洁净区所处的背景区域。

C级和D级：指无菌药品生产过程中重要程度较低的操作步骤的洁净区。

以上各级别空气悬浮粒子的标准规定如下（表5-3）。

表5-3 无菌药品生产所需的洁净区洁净度级别要求

| 洁净度级别 | 悬浮粒子最大允许数/立方米 | | | |
| --- | --- | --- | --- | --- |
| | 静态 | | 动态 | |
| | ≥0.5μm | ≥5.0μm | ≥0.5μm | ≥5.0μm |
| A级 | 3520 | 20 | 3520 | 20 |
| B级 | 3520 | 29 | 352000 | 2900 |
| C级 | 352000 | 2900 | 3520000 | 29000 |
| D级 | 3520000 | 29000 | 不作规定 | 不作规定 |

应当按要求对洁净区的悬浮粒子进行动态监测，洁净区微生物监测的动态标准如下（表5-4）。

表5-4 洁净区微生物监测的动态标准

| 洁净度级别 | 浮游菌 cfu/m³ | 沉降菌（直径90mm） cfu/4小时 | 表面微生物 | |
| --- | --- | --- | --- | --- |
| | | | 接触（直径55mm）cfu/碟 | 5指手套 cfu/手套 |
| A级 | <1 | <1 | <1 | <1 |
| B级 | 10 | 5 | 5 | 5 |
| C级 | 100 | 50 | 25 | - |
| D级 | 200 | 100 | 50 | - |

注：(1)表中各数值均为平均值；(2)单个沉降碟的暴露时间可以少于4小时，同一位置可使用多个沉降碟连续进行监测并累积计数。

仓储区应当设置有足够的空间，确保有序存放待验、合格、不合格、退货或召回的原辅料、包装材料、中间产品、待包装产品和成品等各类物料和产品。质量控制实验室通常应当与生产区分开。生物检定、微生物和放射性同位素的实验室还应当彼此分开。

在辅助区，休息室的设置不应当对生产区、仓储区和质量控制区造成不良影响。更衣室和盥洗室应当方便人员进出，并与使用人数相适应。盥洗室不得与生产区和仓储区直接相通。维修间应当尽可能远离生产区。存放在洁净区内的维修用备件和工具，应当放置在专门的房间或工具柜中。

设备的设计、选型、安装、改造和维护必须符合预定用途，应当尽可能降低产生污染、交叉污染、混淆和差错的风险，便于操作、清洁、维护，以及必要时进行的消毒或灭菌。

生产设备不得对药品质量产生任何不利影响。与药品直接接触的生产设备表面应当平整、光洁、易清洗或消毒、耐腐蚀，不得与药品发生化学反应、吸附药品或向药品中释放物质。应当配备有适当量程和精度的衡器、量具、仪器和仪表。应当选择适当的清洗、清洁设备，并防止这类设备成为污染源。设备的维护和维修不得影响产品质量。

制药用水应当符合其用途，并符合《中华人民共和国药典》的质量标准及相关要求。制药用水至少应当采用饮用水。纯化水、注射用水储罐和输送管道所用材料应当无毒、耐腐蚀；储罐的通气口应当安装不脱落纤维的疏水性除菌滤器；管道的设计和安装应当避免死角、盲管。纯化水、注射用水的制备、贮存和分配应当能够防止微生物的滋生。纯化水可采用循环，注射用水可采用70°C以上保温循环。

## （五）物料与产品的要求

应当建立物料和产品的操作规程，确保物料和产品的正确接收、贮存、发放、使用和发运，防止污染、交叉污染、混淆和差错。应当制定相应的操作规程，采取核对或检验等适当措施，确认每一包装内的原辅料正确无误。中间产品和待包装产品应当在适当的条件下贮存。与药品直接接触的包装材料和印刷包装材料的管理和控制要求与原辅料相同。成品放行前应当待验贮存。麻醉药品、精神药品、医疗用毒性药品（包括药材）、放射性药品、药品类易制毒化学品及易燃、易爆和其他危险品的验收、贮存、管理应当执行国家有关的规定。不合格的物料、中间产品、待包装产品和成品的每个包装容器上均应当有清晰醒目的标志，并在隔离区内妥善保存。

## （六）文件的管理要求

文件是质量保证系统的基本要素。企业必须有内容正确的书面质量标准、生产处方和工艺规程、操作规程以及记录等文件。企业应当建立文件管理的操作规程，系统地设计、制定、审核、批准和发放文件。与GMP有关的文件应当经质量管理部门的审核。文件的内容应当与药品生产许可、药品注册等相关要求一致，并有助于追溯每批产品的历史情况。

记录应当保持清洁，不得撕毁和任意涂改。记录填写的任何更改都应当签注姓名和日期，并使原有信息仍清晰可辨，必要时，应当说明更改的理由。记录如需重新誊写，则原有记录不得销毁，应当作为重新誊写记录的附件保存。每批药品应当有批记录，包括批生产记录、批包装记录、批检验记录和药品放行审核记录等与本批产品有关的记录。批记录应当由质量管理部门负责管理，至少保存至药品有效期后一年。

## （七）生产管理的要求

所有药品的生产和包装均应当按照批准的工艺规程和操作规程进行操作并进行相关记录，以确保药品达到规定的质量标准，并符合药品生产许可和注册批准的要求。应当建立划分产品生产批次的操作规程，生产批次的划分应当能够确保同一批次产品质量和特性的均一性（药品生产批次划分原则，见表5-5）。每次生产结束后应当进行清场，确保设备和工作场所没有遗留与本次生产有关的物料、产品和文件。下次生产开始前，应当对前次清场情况进行确认。

表 5-5　无菌药品和原料药生产批次划分的原则

| 药品 | 批次划分原则 |
|---|---|
| 无菌药品 | (1) 大（小）容量注射剂以同一配液罐最终一次配制的药液所生产的均质产品为一批；同一批产品如用不同的灭菌设备或同一灭菌设备分次灭菌的，应当可以追溯<br>(2) 粉针剂以一批无菌原料药在同一连续生产周期内生产的均质产品为一批<br>(3) 冻干产品以同一批配制的药液使用同一台冻干设备在同一生产周期内生产的均质产品为一批<br>(4) 眼用制剂、软膏剂、乳剂和混悬剂等以同一配制罐最终一次配制所生产的均质产品为一批 |
| 原料药 | (1) 连续生产的原料药，在一定时间间隔内生产的在规定限度内的均质产品为一批<br>(2) 间歇生产的原料药，可由一定数量的产品经最后混合所得的在规定限度内的均质产品为一批 |

生产开始前应当进行检查，确保设备和工作场所没有上批遗留的产品、文件或与本批产品生产无关的物料，设备处于已清洁及待用状态。检查结果应当有记录。生产过程中应当采取措施，尽可能防止污染和交叉污染。包装操作规程应当规定降低污染和交叉污染、混淆或差错风险的措施。

### （八）质量控制与质量保证要求

质量控制实验室的人员、设施、设备应当与产品性质和生产规模相适应。质量控制负责人应当具有足够的管理实验室的资质和经验，可以管理同一企业的一个或多个实验室。质量控制实验室的检验人员应当具有相关专业中专或高中以上学历，并经过与所从事的检验操作相关的实践培训且通过考核。

应当分别建立物料和产品批准放行的操作规程，明确批准放行的标准、职责，并有相应的记录。药品的质量评价应当有明确的结论，如批准放行、不合格或其他决定；每批药品均应当由质量受权人签名批准放行；疫苗类制品、血液制品、用于血源筛查的体外诊断试剂以及国家药品监督管理部门规定的其他生物制品放行前还应当取得批签发合格证明。

企业应该开展持续稳定性考察，目的是在有效期内监控已上市药品的质量，以便发现药品与生产相关的稳定性问题（如杂质含量或溶出度特性的变化），并确定药品能够在标示的贮存条件下，符合质量标准的各项要求。企业应当建立变更控制系统，对所有影响产品质量的变更进行评估和管理。需要经药品监督管理部门批准的变更应当在得到批准后方可实施。

企业应当建立偏差处理的操作规程，规定偏差的报告、记录、调查、处理以及所采取的纠正措施，并有相应的记录。各部门负责人应当确保所有人员正确执行生产工艺、质量标准、检验方法和操作规程，防止偏差的产生。企业应当建立纠正措施和预防措施系统，对投诉、召回、偏差、自检或外部检查结果、工艺性能和质量监测趋势等进行调查并采取纠正和预防措施。质量管理部门应当对所有生产用物料的供应商进行质量评估，会同有关部门对主要物料供应商（尤其是生产商）的质量体系进行现场质量审计，并对质量评估不符合要求的供应商行使否决权。

药品生产企业应当建立药品不良反应报告和监测管理制度，设立专门机构并配备专职人员负责管理。应当主动收集药品不良反应，对不良反应应当详细记录、评价、调查和处理，及时采取措施控制可能存在的风险，并按照要求向药品监督管理部门报告。应当有专人及足够的辅助人员负责进行质量投诉的调查和处理，所有投诉、调查的信息应当向质量受权人通报。

### （九）委托生产与委托检验要求

委托生产与委托检验方面的规定与要求（表 5-6）。

表 5-6　药品委托生产中委托方和受托方的责任与义务

| 药品委托生产的主客体 | 责任与义务 |
|---|---|
| 委托方 | (1) 委托方应当对受托方进行评估，对受托方的条件、技术水平、质量管理情况进行现场考核，确认其具有完成受托工作的能力，并能保证符合 GMP 的要求 |

续表

| 药品委托生产的主客体 | 责任与义务 |
|---|---|
| 委托方 | （2）委托方应当向受托方提供所有必要的资料，以使受托方能够按照药品注册和其他法定要求正确实施所委托的操作<br>（3）委托方应当使受托方充分了解与产品或操作相关的各种问题，包括产品或操作对受托方的环境、厂房、设备、人员及其他物料或产品可能造成的危害<br>（4）委托方应当对受托生产或检验的全过程进行监督<br>（5）委托方应当确保物料和产品符合相应的质量标准 |
| 受托方 | （1）受托方必须具备足够的厂房、设备、知识和经验以及人员，满足委托方所委托的生产或检验工作的要求<br>（2）受托方应当确保所收到委托方提供的物料、中间产品和待包装产品适用于预定用途<br>（3）受托方不得从事对委托生产或检验的产品质量有不利影响的活动 |

### （十）药品发运与召回要求

企业应当建立产品召回系统，必要时可迅速、有效地从市场召回任何一批存在安全隐患的产品。每批产品均应当有发运记录，发运记录应当至少保存至药品有效期后一年。企业应当制定召回操作规程，确保召回工作的有效性。应当指定专人负责组织协调召回工作，并配备足够数量的人员。产品召回负责人应当独立于销售和市场部门；如产品召回负责人不是质量受权人，则应当向质量受权人通报召回处理情况。

### （十一）自检要求

质量管理部门应当定期组织对企业进行自检，监控 GMP 的实施情况，评估企业是否符合 GMP 要求，并提出必要的纠正和预防措施。自检应当有计划，对机构与人员、厂房与设施、设备、物料与产品、确认与验证、文件管理、生产管理、质量控制与质量保证、委托生产与委托检验、产品发运与召回等项目定期进行检查。应当由企业指定人员进行独立、系统、全面的自检，也可由外部人员或专家进行独立的质量审计。

### （十二）术语的解释

本规范对一些用语的含义作出界定与解释。

（1）包装　待包装产品变成成品所需的所有操作步骤，包括分装、贴签等。但无菌生产工艺中产品的无菌灌装，以及最终灭菌产品的灌装等不视为包装。

（2）操作规程　经批准用来指导设备操作、维护与清洁、验证、环境控制、取样和检验等药品生产活动的通用性文件，也称标准操作规程。

（3）产品　包括药品的中间产品、待包装产品和成品。

（4）产品生命周期　产品从最初的研发、上市直至退市的所有阶段。

（5）供应商　指物料、设备、仪器、试剂和服务等的提供方，如生产商、经销商等。

（6）交叉污染　不同原料、辅料及产品之间发生的相互污染。

（7）洁净区　需要对环境中尘粒及微生物数量进行控制的房间（区域），其建筑结构、装备及其使用应当能够减少该区域内污染物的引入、产生和滞留。

（8）批　经一个或若干加工过程生产的、具有预期均一质量和特性的一定数量的原辅料、包装材料或成品。例如：口服或外用的固体、半固体制剂在成型或分装前使用同一台混合设备一次混合所生产的均质产品为一批；口服或外用的液体制剂以灌装（封）前经最后混合的药液所生产的均质产品为一批。

（9）批号　用于识别一个特定批的具有唯一性的数字和（或）字母的组合。

（10）文件　GMP 所指的文件包括质量标准、工艺规程、操作规程、记录、报告等。

（11）物料　指原料、辅料和包装材料等。例如：化学药品制剂的原料是指原料药；生物制品的原料是指原材料；中药制剂的原料是指中药材、中药饮片和外购中药提取物；原料药的原料是指用于原料药生产的除包装材料以外的其他物料。

（12）污染　在生产、取样、包装或重新包装、贮存或运输等操作过程中，原辅料、中间产品、待包装产品、成品受到具有化学或微生物特性的杂质或异物的不利影响。

### 知识拓展

#### 药品生产企业违反 GMP 案例

2024 年 4 月 29 日、30 日和 5 月 7 日，上海市药品监督管理局对某药品生产企业进行现场检查，查见该药品生产企业存在替米沙坦氢氯噻嗪胶囊部分生产过程与生产工艺规程的规定不一致、批记录中部分数据不真实等情况。

该药品生产企业替米沙坦氢氯噻嗪胶囊生产工艺规程规定：替米沙坦制粒使用的设备为沸腾干燥制粒机，制粒时设置进风风量 300～1500m³/h，喷浆转速 45～70 转，在制粒过程中，根据物料沸腾状态调节进风量，进风风量参数范围为 300～1500m³/h，制粒后进行整粒，整粒方式为将冷却至室温的干颗粒用 30 目药手工过筛。

2024 年 3 月 4 日至 4 月 23 日，该药品生产企业共生产 11 批替米沙坦氢氯噻嗪胶囊。上述 11 批中间产品替米沙坦颗粒制粒时，实际喷浆转速在 28～36 转；其中 2 批中间产品替米沙坦颗粒制粒时，沸腾干燥制粒机进风风量部分时间段调整为 1550m³/h 至 1900m³/h，但相应批生产记录上记录的进风风量和喷浆转速仍为生产工艺规程规定范围内的数值。

此外，该药品生产企业在生产批号为 240403、240404 的 2 批替米沙坦氢氯噻嗪胶囊时，替米沙坦颗粒手工过筛后再使用研钵进行整粒；在生产批号为 240405 的替米沙坦氢噻嗪胶囊时，替米沙坦颗粒手工过筛后再使用研钵和摇摆颗粒机进行整粒。

上述替米沙坦颗粒整粒操作非工艺规程规定过程。该药品生产企业未对上述使用研钵和摇摆颗粒机进行整粒的行为在批生产记录上进行记录。

事后，该药品生产企业主动停止生产，对库存的 8 批产品停止销售和进行冻结，主动对已销售的 5 批产品实施召回，共召回 21739 盒上述产品，并对上述 11 批次产品作不合格品处理。上海市药品监督管理局根据《药品管理法》相关条例，对该企业罚款 70 万元。

## 第四节　药物警戒制度与药品召回管理

PPT

### 一、药物警戒制度

#### （一）药物警戒制度概述

**1. 药物警戒的产生与发展**　"药物警戒"一词最早由法国科学家于 1974 年提出，WHO 对其的定义为与发现、评估、理解和预防不良反应或其他任何可能与药物相关问题的科学研究与活动。药物警戒活动是指对药品不良反应及其他与用药有关的有害反应进行监测、识别、评估和控制的活动。

20 世纪 60 年代的"反应停"事件让国际社会对药品安全问题的重视程度高度提升，药品上市后监测的需求随之被提出。1963 年，第 16 届世界卫生大会重申了迅速传播有关药物不良反应（adverse drug reaction，ADR）信息的重要性，为此 WHO 于 1968 年开始了一项国际药物监测合作试验计划，收集药品不良反应报告，定义药品不良反应术语、制订药品不良反应报表、药品目录，建立并发展了计算机报告管理系统。1970 年，基于合作试验计划的成果与经验，WHO 药物监测合作中心正式建立，负责收集、评估和传播全球药物安全信息，为全球药物警戒体系的建设和发展奠定了基础。2004 年，ICH 发布的《药物警戒计划指南》成为国际药物指导原则，正式将上市前药品安全评估与上市后监测整合到药物警戒活动范围中去。

我国于 1998 年成为 WHO 国际药物监测合作计划的正式成员国，开始向 WHO 全球数据库提供个例安全性报告。1999 年，我国发布了《药品不良反应监测管理办法（试行）》，对 ADR 监测工作的具体内容做出了详细规定；同年，国家药品不良反应监测中心成立，逐步建立覆盖全国的药品和医疗器械不良反应监测体系，建设国家药品和医疗器械不良反应监测系统，后在 2001 年修订的《药品管理法》中明确提出要实行药品不良反应报告制度。

2019 年，《药品管理法》明确国家要建立药物警戒制度，对药品不良反应及其他与用药有关的有害反应进行监测、识别、评估和控制，正式确立了药物警戒在我国的法律地位。2021 年 5 月，国家药品监督管理局发布了《药物警戒质量管理规范》（Good Pharmacovigilance Practice，GVP），并于 2021 年 12 月 1 日起正式施行。这是我国药物警戒领域的第一部法律规范文件，在药物警戒法治化方面具有里程碑式的意义。

**2. 药物警戒与药品不良反应监测的关系**　药物警戒与药品不良反应监测之间有很多共同点，它们的根本目的都是提升临床合理用药水平、保证公众用药安全。与此同时，这两者之间又存在一定的差异（表 5 - 7）。

表 5 - 7　药物警戒与药品不良反应监测的差异

| 差异点 | 药物警戒 | 药品不良反应监测 |
| --- | --- | --- |
| 监测对象 | 对药品的安全性进行持续性监测，不仅关注药品不良反应，还关注其他药品安全问题 | 主要关注的是合格药品在正常用法用量下出现的与用药目的无关的或意外的有害反应，其监测对象是药品不良反应 |
| 监测期限 | 覆盖药品整个生命周期，贯穿于药品上市前研究、上市后安全性监测及评价，以及最终的撤市和淘汰 | 通常适用于药品上市后阶段 |
| 工作内容 | 侧重于药品安全问题风险的发现、识别到控制的全过程，以期通过信号监测准确识别、控制、预防药品安全问题的发生 | 收集药品不良反应数据并评价、分析，以期能尽早发现在新药临床试验阶段未发现的药品不良反应 |
| 研究方法 | 通过开展临床调查、上市后研究等多种措施来发现、识别风险信号 | 方法较为局限，主要以自发报告为主，还可采用集中监测、重点医院监测、数据库链接等方法 |

**3. 药物警戒制度的实施意义**

（1）监测工作发展的必然趋势　药品不良反应报告制度已在我国实行多年，药品生产企业的药品不良反应报告意识相对欠缺，其报告占比仅 1% ~ 3%；其风险评估与控制能力也相对欠缺。我国的药品上市许可持有人制度和药品警戒制度明确了持有人为药品安全责任主体，提升其药品安全责任意识，发挥其在药品风险管理方面的能动作用，这是监测工作发展的必然趋势。

（2）监管能力提升的重要举措　在药品市场全球化的大背景下，提升我国药品监管能力与世界接轨有助于我国药品产业适应国际规则、提升产业国际竞争力。实行药物警戒制度，在原药品不良反应报告制度的基础上结合 ICH 技术指导原则的要求，对持有人提出更高的监管要求，是药监部门提升药品安全监管能力的重要举措。

（3）持有人社会价值的更高体现　药物警戒制度的实施使持有人的社会价值从"让患者有药可用"提升到了"让患者用放心药"。持有人作为药品安全的责任主体，需要关注与患者身体健康相关的一切药品安全问题，从而以更高水平服务社会，彰显其社会价值。

## （二）药物警戒质量管理规范

GVP 包括总则，质量管理，机构人员与资源，监测与报告，风险识别与评估，风险控制，文件，记录与数据管理，临床试验期间药物警戒和附则九章，共一百三十四条。

**1. 责任主体**　药品上市许可持有人（以下简称"持有人"）作为药物警戒的责任主体，应当建立药物警戒体系，监测、识别、评估和控制药品不良反应及其他与用药有关的有害反应；应当基于药品安全性特征，与医疗机构、药品生产企业、药品经营企业、药物临床试验机构等协同开展药物警戒活动，最大限度降低药品安全风险，保障公众用药安全。

**2. 质量管理**　持有人应当建立药物警戒体系，制订质量目标，建立质量保证系统，并对药物警戒体系及活动进行质量管理。持有人应定期进行内部审核，评估药物警戒体系的适宜性、充分性和有效性。持有人是药物警戒的责任主体，即使是委托第三方进行药物警戒工作，相应的法律责任也由持有人承担。

**3. 机构人员与资源**　持有人应当建立药品安全委员会，设置药物警戒部门，明确相关部门职责，建立良好的沟通和协调机制。持有人应当指定药物警戒负责人并在国家药品不良反应监测系统中登记；应当配备足够数量、具有适当资质且接受药物警戒培训的专职人员；应当配备满足药物警戒活动所需的设备与资源，以保证药物警戒体系的有效运行及质量目标的实现。

**4. 监测与报告**　持有人应建立并完善药品不良反应信息收集途径，评估信息的真实性和准确性，评价药品不良反应的严重性与药品不良反应关联性，并按法律法规要求及时向国家药品不良反应监测系统提交报告。

**5. 风险识别与评估**　持有人应开展风险信号识别和评估工作，并根据评估结果对已识别风险、潜在风险采取适当有效的风险管理措施。持有人应当主动开展药品上市后安全性研究，应根据相关规定定期撰写安全性更新报告。

**6. 风险控制**　持有人应针对已识别的安全风险采取适宜的风险控制措施，如修订药品说明书、标签、包装，改变药品管理状态等；应及时、准确、有效地向医务人员、患者、公众传递药品安全性信息；应根据风险评估结果制订药物警戒计划，并根据风险认知的变化及时更新，以管理药品安全风险。

**7. 文件、记录与数据管理**　持有人应制定和维护药物警戒制度和规程文件，定期审查并根据相关法律法规及时更新；应创建并维护药物警戒体系主文件，详细描述药物警戒体系的组织结构、人员配置、管理制度、操作规程等；持有人应规范记录药物警戒活动的过程和结果，确保记录的真实性、准确性和完整性。关键的药物警戒活动相关记录和数据应进行确认与复核，并采取措施保证数据的安全性和保密性。

**8. 临床试验期间药物警戒**　在药物临床试验期间，获准开展药物临床试验的药品注册申请人应积极与相关方合作，落实安全风险管理的主体责任。

## 二、药品召回管理

### （一）药品召回

药品召回是指药品上市许可持有人按照规定程序收回已上市的存在质量问题或其他安全隐患的药品，并采取相应措施，及时控制风险、消除隐患的活动。其中的质量问题或其他安全隐患是指研制、生产等原因可能导致药品具有的危及人体健康和生命安全的不合理危险。

药品召回制度最早出现于美国，最初是以其他行业（如汽车制造业）的缺陷产品召回制度为基础建立起来的，之后逐渐成为世界各国为保证公众用药安全而采取的药品监管措施。截至目前，美国、加拿大、澳大利亚、欧盟等国家或地区均已建立了药品召回制度。

我国的药品召回制度开始于 2007 年。2007 年 7 月，我国出台并实施了《国务院关于加强食品等产品安全监督管理的特别规定》，明确了生产经营者、监管部门和人民政府的责任，要求生产企业发现产品存在安全隐患时应公布有关信息，主动召回产品。同年 12 月，《药品召回管理办法》发布，标志着我国药品召回体系的正式建立。

2019 年《药品管理法》明确了药品召回责任主体为药品上市许可持有人，规定药品存在质量或者其他安全隐患的，持有人应告知相关药品经营企业与医疗机构，立即停止销售和使用药品，及时公开召回信息，召回已销售的药品，并向省、自治区、直辖市人民政府药品监督管理部门和卫生主管部门报告药品召回和处理情况。

2022 年 10 月 24 日，最新修订的《药品召回管理办法》发布，自 2022 年 11 月 1 日起施行。该修订落实了新《药品管理法》的相关规定，明确了持有人的主体责任，并进一步细化与完善了药品召回的处理措施、信息公开等方面。药品召回制度在我国药品安全监管、保障公众用药安全方面具有重大意义。

### （二）药品召回类型和级别

**1. 药品召回的类型**　药品召回可分为两类：主动召回和责令召回。

（1）主动召回　经上市许可持有人调查评估后，确定药品存有质量问题或其他安全隐患的，应立即决定、实施召回。

（2）责令召回　经药品监督管理部门评估后，认为上市许可持有人应当召回药品而未召回，或药品监督管理部门对上市许可持有人的主动召回结果进行审查后，认为持有人实施药品召回不彻底的，省级药品监管部门应当责令持有人召回。

**2. 药品召回的级别**　药品召回级别按照药品质量或其他安全隐患的严重程度可分为以下三级。

（1）一级召回　使用该药品可能或已经引起严重健康危害。

（2）二级召回　使用该药品可能或已经引起暂时或可逆的健康危害。

（3）三级召回　使用该药品一般不会引起健康危害，是由于其他原因需要召回。

### （三）药品召回的监督管理与实施

**1. 药品召回的责任主体**　上市许可持有人是控制风险、消除隐患的责任主体，是药品召回的主体。持有人应建立健全药品召回的相关制度，收集有关药品质量与安全的相关信息，对可能存在的质量问题或者其他隐患进行调查评估，及时收回存在质量问题或其他安全隐患的药品。

**2. 药品召回的协助单位**　药品生产企业、经营企业、使用单位应积极协助持有人调查、评估可能存在质量问题或其他安全隐患的药品，主动配合持有人履行药品召回义务；如发现其生产、经营、使用的药品可能存在质量问题或其他安全隐患，应及时通知持有人，暂停生产、放行、销售、使用，并向省级药品监管部门报告；应与持有人一起，按照相关规定建立健全、实施药品追溯制度，保证上市药品可追根溯源。

**3. 药品召回的监管机构**　国家药品监督管理部门负责指导全国的药品召回管理工作；省级药品监管部门负责做好行政区域内的药品召回监管工作；市县级药品监管部门负责配合、协助药品召回的有关工作，负责对行政区域内药品经营企业及药品使用单位协助召回工作情况进行监管。

**4. 主动召回的实施**　经药品上市许可持有人确定药品存在质量问题或其他安全隐患决定实施召回的，应向社会发布召回信息，向药品生产企业、经营企业、使用单位等发布召回通知，向省级药品监督管理部门备案调查评估报告、召回计划和召回通知，并按规定频次向省级药品监管部门报告药品召回进展。对于召回的药品，持有人应明确其标识与存放要求，防止与正常药品混淆、差错。当召回药品需要销毁时，应当在持有人、药品生产企业或者召回药品储存地所在地县级以上药品监管部门或者公证机构监督下销毁。境外生产药品需要在境内实施召回的，应由在中国境内履行持有人义务的企业法人实施召回，并向所在地省级药品监管部门和卫生主管部门报告药品召回和处理情况。持有人实施主动召回应采取的措施和对应时限如下（表5-8）。

表5-8　持有人实施主动召回应采取的措施和对应时限

| 应采取的措施 | 一级召回 | 二级召回 | 三级召回 |
| --- | --- | --- | --- |
| 发出召回通知，通知药品生产、经营、使用单位停止销售和使用药品，向所在地省级药品监督管理部门备案调查评估报告、召回计划和召回通知 | 1日内 | 3日内 | 7日内 |
| 向所在地省级药品监督管理部门报告药品召回进展情况 | 每日 | 每3日 | 每7日 |
| 向所在地省级药品监督管理部门和卫生主管部门提交药品召回的总结报告 | 完成召回和处理后10个工作日内 | | |
| 建立详细的召回药品处理记录 | 保存5年且不得少于药品有效期后1年 | | |

**5. 责令召回的实施**　省级药品监管部门作出责令召回决定后，应向该药品的上市许可持有人送达责令召回通知书，并向社会公布责令召回药品的有关信息。持有人在收到责令召回通知书后，应按规定及时采取措施实施药品召回，其措施与时限要求同上述主动召回实施中的相关要求。持有人应在完成药品召回和处理后10个工作日内向所在地省级药品监管部门和卫生主管部门提交药品召回总结报告。省级药品监管部门应自收到总结报告之日起10日内对总结报告进行审查，评价其召回效果，认为召回未有效控制风险或未消除安全隐患的，应当书面要求持有人重新召回。持有人违反相关规定，在其所在地省级药品监管部门责令召回后拒不召回的，或药品生产企业、经营企业、使用单位不配合召回的，相应省级药品监管部门应对其依法进行查处。

## 思考题

答案解析

2025年3月，山东省药品监督管理局在对某制药企业进行飞行检查时发现，该企业在无菌药品生产过程中存在严重GMP违规行为。检查人员在A级洁净区发现操作人员未按规程佩戴无菌手套，部分生产设备表面存在可见颗粒物，批生产记录出现篡改痕迹，现场数据不一致，企业未能提供原始记录。检查同时发现，该企业未按规定及时报告药品不良反应，部分退回产品未按药品召回要求处理，存在安全隐患。山东省药监局依照《药品管理法》和GMP相关规定，对该企业吊销药品生产许可证，并处以1200万元罚款，并对企业质量负责人实行行业禁入处罚。

1. 结合本案例，该企业在哪些方面违反了《药品生产质量管理规范》（GMP）的核心要求？请简要分析。

2. 本案例中，企业未及时上报不良反应违反了《药品管理法》中哪些制度？相关责任主体应承担什么法律后果？

结合本案，如果该企业试图通过补交批记录与修正数据应对检查，请分析这种行为的法律风险及制度应对措施。

书网融合……

微课　　　　　　习题　　　　　　本章小结

# 第六章  药品经营管理

📖 学习目标

1. 通过本章学习，掌握药品经营企业的许可管理，互联网药品交易服务的类型，处方药与非处方药分类管理，GSP 对药品经营过程质量管理的相关规定，熟悉 GSP 现场检查指导原则主要内容，药品进出口管理要求，了解药品经营的特殊性及药品经营管理的相关内容。

2. 具有运用药品经营管理的相关法规、政策，解决药品经营中实际问题的能力；具有能够配合 GSP 现场检查工作及检查后持续改进工作的能力，可确保企业持续符合 GSP 要求；具有药品经营管理领域信息收集与分析能力，能从多种渠道快速收集并分析信息，洞察行业发展方向与需求；具有解读药品生产相关最新法律法规、政策、标准的能力，能够理解其对药品分类管理、药品进出口、互联网药品经营等方面的具体要求。

3. 树立依法经营，秉承诚信的职业道德规范的理念，做到诚实守信，依法经营；树立职业道德和责任感，能深刻理解药品经营工作者的责任，能在药品经营管理中严格遵守相关法律法规；树立团队合作意识，培养沟通协调能力。

## 第一节  药品经营管理概述

PPT

### 一、药品经营管理的界定和特点

#### （一）药品经营管理的界定

药品经营是指通过对药品信息流、物流和资金流的有效管理，实现药品供应链的全程追溯，并确保药品从生产企业流向终端使用者的安全、高效流通。其核心活动包括药品的采购、储存、运输、销售及售后服务。

药品经营管理是指药品经营企业在开展经营活动的过程中，依据相关法规和市场需求，制定经营目标，完善质量管理体系，优化供应链运营，并实施科学的营销策略，以保障药品流通的规范性、安全性和可及性。

#### （二）药品经营管理的特点

由于药品直接关系到公众的生命健康和人身安全，属于一类特殊的商品。因此，药品经营活动除了具有一般商品经营活动的共性外，还具有专业性、综合性、政策约束性等特点。

**1. 专业性**  药品经营企业经营的品种多、规格多、数量大、流动性大，参与药品流通的机构人员多，其过程较一般商品复杂，因此药品经营管理应有较强的专业性。由于药品购进、储存、销售的过程中，易出差错和产生污染，所以对药品经营企业提出了严格的要求。必须具备符合《药品经营质量管理规范》（Good Supply Practice，GSP）的经营场所、仓储设施、运输条件及一系列质量保证的管理制度，同时必须配备具有依法经过资格认定的药学技术人员。

**2. 综合性**  药品经营企业开展经营活动，除了药品的采购、储存、销售，还要同金融、交通运输、医院药房、社会药房等各行业及医师、药师、患者等联系。既有专业技术性工作又有事务工作；企业还要处理好经济效益和社会效益之间的关系。

**3. 政策约束性**    国家通过制定法律、法规和标准，对药品经营行为和质量控制过程进行监管和指导。如《药品经营和使用质量监督管理办法》《药品经营质量管理规范》《药品网络销售监督管理办法》等。药品企业必须依法经营，确保人民用药合理、安全、有效。

## 二、药品经营的特殊性

### （一）药品消费的特殊性

药品的消费方式与其他商品的消费方式具有很大的不同，人们在预防、治疗、诊断疾病时，消费药品不像消费其他商品一样有自主选择权，患者使用处方药时需凭医师处方销售、购买和使用；使用非处方药时需仔细阅读药品使用说明书并按说明书或在药师指导下购买和使用，消费者通常处于被动状态。

### （二）药品流通的特殊性

药品的特殊性决定了药品流通的特殊性。首先，药品经营企业根据用户的需要，将来自不同地点、众多药品生产企业的药品经过组合又重新分送到其他批发、零售企业和医疗单位，在药品的购进、销售这个集散过程中，药品的差错和污染等情况随时有可能发生。其次，药品在运输过程中会遇到恶劣气候和其他一些物理因素带来的不利影响，会引起药品质量的变化。药品批发企业尽量创造良好条件使之不利影响减少到最低限度。最后，药品流通环节的大部分时间是在仓库里存放，仓库的条件对药品质量会产生不可忽视的影响。

### （三）药品流通监管的严格性

相较于一般行业，药品流通行业的准入门槛更高。国家规定所有医药流通企业必须通过 GSP 认证，并严格遵循 GSP 规定，对药品的采购、验收、储存、销售等环节进行规范化管理确保流通全过程符合质量要求。不同类型的药品需按照其特性进行储存，如控制温度、湿度和避光条件。因此，药品流通领域对药品的采购、运输、存储等环节的管理更为严格，监管要求更为细致，以保障公众用药安全。

# 第二节    药品经营企业管理

PPT

## 一、药品经营企业的许可

### （一）药品经营方式、经营类别与经营范围

**1. 药品经营方式**    药品经营方式分为药品批发和药品零售，划分依据是药品销售对象，与药品具体销售数量多少无关。

药品批发：是指将药品销售给符合购进药品资质的药品上市许可持有人、药品生产企业、药品经营企业和药品使用单位的药品经营方式。

药品零售：是指将药品直接销售给个人消费者的药品经营方式。

**2. 药品经营类别**    分为处方药、甲类非处方药、乙类非处方药。在药品零售审批时，药品监督管理部门应当先核定经营类别，并在经营范围中予以明确。药品零售连锁门店的经营类别不得超过药品零售连锁总部的经营类别。

**3. 药品经营范围**    鉴于药品批发和药品零售活动的各自特点，《药品经营和使用质量监督管理办法》对二者的经营范围做出了分别划定。

（1）药品批发经营范围　包括中药饮片、中成药、化学药、生物制品、体外诊断试剂（药品）、麻醉药品、第一类精神药品、第二类精神药品、药品类易制毒化学品、医疗用毒性药品、蛋白同化制剂、肽类激素等。其中麻醉药品、第一类精神药品、第二类精神药品、药品类易制毒化学品、医疗用毒性药品、蛋白同化制剂、肽类激素等经营范围的核定，按照国家有关规定执行；经营冷藏、冷冻等有特殊管理要求的药品的，应当在药品经营许可证经营范围中予以分别标注，如"生物制品（含冷藏、冷冻药品）""化学药（含冷藏药品）"。

（2）药品零售（含药品零售连锁总部）经营范围　包括中药饮片、中成药、化学药、第二类精神药品、血液制品、细胞治疗类生物制品及其他生物制品等。其中第二类精神药品、血液制品、细胞治疗类生物制品经营范围的核定，按照国家有关规定执行；经营冷藏、冷冻药品的，应当在药品经营许可证经营范围中予以分别标注，如"其他生物制品（含冷藏药品）""化学药（含冷藏药品）"。药品零售企业经营罂粟壳中药饮片、毒性中药饮片等，应当在"中药饮片"经营范围中予以单独标注。药品零售连锁门店的经营范围不得超过药品零售连锁总部的经营范围。

**（二）药品批发企业（含药品零售连锁企业总部）开办条件与许可**

**1. 药品批发企业（含药品零售连锁企业总部）开办条件**　2024年1月1日起实施的《药品经营和使用质量监督管理办法》指出（下同），从事药品批发活动，应当具备以下条件。

（1）有与其经营范围相适应的质量管理机构和人员；企业法定代表人、主要负责人、质量负责人、质量管理部门负责人等符合规定的条件。

（2）有依法经过资格认定的药师或者其他药学技术人员。

（3）有与其经营品种和规模相适应的自营仓库（由本企业人员自行运营管理）、营业场所和设施设备，仓库具备实现药品入库、传送、分拣、上架、出库等操作的现代物流设施设备。

（4）有保证药品质量的质量管理制度以及覆盖药品经营、质量控制和追溯全过程的信息管理系统，并符合药品经营质量管理规范要求。

**2. 药品批发企业的许可**　开办药品批发企业的，应当向省级药品监督管理部门申请，经审批同意，依法获取药品经营许可证后，方可开展相应药品经营活动。

**（三）药品零售企业（含药品零售连锁门店）开办条件与许可**

**1. 药品零售企业（含药品零售连锁门店）的开办条件**　从事药品零售活动，应当具备以下条件。

（1）经营处方药、甲类非处方药的，应当按规定配备与经营范围和品种相适应的依法经过资格认定的药师或者其他药学技术人员；只经营乙类非处方药的，可以配备经设区的市级药品监督管理部门组织考核合格的药品销售业务人员。

（2）有与所经营药品相适应的营业场所、设备、陈列和仓储设施以及卫生环境；同时经营其他商品（非药品）的，陈列、仓储设施应当与药品分开设置；在超市等其他场所从事药品零售活动的，应当具有独立的经营区域。

（3）有与所经营药品相适应的质量管理机构或者人员，企业法定代表人、主要负责人、质量负责人等符合规定的条件。

（4）有保证药品质量的质量管理制度、符合质量管理与追溯要求的信息管理系统，符合药品经营质量管理规范要求。

**2. 药品零售企业的许可**　开办药品零售企业（含药品零售连锁企业门店）的，应当向市县级药品监督管理部门申请，经审批同意，依法获取药品经营许可证后，方可开展相应药品经营活动。

**（四）鼓励药品零售连锁的措施**

（1）允许药品零售连锁委托符合药品GSP的企业向企业所属门店配送药品，药品零售连锁企业可不再设立仓库，药品零售连锁企业总部经批准可以跨管辖区域设置仓库。

（2）支持药品零售连锁企业专业化、多元化发展。

（3）鼓励"互联网＋药品流通"模式，鼓励药品零售连锁企业率先推进"网订店取""网订店送"方式销售药品。

（4）推进基层医疗机构与连锁药店的合作，鼓励连锁药店在社区健康服务、老年患者康复、慢性病患者健康管理等方面做出尝试，发挥其服务专业、管理规范的优势和全方位满足人民群众不同用药与健康需求的社会职能。

（5）鼓励药品零售连锁企业在乡镇、村镇设店的积极性，支持进入农村市场。

（6）鼓励药品零售连锁企业结合城市一刻钟便民生活圈、新建社区的服务网点建设，有效融入以多业态集聚形成的社区服务商圈，实现药品流通对基层的有效覆盖，提升人民群众用药的可及性、便利性。

（7）鼓励兼并重组，推进药品零售连锁化经营，实现到2025年末药品零售连锁率接近70%。

### （五）药品经营许可证管理

药品经营许可证有效期为5年，分为正本和副本。药品经营许可证样式由国家药品监督管理局统一制定。药品经营许可证采用电子证书与纸质证书并行管理，电子证书与纸质证书具有同等法律效力。禁止伪造、变造、出租、出借、买卖药品经营许可证。

药品经营许可证应当载明许可证编号、企业名称、统一社会信用代码、经营地址、法定代表人、主要负责人、质量负责人、经营范围、经营方式、仓库地址、发证机关、发证日期、有效期等项目。其中，企业名称、统一社会信用代码、法定代表人等项目应当与市场监督管理部门核发的营业执照中载明的相关内容一致。药品经营许可证载明事项发生变更的，由发证机关在副本上记录变更的内容和时间，并按照变更后的内容重新核发药品经营许可证正本。

## 二、互联网药品交易管理

### （一）互联网药品交易服务的类型

**1. 企业对企业模式，business to business（B－to－B）**　药品上市许可持有人、药品批发企业通过自建网站（含移动应用程序等，下同），通过网络采购药品或将药品销售给其他药品上市许可持有人、药品生产企业、药品经营企业和药品使用单位，以及药品零售企业、医疗机构通过网络向药品上市许可持有人、药品批发企业采购药品的经营模式。

**2. 企业对个人消费者模式，business to customer（B－to－C）**　药品零售企业通过自建网站，向个人消费者销售药品及提供相关药学服务，并按照药品GSP要求配送至个人消费者的经营模式。

**3. 第三方平台模式**　互联网药品交易第三方平台提供者，不直接从事互联网药品销售活动，通过网络系统为在互联网药品交易活动中的购销双方提供互联网药品交易服务的经营模式。

**4. 线上与线下联动模式，online to offline（O－to－O）**　包括"网订店取"和"网订店送"两种方式。"网订店取"是指个人消费者通过网络下单购买药品，赴就近的药品零售企业经营场所获取药品和相关药学服务。"网订店送"是指个人消费者通过网络下单购买药品，由药品零售企业的执业药师或其他药学技术人员按照药品GSP配送药品的要求，将购买的药品送递至个人消费者，并当面向其提供相关药学服务。国家鼓励药品零售企业向个人消费者提供"网订店取""网订店送"的服务。

### （二）互联网药品交易服务的资质

**1. 互联网药品交易资质要求**　互联网药品交易的主体，应当是具备保证网络销售药品安全能力

（包括交易全程信息真实、准确、完整、可追溯以及对消费者个人信息保护等）的药品上市许可持有人（含中药饮片生产企业）或者药品经营企业。

**2. 互联网药品销售报告与平台备案管理** 根据《国家药监局关于规范药品网络销售备案和报告工作的公告》（2022 年第 112 号），药品网络销售企业应当填写"药品网络销售企业报告信息表"，向药品监督管理部门报告企业名称、药品生产许可证或者药品经营许可证、网站名称、应用程序名称、IP 地址、域名等信息。通过多个自建网站、网络客户端应用程序（含小程序）等开展经营活动的，应当在报告内容中逐个列明；入驻同个或多个药品网络交易第三方平台开展经营活动的，应当将第三方平台名称、店铺名称、店铺首页链接在报告内容中逐个列明。信息发生变化的，应当在 10 个工作日内报告。其中，药品上市许可持有人、药品批发企业向所在地省级药品监督管理部门报告；药品零售企业向所在地市县级药品监督管理部门报告。

第三方平台应当如实填写"药品网络交易第三方平台备案表"，提交药品网络交易第三方平台备案材料清单，将企业名称、法定代表人、统一社会信用代码、网站名称以及域名等信息向平台所在地省级药品监督管理部门备案，平台备案信息由省级药品监督管理部门在备案 7 个工作日内向社会公示，公示信息内容包括企业名称、法定代表人、网站名称、应用程序名称、网站域名、网站 IP 地址、电信业务经营许可证和非经营性互联网信息服务备案编号、药品网络交易第三方平台备案编号等。公示备案信息发生变化的，应当在变化之日起 10 个工作日内向省级药品监督管理部门办理变更备案；其他备案信息发生变化的，应及时进行更新。第三方平台不再开展相关业务的，应当提前 20 个工作日在平台首页显著位置持续公示有关信息，主动向所在地省级药品监督管理部门办理取消备案；第三方平台的实际情况与备案信息不符且无法取得联系的，经省级药品监督管理部门公示 10 个工作日后，仍无法取得联系或无法开展现场检查的，予以取消备案。办理备案、变更备案和取消备案信息需同步推送至国家药品监管数据共享平台。

省级药品监督管理部门应当做好上述备案和报告信息的归集整理，及时掌握本行政区域内第三方平台和药品网络销售企业的情况。

**3. 资质信息展示** 互联网药品交易企业应当在网站首页或者经营活动的主页显著位置，持续公示其药品生产或者经营许可证信息；还应当展示依法配备的药师或者其他药学技术人员的资格认定等信息，零售类别涵盖处方药或甲类非处方药的至少需展示其配备的执业药师注册证书等信息。上述信息发生变化的，应当在 10 个工作日内予以更新。

第三方平台应当在其网站首页或者从事药品经营活动的主页显著位置，持续公示营业执照、相关行政许可和备案、联系方式、投诉举报方式等信息或者上述信息的链接标识。

### （三）互联网药品交易服务的监督管理

为规范互联网药品交易服务活动，保障公众用药安全，2022 年 8 月 3 日，国家市场监督管理总局发布《药品网络销售监督管理办法》（国家市场监督管理总局令第 58 号），并于同年 12 月 1 日起施行，适用于在我国境内从事药品网络销售、提供药品网络交易平台服务及其监督管理。《药品网络销售监督管理办法》对药品网络销售活动主要作出以下要求，一是突出药品网络销售资质和主体责任；二是既明确"线上与线下一致"总体要求，又突出药品网络销售管理特色；三是严格处方药的网络零售；四是压实网络药品交易三方平台的责任；五是强化药品网络销售监管力度；六是对药品网络销售行为实施最严厉的处罚。

## 三、处方药与非处方药分类管理 📱微课

### （一）药品分类管理的规定

国家对药品实行处方药与非处方药分类管理制度。处方药与非处方药分类管理具体办法由国家药品监督管理局会同国务院卫生主管部门制定。

**1. 非处方药、处方药的界定和依据**　非处方药是指由国家药品监督管理局公布的，不需要凭执业医师和执业助理医师处方，消费者可以自行判断、购买和使用的药品。非处方药是经过临床较长时间验证、疗效肯定、服用方便、被实践证明消费者可以在药师指导下自主选择的药品，但必须按非处方药标签和说明书所示内容合理使用。

处方药是指凭执业医师和执业助理医师处方方可购买、调配和使用的药品。处方药尽管也经过了国家药品监督管理部门审批，证明其安全有效，但仍需要在医师指导下使用，不适用于自我使用。

需要注意的是，处方药与非处方药不是药品的本质属性，而是管理上的界定，是药品分类管理制度赋予的概念。

**2. 非处方药的分类和专有标识的管理**

（1）非处方药的分类　国家根据药品的安全性，非处方药又被分为甲、乙两类，就用药安全性而言，乙类非处方药相对于甲类非处方药更安全。

（2）非处方药专有标识的管理　非处方药专有标识是用于已列入《国家非处方药目录》，并通过药品监督管理部门审核登记的非处方药药品标签、使用说明书、内包装、外包装的专有标识，也可用作经营非处方药药品的企业指南性标志。我国非处方药专有标识图案为椭圆形背景下的 OTC（over the counter）3 个英文字母的组合，这也是国际上对非处方药的习惯称谓（图 6-1）。

非处方药专有标识图案分为红色和绿色，红色专有标识用于甲类非处方药品，绿色专有标识用于乙类非处方药品和用作指南性标志。使用非处方药专有标识时，药品的使用说明书和大包装可以单色印刷，标签和其他包装必须按照国家药品监督管理部门公布的色标要求印刷。单色印刷时，非处

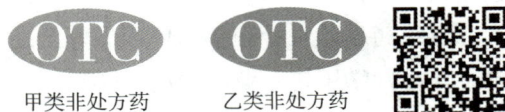

**图 6-1　我国非处方药专有标识**

甲类非处方药　乙类非处方药

图 6-1

方药专有标识下方必须标示"甲类"或"乙类"字样。非处方药专有标识应与药品标签、使用说明书、内包装、外包装一体化印刷，其大小可根据实际需要设定，但必须醒目、清晰，并按照国家药品监督管理部门公布的坐标比例使用。非处方药药品标签、使用说明书和每个销售基本单元包装印有中文药品通用名称（商品名称）的一面（侧），其右上角是非处方药专有标识的固定位置。

**3. "双跨"药品**　有些药品根据其适应证、剂量和疗程的不同，既可以作为处方药，又可以作为非处方药，这种具有双重身份的药品就称之为"双跨"药品。这类药品的部分适应证适合自我判断和自我药疗，于是在"限适应证、限剂量、限疗程"的规定下，将此部分适应证作为非处方药管理，而患者难以判断的适应证部分仍作为处方药管理。"双跨"品种判定的基本原则主要是看某药品的非处方药适应证（功能主治）是否缩小了原处方药的适应证治疗范围，适应证减少的，应按"双跨"处理。按"双跨"管理后，不能扩大该药品的治疗范围，不能改变该药品的用法，药品用量也不能超出原剂量范围。

**知识拓展**

常见的"双跨药品"

　　在我国已公布的4400多个非处方药品种里，包含了1000余个"双跨"品种，其中多数为消化系统类药和解热镇痛类药。

　　例如铝碳酸镁咀嚼片，广告中它是非处方药，用于治疗慢性胃炎及与胃酸有关的胃部不适症状，如胃痛、烧心、酸性嗳气、饱胀等，其注意事项为14条，并明确规定不准服用超过7天。作为处方药时，它的功能主治是：①胆酸相关性疾病。②急、慢性胃炎。③反流性食管炎。④胃、十二指肠溃疡。⑤与胃酸相关的胃部不适症状，如胃痛、胃灼烧、酸性嗳气、饱胀等。⑥预防非甾体类药物的胃黏膜损伤。同时在用法用量中注明，症状缓解后，应继续服用至少4周。其注意事项只有7条，比用作非处方药时少了一半。在这同一药品的两张不同说明书中，我们可以看到，处方药的适应证包含了非处方药的适应证，由于非处方药不需要在医嘱下服用，因此服用时间不得超过7天，并且注意事项比较详尽，且较通俗易懂；而处方药则可以在医生指导下按疗程服用，并含有医药类专有名词。

### （二）处方药与非处方药的经营管理

　　**1. 药品上市许可持有人、批发企业销售处方药与非处方药的要求**　药品上市许可持有人、药品批发企业销售药品时，应当严格审核购药的药品零售企业或药品零售连锁企业的经营类别，不得超经营类别向药品零售企业或药品零售连锁企业销售药品。药品上市许可持有人、药品批发企业的计算机系统应当具备自动拦截向购进单位超经营类别的销售行为的功能。药品零售连锁企业总部计算机系统应当具备自动拦截向所属门店超经营类别的要货及配送行为的功能。

　　未依法获取药品经营许可证（零售）的药品上市许可持有人、药品批发企业不得直接向患者推荐、销售处方药、非处方药。

　　**2. 药品零售企业销售处方药与非处方药的要求**

　　（1）药品零售企业销售处方药的要求　药品零售企业销售处方药应当按照国家处方药与非处方药分类管理有关规定，凭处方销售处方药，处方保留不少于5年。处方应当经执业药师审核，调配处方应当经过核对，对处方所列药品不得擅自更改或代用。对有配伍禁忌或超剂量的处方，应当拒绝调配；必要时，经处方医师更正或确认重新签字后，方可调配销售。调配处方后，药学服务人员应当对照处方，核对药品名称、规格、剂型、数量、标签以及个人消费者姓名、性别、年龄等信息，正确无误后方可销售。药品零售企业对疑似假冒或不合法处方，除拒绝调配外，还应当向所在地药品监督管理部门报告。

　　（2）药品零售企业销售非处方药的要求　药品零售企业可不凭医师处方销售非处方药，但执业药师或其他药学技术人员应当向个人消费者提供必要的药学服务，指导其合理用药或提出寻求医师治疗的建议。销售乙类非处方药时，执业药师或其他药学技术人员应当根据个人消费者咨询需求，提供科学合理的用药指导；销售甲类非处方药时，执业药师应当主动向个人消费者提供用药指导。

　　药品零售企业不得采用开架自选的方式销售处方药，也不得采用"捆绑搭售""买商品赠药品""买N赠1""满N减1""满N元减X元"等方式直接或变相赠送销售处方药、甲类非处方药（包括通过网络销售的渠道）。非人工自助售药设备禁止销售除乙类非处方药外的任何其他药品。

　　（3）药品零售企业不得经营的药品种类　药品零售企业不得经营的药品：麻醉药品、放射性药品、第一类精神药品、终止妊娠药品（包括含有"米非司酮"成分的所有药品制剂）、蛋白同化制剂、肽类激素（胰岛素除外）、药品类易制毒化学品、体内诊断试剂、体外诊断试剂（药品）以及我国法律法规规定的其他禁止零售的药品。

## （三）非处方药注册和转换制度

2004 年 4 月，《关于开展处方药与非处方药转换评价工作的通知》（国食药监安〔2004〕101 号）发布。决定从 2004 年开始开展处方药与非处方药转换评价工作，并对非处方药目录实行动态管理。同时，国家药品监督管理部门组织对已批准为非处方药品种的监测和评价工作，对存在不安全隐患或不适宜按非处方药管理的品种将及时转换为处方药，按处方药管理。根据《关于开展处方药与非处方药转换评价工作的通知》规定，除以下规定情况外，申请单位均可对其生产或代理的品种提出处方药转换评价为非处方药的申请：①监测期内的药品；②用于急救和其他患者不宜自我治疗疾病的药品。如用于肿瘤、青光眼、消化道溃疡、精神病、糖尿病、肝病、肾病、前列腺疾病、免疫性疾病、心脑血管疾病、性传播疾病等的治疗药品；③消费者不便自我使用的药物剂型。如注射剂、埋植剂等；④用药期间需要专业人员进行医学监护和指导的药品；⑤需要在特殊条件下保存的药品；⑥作用于全身的抗菌药、激素（避孕药除外）；⑦含毒性中药材，且不能证明其安全性的药品；⑧原料药、药用辅料、中药材、饮片；⑨国家规定的医疗用毒性药品、麻醉药品、精神药品和放射性药品，以及其他特殊管理的药品；⑩其他不符合非处方药要求的药品。

# 四、药品进出口管理

## （一）药品进出口的基本要求

进出口药品管理是依照《药品管理法》有关国际公约以及国家其他法规，为加强对药品的监督管理，保证药品质量，保障人体用药安全，维护人民身体健康和用药合法权益，对进出口药品实施监督管理的行政行为。

**1. 药品进出口目录**　我国进出口药品管理实行分类和目录管理，即将药品分为进出口麻醉药品、进出口精神药品以及进口一般药品。国家药品监督管理局会同国务院对外贸易主管部门对上述药品依法制定并调整管理目录，以签发许可证件的形式对其进出口加以管制。

我国公布的药品进出口管理目录有《进口药品目录》《精神药品管制品种目录》《麻醉药品管制品种目录》和《生物制品目录》。

**2. 药品进出口许可证管理系统**　2019 年 12 月，《关于启用药品进出口准许证管理系统的通知》（药监综药管函〔2019〕631 号）发布，指出为落实《国务院关于印发优化口岸营商环境促进跨境贸易便利化工作方案的通知》（国发〔2018〕37 号）和国务院关于 2019 年底前进出口环节监管证件全部实现网上申报、网上办理的要求，国家药品监督管理局与海关总署国家口岸管理办公室共同在国际贸易"单一窗口"公共平台上建设了药品进出口准许证管理系统。药品进出口准许证管理系统自 2019 年 12 月 25 日起正式启用，用于在网上全程办理蛋白同化制剂和肽类激素进出口的申请、受理、审批和联网核查等业务。

2022 年《关于麻醉药品和精神药品进出口管理有关事宜的公告》（2022 年第 115 号，2023 年 1 月 1 日起施行）发布，明确：①国家对麻醉药品和精神药品实行进出口准许证管理，进、出口麻醉药品和精神药品的，应当取得国家药监局颁发的进口准许证、出口准许证，进口麻醉药品和精神药品无须办理进口药品通关单；②申请人在国家药监局网上办事大厅注册并实名认证后，按照《国家药监局关于启用药品业务应用系统的公告》（2019 年第 112 号）网上申请进出口准许证，或可通过中国国际贸易"单一窗口"网上申请进出口准许证；③国家药监局同步发放进出口电子准许证和纸质证件，电子证件和纸质证件具有同等法律效力，申请人可进入国家药监局网上办事大厅"我的证照"栏目或登录"中国药监 app"，查看下载进出口电子准许证；④海关通过联网核查验核准许证电子证件，不再进行纸面签注，海关总署及时将进出口准许证使用情况、药品名称、包装规格和进出口数量、进出口日期等核销数据反馈国家药监局；⑤进口准许证有效期 1 年（可以跨自然年使用），出口准许证有效期不超过 3 个月（有效期时限不跨自然年）；⑥进出口准许证实行"一证一关"（仅能在证面载明的口岸办理通关验放手续），且只能在有效期内一次性使用；⑦医务人员为医疗需要携带少量麻醉药品和精神药品出入境的，应当持所在地省级药品监管部门发放的携带麻醉药品和精神药品证明，海关凭携带麻醉药品和精神药品证明放行。

**（二）特殊情形药品进口管理**

**1. 临床急需少量药品批准进口要求**　根据《药品管理法》的有关规定，医疗机构因临床急需进口少量药品的，经国家药品监督管理局或国务院授权的省级人民政府批准，可以进口。进口的药品应当在指定的医疗机构内用于特定医疗目的，不得擅自扩大使用单位或使用目的。为进一步完善药品供应保障政策，满足患者对特定临床急需药品（如氯巴占等）的需求，国家卫生健康委员会、国家药品监督管理局于 2022 年 6 月 23 日联合制定印发《临床急需药品临时进口工作方案》和《氯巴占临时进口工作方案》。该方案旨在优化临时进口审批流程，确保药品安全可及，并为建立长期、稳定的临床急需药品进口机制提供实践经验。

**2. 个人自用少量药品的进出境管理**　进出境人员随身携带的个人自用的少量药品，应当以自用、合理数量为限，并接受海关监管。进出境人员随身携带第一类中的药品类易制毒化学品药品制剂和高锰酸钾，应当以自用且数量合理为限，并接受海关监管；进出境人员不得随身携带前款规定以外的易制毒化学品。在个人药品进出境过程中，应尽量携带好正规医疗机构出具的医疗诊断书，以证明其确因身体需要携带，方便海关凭医师有效处方原件确定携带药品的合理数量。除医师专门注明理由外，处方一般不得超过 7 日用量；麻醉药品与第一类精神药品注射剂处方为 1 次用量，其他剂型一般不超过 3 日用量。超过自用合理数量范围的药品应通过货物渠道进行报关处置。

根据《药品管理法》的规定，未经批准进口少量境外已合法上市的药品，且情节较轻的，可以依法减轻或免予处罚。

# 第三节　药品经营质量管理规范

PPT

《药品管理法》规定，从事药品经营活动，应当遵守药品经营质量管理规范，建立健全药品经营质量管理体系，保证药品经营全过程持续符合法定要求。《药品经营质量管理规范》（Good Supply Practice，GSP）是药品经营管理和质量控制的基本准则，其目的是通过药品流通的全过程质量管理，规范药品经营行为，保障人体用药安全、有效。

## 一、药品经营质量管理规范的特点和框架

### （一）药品经营质量管理规范的特点

药品 GSP 是为保证药品在流通全过程中始终符合质量标准，依据《药品管理法》等法律法规制定的针对药品采购、购进验收、存储运输、销售及售后服务等环节的质量管理规范。药品上市许可持有人、药品经营企业应当严格执行药品 GSP，依法从事药品经营活动，拒绝任何虚假欺骗行为，确保药品质量。

### （二）药品经营质量管理规范的框架

第一章总则，阐明了 GSP 制定的目的和依据、基本要求以及适用范围。

第二章药品批发的质量管理，共 14 节，主要包括：质量管理体系、组织机构与质量管理职责、人

员与培训、质量管理体系文件、设施与设备、校准与验证、计算机系统、采购、收货与验收、储存与养护、销售、出库、运输与配送、售后管理等内容。

第三章药品零售的质量管理，共 8 节，主要包括：质量管理与职责、人员管理、文件、设施与设备、采购与验收、陈列与储存、销售管理、售后管理。

第四章附则，包括用语含义、施行时间等。

## 二、药品批发的经营质量管理规范主要内容

### （一）对质量管理体系的规定

**1. 质量管理体系的建立及要素**　药品批发企业应当建立质量管理体系，确定质量方针，制定质量管理体系文件，开展质量的策划、控制、保证、改进和风险管理等活动。企业建立的质量管理体系应当与其经营范围和规模相适应。

**2. 质量方针**　企业制定的质量方针文件应当明确企业总的质量目标和要求，并贯彻至其药品经营活动全过程。

**3. 内审**　企业应当定期及在质量管理体系关键要素发生重大变化时开展内审，并对内审情况进行分析，依据分析结论改进质量管理体系，提高质量控制水平，以期质量管理体系可持续有效运行。

**4. 质量风险管理**　企业应当采用前瞻或回顾方式，对质量风险进行评估、控制、沟通和审核。

**5. 外审**　企业应当评价确认上游供货单位、下游购货单位的质量管理能力和信誉，必要时进行实地考察。

**6. 全员质量管理**　企业应当全员参与质量管理。

### （二）对质量管理职责的规定

**1. 企业负责人及质量负责人**　企业负责人是药品质量的主要责任人，全面负责企业日常管理，并提供必要的条件以保证质量管理部门及人员有效履行职责，确保企业经营活动持续符合药品 GSP 的要求。质量负责人应当由高层管理人员担任，全面负责药品质量管理工作，独立履行职责，在企业内部对药品质量管理具有裁决权。

**2. 质量管理部门**　企业应当独立设置质量管理部门，有效开展质量管理工作。质量管理部门的职责不得由其他部门及人员代为履行。质量管理部门应当履行的职责包括：督促药品经营活动中的相关部门和岗位人员执行药品管理的法律法规及药品 GSP；组织制定质量管理体系文件，并指导、监督文件的执行；负责对上下游单位及其授权人员合法性、经营药品合法性进行审核，对审核情况实施动态管理；负责质量信息的收集和管理，并建立药品质量档案；负责药品的验收，指导并监督药品经营环节质量管理工作；负责不合格药品的确认，对不合格药品的处理过程实施监督；负责药品质量投诉和质量事故的调查、处理及报告；负责假劣药品的报告；负责药品质量查询；负责指导设定计算机系统质量控制功能，审核计算机系统操作权限以及建立质量管理基础数据并动态更新；组织验证、校准相关设施设备；负责药品追回及配合药品召回的管理；负责药品不良反应的报告；组织质量管理体系的内审和风险评估；组织考察和评价上下游单位质量管理能力和服务质量；组织审查受托运输企业的运输条件和质量保障能力；协助开展质量管理教育和培训以及其他应当由质量管理部门履行的职责。

### （三）对人员与培训的要求

**1. 相关人员资质要求**　企业从事药品经营和质量管理工作的人员应当符合《药品管理法》的规定，不得有法律法规禁止从业的情形，同时药品 GSP 对企业的有关岗位的人员资质做出规定（表 6－1）。

表 6 – 1　药品批发企业经营和质量管理人员的资质要求

| 人员 | | 资质要求 |
|---|---|---|
| 企业负责人 | | 具有大学专科以上学历或者中级以上专业技术职称，经过基本的药学专业知识培训，熟悉有关药品管理的法律法规及药品 GSP |
| 企业质量负责人 | | 具有大学本科以上学历、执业药师资格和 3 年以上药品经营质量管理工作经历，在质量管理工作中具备正确判断和保障实施的能力 |
| 企业质量管理部门负责人 | | 具备执业药师资格和 3 年以上药品经营质量管理工作经历，能独立解决经营过程中的质量问题 |
| 质量管理工作人员 | | 具备药学中专或者医学、生物、化学等相关专业大学专科以上学历或者具有药学初级以上专业技术职称 |
| 验收、养护工作人员 | | 具有药学或者医学、生物、化学等相关专业中专以上学历或者具有药学初级以上专业技术职称 |
| 中药材、中药饮片批发企业 | 验收工作人员 | 具有中药学专业中专以上学历或者具有中药学中级以上专业技术职称 |
| | 养护工作人员 | 具有中药学专业中专以上学历或者具有中药学初级以上专业技术职称 |
| | 直接收购地产中药材验收人员 | 具有中药学中级以上专业技术职称 |
| 负责疫苗质量管理和验收工作的专业技术人员 | | 从事疫苗配送的企业应当配备至少 2 名专业技术人员专门负责疫苗质量管理和验收工作，专业技术人员应当具有预防医学、药学、微生物学或者医学等专业本科以上学历及中级以上专业技术职称，并有 3 年以上从事疫苗管理或者技术工作经历 |
| 药品采购工作人员 | | 具有药学或者医学、生物、化学等相关专业中专以上学历，从事药品销售、储存等工作的人员应当具有高中以上文化程度 |
| 从事特殊管理的药品和冷藏冷冻药品的储存、运输等工作的人员 | | 应当接受相关法律法规和专业知识培训，且必须经考核合格 |

**2. 人员培训**　企业应当按照年度培训计划开展培训，使相关岗位人员能正确理解并履行职责，且做好记录、建立档案。培训分为岗前培训和继续培训，培训内容应当与职责和工作相关，包括相关法律法规、药品专业知识及技能、质量管理制度、职责及岗位操作规程等。从事特殊管理的药品和冷藏冷冻药品的储存、运输等工作的人员，应当接受相关法律法规和专业知识培训，且必须经考核合格后方可上岗参与相关工作。

**3. 卫生健康管理与劳动保障**　企业应当制定员工个人卫生管理制度；直接接触药品岗位的人员应当进行岗前及年度健康检查，并建立健康档案；患有传染病或者其他可能污染药品的疾病的，不得从事直接接触药品的工作；身体条件不符合相应岗位特定要求的，不得从事相关工作；储存、运输等岗位人员的着装应当符合劳动保护和产品防护的要求。

### （四）对质量管理体系文件的要求

**1. 文件管理**　企业制定的质量管理体系文件应当包括质量管理制度、部门及岗位职责、操作规程、档案、报告、记录和凭证等。企业应当定期审核、修订文件，确保使用的文件为现行有效版本，同时保证各岗位可获得并严格按照文件相关规定开展工作。

**2. 质量管理制度**　企业的质量管理制度应当包括：质量管理体系内审的规定；质量否决权的规定；质量管理文件的管理；质量信息的管理；上、下游单位及其授权人员等资格审核的规定；药品采购、收货、验收、储存、养护、销售、出库、运输的管理；特殊管理的药品的规定；药品有效期的管理；不合格药品、药品销毁的管理；药品退货的管理；药品追回与配合召回的管理；质量查询的管理；质量事故、质量投诉的管理；药品不良反应报告的规定；环境卫生、人员健康的规定；人员培训及考核的规定；设施设备保管和维护的管理；设施设备验证和校准的管理；记录和凭证的管理；计算机系统的管理；执行药品追溯体系的规定等。

**3. 部门及岗位职责** 部门及岗位职责应当包括：质量管理、采购、储存、销售、运输、财务和信息管理等部门职责；企业负责人、质量负责人及上述部门负责人与上述部门岗位人员职责，以及与药品经营相关的其他岗位职责。

**4. 操作规程和相关记录的建立与保存** 企业应当制定覆盖其药品经营全环节及计算机系统的操作规程，并建立相关记录，做到真实、完整、准确、有效和可追溯。书面记录及凭证应当及时填写，做到字迹清晰，不得随意涂改和撕毁。确需更改记录的，应当注明理由、日期并签名，保持原有信息清晰可辨。记录及凭证应当至少保存5年。疫苗、特殊管理的药品的记录及凭证按相关规定保存，但不得低于药品GSP的保存时限要求。通过计算机系统记录数据时，有关人员应当按照操作规程，通过授权及密码登录后方可进行数据的录入或者复核；数据的更改应当经质量管理部门审核并在其监督下进行，更改过程应当留有记录。

### （五）对设施与设备的规定

企业的经营场所和库房设置应当与其药品经营范围和规模相适应。

**1. 仓库条件** 库房的选址、设计、布局、建造、改造和维护应当符合药品储存的要求，防止药品的污染、交叉污染、混淆和差错。药品储存作业区、辅助作业区应当与办公区和生活区有效隔离。库房的规模及条件应当满足药品储存的相应要求，便于开展储存作业；库房内外环境整洁，无污染源，库区地面硬化或者绿化；库房内墙、顶光洁，地面平整，门窗结构严密；库房有可靠的安全防护措施，能够对无关人员进入实行可控管理，防止药品被盗、替换或者混入假药；采取有效措施防止室外装卸、搬运、接收、发运等作业受异常天气影响。经营中药材、中药饮片的，应当有专用的库房和养护工作场所，直接收购地产中药材的应当设置中药样品室（柜）。

**2. 仓库设施设备** 企业的库房应当配备以下设施设备：药品与地面之间有效隔离的设备；避光、通风、防潮、防虫、防鼠等设备；温湿度调控和换气设备；温湿度自动监测系统所需设备；符合储存作业要求的照明设备；用于零货拣选、拼箱发货操作及复核的作业区域和设备；包装物料的存放场所；验收、发货、退货的专用场所；不合格药品专用存放场所；经营特殊管理的药品有符合国家规定的储存设施。

**3. 运输与冷链运输要求** 运输药品应当使用封闭式货物运输工具；运输冷藏、冷冻药品的冷藏车及车载冷藏箱、保温箱应当具备保证药品持续符合贮藏温度要求的能力；冷藏车具有自动调控温度、显示温度、存储和读取温度监测数据的功能，冷藏箱及保温箱具有外部显示和采集箱体内温度数据的功能。储存、运输设施设备的定期检查、清洁和维护应当由专人负责，并建立记录和档案。

### （六）对校准与检验的要求

**1. 设施设备的校准验证** 企业应当按照国家有关规定，对计量器具、温湿度监测设备等定期进行校准或者检定。对冷库、储运温湿度监测系统以及冷藏运输等设施设备进行使用前验证、定期验证及停用时间超过规定时限的验证。

**2. 验证控制文件与验证报告** 企业应当按照验证管理制度要求，形成验证控制文件（包括验证方案、报告、评价、偏差处理和预防措施等）。验证工作应当按照验证方案实施，验证报告应当经过审核和批准，验证文件应当存档。企业应当根据验证确定的参数及条件，正确、合理使用相关设施设备。

### （七）对计算机系统的要求

**1. 系统建立** 企业建立的计算机系统须符合全过程经营管理及质量控制的实际要求，实现药品可追溯。

**2. 系统要求** 企业计算机系统应当符合以下要求：有支持系统正常运行的服务器和终端机；有安

全、稳定的网络环境，有固定接入互联网的方式和安全可靠的信息平台；有实现部门之间、岗位之间信息传输和数据共享的局域网；有药品经营业务票据生成、打印和管理功能；有符合药品 GSP 要求及企业管理实际需要的应用软件和相关数据库。

### （八）对药品经营过程的质量管理

**1. 采购管理**　采购药品应按照可以保证药品质量的进货质量管理程序进行。企业的采购活动应当做到"三个确定"和"一个协议"，包括供货单位合法资格的确定、所购入药品合法性的确定、供货单位销售人员合法资格的确定以及与供货单位签订质量保证协议。

采购中涉及的首营企业、首营品种，采购部门应当填写相关申请表格，经过质量管理部门和企业质量负责人的审核批准。必要时应当组织实地考察，对供货单位质量管理体系进行评价。首营企业应当查验加盖其公章原印章的以下资料：药品生产许可证或药品经营许可证，营业执照，《药品生产质量管理规范》认证证书或者《药品经营质量管理规范》认证证书，相关印章、随货同行单（票）样式，开户户名、开户银行及账号，税务登记证和组织机构代码证。首营品种应当审核药品的合法性，索取加盖供货单位公章原印章的药品生产或者进口批准证明文件复印件并予以审核。

**2. 收货与验收**　企业应当按照规定的程序和要求对到货药品逐批进行收货、验收，防止不合格药品入库。

（1）**收货**　药品到货时，收货人员应当核实运输方式是否符合要求，并对照随货同行单（票）和采购记录核对药品，做到票、账、货相符。冷藏、冷冻药品到货时，应当对其运输方式及运输过程的温度记录、运输时间等质量控制状况进行重点检查并记录。不符合温度要求的应当拒收。随货同行单（票）应当包括供货单位、生产厂商、药品的通用名称、剂型、规格、批号、数量、收货单位、收货地址、发货日期等内容，并加盖供货单位药品出库专用章原印章。

（2）**验收**　药品验收依据为法定质量标准及合同规定的质量条款。对购进的药品要求逐批验收，验收包括药品外观的性状检查和药品内外包装标识的检查。验收抽取样品应具有代表性：同一批号的药品应当至少检查一个最小包装，但生产企业有特殊质量控制要求或者打开最小包装可能影响药品质量的，可不打开最小包装；破损、污染、渗液、封条损坏等包装异常以及零货、拼箱的，应当开箱检查至最小包装；外包装及封签完整的原料药、实施批签发管理的生物制品，可不开箱检查。

验收应做好验收记录，包括药品的通用名称、剂型、规格、批准文号、批号、生产日期、有效期、生产厂商、供货单位、到货数量、到货日期、验收合格数量、验收结果等内容。中药材验收记录应当包括品名、产地、供货单位、到货数量、验收合格数量等内容。中药饮片验收记录应当包括品名、规格、批号、产地、生产日期、生产厂商、供货单位、到货数量、验收合格数量等内容，实施批准文号管理的中药饮片还应当记录批准文号。

**3. 储存与养护**

（1）**药品分类储存保管**　企业应当根据药品的质量特性对药品进行合理储存，按照包装标示的温度要求储存药品，包装上没有标示具体温度的，按照《中华人民共和国药典》规定的储藏要求进行储存，储存药品相对湿度为 35%~75%。另外，依据不同属性实行分区分类摆放，做到药品与非药品、外用药与其他药品分开存放，中药材和中药饮片分库存放；特殊管理的药品应当按照国家有关规定存放；拆除外包装的零货药品应当集中存放；药品存储作业区内不得存放与存储管理无关的物品。

（2）**堆垛要求**　按批号堆放、便于先进先出，垛间距不小于 5cm，与库房内墙、顶、温度调控设备及管道等设施间距不小于 30cm，与地面间距不小于 10cm。

（3）**色标管理**　待验药品库（区）、退货药品库（区）为黄色；合格药品库（区）、零货称取库（区）、待发药品库（区）为绿色；不合格药品库（区）为红色。

（4）养护和检查　养护人员应当根据库房条件、外部环境、药品质量特性等对药品进行养护，主要内容有：检查并改善储存条件、防护措施、卫生环境；对库房温湿度进行有效监测、调控；按照养护计划对库存药品的外观、包装等质量状况进行检查，并建立养护记录；对储存条件有特殊要求的或者有效期较短的品种应当进行重点养护；对中药材和中药饮片应当按其特性采取有效方法进行养护并记录，所采取的养护方法不得对药品造成污染；发现有问题的药品应当及时在计算机系统中锁定和记录，并通知质量管理部门处理；定期汇总、分析养护信息。

**4. 出库与运输**

（1）出库管理　药品出库应当对照销售记录进行复核和质量检查。确保出库药品数量准确无误，质量完好，包装牢固、标志清楚、防止有问题药品流入市场。药品出库复核应当建立记录，包括购货单位、药品的通用名称、剂型、规格、数量、批号、有效期、生产厂商、出库日期、质量状况和复核人员等内容。特殊管理的药品出库应当按照有关规定进行复核。冷藏、冷冻药品的装箱、装车等项作业，应当由专人负责并符合以下要求：车载冷藏箱或者保温箱在使用前应当达到相应的温度要求；应当在冷藏环境下完成冷藏、冷冻药品的装箱、封箱工作；装车前应当检查冷藏车辆的启动、运行状态，达到规定温度后方可装车；启运时应当做好运输记录，内容包括运输工具和启运时间等。

（2）运输管理　做好运输发运时核对交接手续，防止错发。搬运、装卸按外包装标志进行。运输药品，应当根据药品的包装、质量特性并针对车况、道路、天气等因素，选用适宜的运输工具，采取相应措施防止出现破损、污染等问题。在冷藏、冷冻药品运输途中，应当实时监测并记录冷藏车、冷藏箱或者保温箱内的温度数据。企业委托运输药品应当与承运方签订运输协议，明确药品质量责任、遵守运输操作规程和在途时限等内容，并应当有记录，实现运输过程的质量追溯。

**5. 销售与售后管理**

（1）销售　企业销售药品，应当如实开具发票，做到票、账、货、款一致。销售记录应当包括药品的通用名称、规格、剂型、批号、有效期、生产厂商、购货单位、销售数量、单价、金额、销售日期等内容。中药材销售记录应当包括品名、规格、产地、购货单位、销售数量、单价、金额、销售日期等内容；中药饮片销售记录应当包括品名、规格、批号、产地、生产厂商、购货单位、销售数量、单价、金额、销售日期等内容。

（2）售后管理　企业应当加强对退货的管理，保证退货环节药品的质量和安全，防止混入假冒药品。企业应当按照质量管理制度的要求，制定投诉管理操作规程，内容包括投诉渠道及方式、档案记录、调查与评估、处理措施、反馈和事后跟踪等。企业应当协助药品生产企业履行召回义务，按照召回计划的要求及时传达、反馈药品召回信息，控制和收回存在安全隐患的药品，并建立药品召回记录。企业质量管理部门应当配备专职或者兼职人员，按照国家有关规定承担药品不良反应监测和报告工作。

## 三、药品零售的经营质量管理规范主要内容

### （一）对管理职责的规定

**1. 经营条件**　从事药品零售活动的条件包括组织机构、人员、设施设备、质量管理文件，并按照规定设置计算机系统，并与其经营范围和规模相适应。

**2. 质量管理文件**　企业制定的质量管理文件应当符合有关法律法规及药品 GSP 的要求。

**3. 企业负责人**　企业负责人是药品质量的主要责任人，负责企业日常管理，为保证质量管理部门和质量管理人员有效履行职责提供必要的条件，确保企业按照要求经营药品。

**4. 质量管理部门或人员**　企业应当设置质量管理部门或者配备质量管理人员，履行以下职责：督促相关部门和岗位人员执行药品管理的法律法规及药品 GSP；组织制定质量管理文件，并指导、监督文

件的执行；负责对供货单位及其销售人员资格证明的审核；负责对所采购药品合法性的审核；负责药品的验收，指导并监督药品采购、储存、陈列、销售等环节的质量管理工作；负责药品质量查询及质量信息管理；负责药品质量投诉和质量事故的调查、处理及报告；负责对不合格药品的确认及处理；负责假劣药品的报告；负责药品不良反应的报告；开展药品质量管理教育和培训；负责计算机系统操作权限的审核、控制及质量管理基础数据的维护；负责组织计量器具的校准及检定工作；指导并监督药学服务工作等。

### （二）相关人员的资质要求

药品零售企业从事药品经营和质量管理工作的人员，应当符合《药品管理法》的规定，不得有法律法规禁止从业的情形，并应接受相关法律法规及药品专业知识与技能的岗前培训和继续培训，且符合药品 GSP 关于人员资质的要求（表 6 - 2）。

表 6 - 2　药品零售企业经营和质量管理人员的资质要求

| 人员 | 资质要求 |
| --- | --- |
| 企业法定代表人或者企业负责人处方审核人员 | 具备执业药师资格 |
| 质量管理 验收、采购人员 | 具有药学或者医学、生物、化学等相关专业学历或者具有药学专业技术职称 |
| 中药饮片质量管理、验收 采购人员 | 具有中药学中专以上学历或者具有中药学专业初级以上专业技术职称 |
| 营业员 | 具有高中以上文化程度或者符合省级药品监督管理部门规定的条件 |
| 中药饮片调剂人员 | 具有中药学中专以上学历或者具备中药调剂员资格 |

### （三）对文件的要求

**1. 文件管理**　企业应当制定符合企业实际的质量管理文件（包括质量管理制度、岗位职责、操作规程、档案、记录和凭证等），并定期审核、及时修订。企业应当通过培训、实施奖惩制度等措施，确保各岗位人员正确理解质量管理文件的内容，保证质量管理文件有效执行。

**2. 质量管理制度**　药品零售质量管理制度应当包括以下内容：药品采购、验收、陈列、销售等环节的管理，设置库房的还应当包括储存、养护的管理；供货单位和采购品种的审核；处方药销售的管理；药品拆零的管理；特殊管理的药品和国家有专门管理要求的药品的管理；记录和凭证的管理；收集和查询质量信息的管理；质量事故、质量投诉的管理；饮片处方审核、调配、核对的管理；药品有效期的管理；不合格药品销毁的管理；环境卫生、人员健康的规定；提供用药咨询、指导合理用药等药学服务的管理；人员培训及考核的规定；药品不良反应报告的规定；计算机系统管理；药品追溯的规定等。

**3. 岗位职责**　企业应当明确企业负责人、质量管理、采购、验收、营业员以及处方审核、调配等岗位的职责，设置库房的还应当包括储存、养护等岗位职责质量管理岗位、处方审核岗位的职责不得由其他岗位人员代为履行。

**4. 操作规程和相关记录的建立与保存**　药品零售操作规程应当包括：药品采购、验收、销售；处方审核、调配、核对；中药饮片处方审核、调配、核对；药品拆零销售；特殊管理的药品和国家有专门管理要求的药品的销售；营业场所药品陈列及检查；营业场所冷藏药品的存放；计算机系统的操作和管理；设置库房的还应当包括储存和养护的操作规程。

企业应当建立药品采购、验收、销售、陈列检查、温湿度监测、不合格药品处理等相关记录，做到真实、完整、准确、有效和可追溯。记录及相关凭证应当符合药品 GSP 有关记录保存时限的管理要求。特殊管理的药品的记录及凭证按相关规定保存，但不得低于药品 GSP 的保存时限要求。

通过计算机系统记录数据时，相关岗位人员应当按照操作规程，通过授权及密码登录计算机系统，进行数据的录入，保证数据原始、真实、准确、安全可追溯，电子记录数据应当以安全、可靠方式定期备份。

#### （四）对设施与设备的规定

企业的营业场所应当与其药品经营范围、经营规模相适应，并与药品储存、办公、生活辅助及其他区域分开。

**1. 经营场所设施设备** 营业场所应当具有相应设施或者采取其他有效措施，避免药品受室外环境的影响，并做到宽敞、明亮、整洁、卫生。营业场所应当配备以下设备：货架和柜台；监测、调控温度的设备；经营中药饮片的，有存放饮片和处方调配的设备；经营冷藏药品的，有专用冷藏设备；经营第二类精神药品、毒性中药品种和罂粟壳的，有符合安全规定的专用存放设备；药品拆零销售所需的调配工具、包装用品。

**2. 仓库设施设备** 设置仓库的企业，应当做到库房内墙、顶光洁，地面平整，门窗结构严密；有可靠的安全防护、防盗等措施。储存中药饮片应当设立专用库房。经营特殊管理的药品应当有符合国家规定的储存设施。仓库应当有以下设施设备：药品与地面之间有效隔离的设备；避光、通风、防潮、防虫、防鼠等设备；有效监测和调控温湿度的设备；符合储存作业要求的照明设备；验收专用场所；不合格药品专用存放场所；经营冷藏药品的，有与其经营品种及经营规模相适应的专用设备。企业应当按照国家有关规定，对计量器具、温湿度监测设备等定期进行校准或者检定。

**3. 计算机系统** 企业应当建立能够符合经营和质量管理要求的计算机系统，并满足药品追溯的实施条件。

#### （五）对药品经营过程的质量管理

**1. 药品的采购与验收** 严格执行 GSP 对药品采购与验收的质量管理制度。采购与验收的质量管理参照药品批发企业的相关规定进行。对购进药品，应建立完整的购进记录。企业应当按照规定的程序和要求对到货药品逐批进行验收，查验药品检验报告书并做好验收记录。验收抽样应具有代表性。

**2. 药品的陈列与储存**

（1）药品陈列的规定 药品应按剂型或用途以及储存要求分类陈列，并设置醒目标志，类别标签字迹清晰、放置准确；药品放置于货架（柜），摆放整齐有序，避免阳光直射；处方药、非处方药分区陈列，并有处方药、非处方药专用标识；处方药不得采用开架自选的方式陈列和销售；外用药与其他药品分开摆放；拆零销售的药品集中存放于拆零专柜或者专区；第二类精神药品、毒性中药品种和罂粟壳不得陈列；冷藏药品放置在冷藏设备中，按规定对温度进行监测和记录，并保证存放温度符合要求；经营非药品应当设置专区，与药品区域明显隔离，并有醒目标志；中药饮片柜斗谱的书写应当正名正字；装斗前应当复核，防止错斗、串斗；应当定期清斗，防止饮片生虫、发霉、变质；不同批号的饮片装斗前应当清斗并记录。

（2）定期检查药品质量的规定 企业应当定期对陈列、存放的药品进行检查，重点检查拆零药品和易变质、近效期、摆放时间较长的药品以及中药饮片。发现有质量疑问的药品应当及时撤柜，停止销售，由质量管理人员确认和处理，并保留相关记录。

**3. 药品的销售与售后管理** 企业应当在营业场所的显著位置悬挂药品经营许可证、营业执照、执业药师注册证等。营业人员应当佩戴有照片、姓名、岗位等内容的工作牌，是执业药师和药学技术人员的，工作牌还应当标明执业资格或者药学专业技术职称。在岗执业的执业药师应当挂牌明示。

（1）销售药品的规定 处方要经执业药师审核后方可调配和销售。对处方所列药品不得擅自更改和代用。对有配伍禁忌和超剂量的处方，应当拒绝调配，但经处方医师更正或者重新签字确认的，可以调配；调配处方后经过核对方可销售；审核调配或销售人员均应在处方上签字或盖章，并按照有关规定保存处方或者其复印件；销售近效期药品应当向顾客告知有效期；销售中药饮片做到计量准确，并告知煎服方法及注意事项；提供中药饮片代煎服务，应当符合国家有关规定。企业销售药品应当开具销售凭证，内容包括药品名称、生产厂商、数量、价格、批号、规格等，并做好销售记录。

（2）药品拆零销售的规定　负责药品拆零销售的人员经过专门培训；拆零的工作台及工具保持清洁、卫生，防止交叉污染；做好拆零销售记录，内容包括拆零起始日期、药品的通用名称、规格、批号、生产厂商、有效期、销售数量、销售日期、分拆及复核人员等；拆零销售应当使用洁净、卫生的包装，包装上注明药品名称、规格、数量、用法、用量、批号、有效期以及药店名称等内容；提供药品说明书原件或者复印件；拆零销售期间，保留原包装和说明书。

（3）售后管理　除药品质量原因外，药品一经售出，不得退换。药品零售企业应当在营业场所公布药品监督管理部门的监督电话，设置顾客意见簿，及时处理顾客对药品质量的投诉。并按照有关规定收集、报告药品不良反应信息，采取措施追回有严重质量问题的药品，协助药品召回等。

## 四、药品经营质量管理规范附录文件主要内容

根据监管要求，国家药品监督管理局发布《冷藏、冷冻药品的储存与运输管理》《药品经营企业计算机系统》《温湿度自动监测》《药品收货与验收》《验证管理》《药品零售配送质量管理》等6个药品GSP附录，作为正文的附加条款配套使用，药品GSP附录与正文条款具有同等效力。

## 五、药品经营质量管理规范现场检查指导原则的主要内容

为强化对药品经营活动的监督管理，细化分解药品GSP的具体实施要求，结合药品GSP监督检查实际，原国家食品药品监督管理总局发布了《关于印发药品经营质量管理规范现场检查指导原则的通知》（食药监药化监〔2014〕20号），于2016年又以《关于修订印发〈药品经营质量管理规范现场检查指导原则＞有关事宜的通知》（食药监药化监〔2016〕160号）的形式发布。修订的指导原则修改了说明部分内容，完善了第一部分药品批发企业、第二部分药品零售企业有关条款，新增第三部分体外诊断试剂（药品）经营企业的内容。各省级药品监督管理部门应当依据指导原则，制定本行政区域检查细则，作为药品经营企业许可检查和日常监督检查的实施标准。

指导原则分为说明、第一部分药品批发企业、第二部分药品零售企业、第三部分体外诊断试剂（药品）经营企业。

## 思考题

答案解析

案例一：2015年12月1日，《关于百令胶囊等16种药品转化为非处方药的公告》（2015年第258号）发布，百令胶囊从处方药调整为乙类非处方药，按双跨品种管理，要求相关企业在2016年1月30日前进行补充申请。并通知相关医疗机构，药品批发企业，药品零售企业给出的非处方药说明书中列有以下内容。

（1）补肾虚，益精气。

（2）个别患者有咽部不适，恶心，呕吐，胃肠不适，皮疹，瘙痒等。

（3）忌不易消化食物。

（4）感冒，发热患者不宜服用。

（5）使用其他药品，使用本品前请咨询医师或药师。

1. 百令胶囊从处方药调整为乙类非处方药的原则是什么？

2. 对于百令胶囊提出从处方药转化为非处方药的补充申请的核准部门是哪里？

3. 关于百令胶囊管理的措施有哪些?

案例二：某药品批发企业经营范围中包括中药材、中药饮片和生物制品。企业具有较好的避光、避风、防虫、防暑设备；有一个独立冷库，有用于冷库温度自动检测、记录、调控、报警的设备，冷库制冷设备有双回路供电系统，有封闭式的运输冷藏、冷冻药品的冷藏车；建有符合质量管理要求的计算机系统。其仓库（常温库）在 3 月 2 日、3 月 3 日两日测得相对湿度范围分别为（45±1）% 和（55±2）%。

1. 从该药品经营企业仓库 3 月 2 日、3 月 3 日两天相对湿度记录来看，对仓库的相对湿度是否符合要求?

2. 关于该药品经营企业的设施设备和管理的要求有哪些?

案例三：甲药品经营企业持有药品经营许可证，经营方式为药品批发，批准的经营范围为：麻醉药品、精神药品、医疗用毒性药品、化学原料药及其制剂、抗生素原料药及其制剂、生化药品、生物制品（含疫苗）。乙药品经营企业持有药品经营许可证，经营方式为药品零售（连锁），经营类别包括处方药、非处方药。经营范围为中药材、中药饮片、中成药、化学药制剂、抗生素制剂、生化药品、生物制品。

1. 乙药品经营企业可以从甲药品经营企业购进的药品有哪些?

2. 谈一谈药品批发企业和药品零售企业各自的药品经营范围有哪些?

书网融合……

微课          习题          本章小结

# 第七章　医疗机构药事管理

📖 **学习目标**

1. 通过本章学习，掌握医疗机构处方管理、处方调剂流程及医疗机构制剂的基本要求，熟悉医疗机构药事管理制度、药事管理与药物治疗学委员会的职责与人员构成、药学部门人员配备、处方点评及药学服务管理规定，了解医疗机构制剂许可与质量管理、药品采购储存规范、临床药学的发展历程与职能转变。

2. 具有规范开展处方调剂与药品储存管理的能力，能够落实医疗机构药品管理制度和质量保障要求。

3. 树立"以患者为中心"的药事服务理念，培养良好的药学职业道德和公共责任意识，具备参与医疗机构药事管理工作的组织、协调与监督素养。

## 第一节　医疗机构药事管理概述 📱微课

PPT

### 一、医疗机构与药事管理

#### （一）医疗机构的含义

医疗机构是指取得医疗机构执业许可证，以救死扶伤、防病治病、为公民的健康服务为宗旨的各类机构。

#### （二）医疗机构的类别

**1. 专业分类**　综合医院、中医医院、中西医结合医院、民族医医院、专科医院、康复医院；妇幼保健院；中心卫生院、乡（镇）卫生院、街道卫生院；疗养院；综合门诊部、专科门诊部、中医门诊部、中西医结合门诊部、民族医门诊部；诊所、中医诊所、民族医诊所、卫生所、医务室、卫生保健所、卫生站；村卫生室（所）；急救中心、急救站；临床检验中心；专科疾病防治院、专科疾病防治所、专科疾病防治站；护理院、护理站；其他诊疗机构。

**2. 经营性质分类**　根据医疗机构的经营目的、服务任务，以及执行不同的财政、税收、价格政策和财务会计制度等的区别，将医疗机构分为非营利性医疗机构与营利性医疗机构。非营利性医疗机构享受税收优惠、同级财政补助，营利性医疗机构相反，所得收益可用于投资者经济回报的医疗机构。我国坚持非营利性医疗机构的主导地位，营利性医疗机构作为补充。

#### （三）医疗机构药事管理的主要内容

**1. 医疗机构药事管理的含义**　《医疗机构药事管理规定》第二条规定，医疗机构药事管理，是指医疗机构以患者为中心，以临床药学为基础，对临床用药全过程进行有效的组织实施与管理，促进临床科学、合理用药的药学技术服务和相关的药品管理工作。

**2. 医疗机构药事管理具有专业性、实践性和服务性**　医疗机构药事管理的专业性主要体现在医疗机构药事工作需要药学专业技术人员参与完成；药事管理的职能方法需要在医疗机构内实践运用，即医疗机构药事管理的实践性；医疗机构药事管理的核心是以患者为中心，通过药学技术服务保障合理用药，即服务性。

**3. 医疗机构药事管理的服务模式**　2017 年 7 月，《关于加强药事管理转变药学服务模式的通知》（国卫办医发〔2017〕26 号）发布，要求各行政区域应进一步加强医疗机构药事管理工作，从以药品为中心转变为以患者为中心，从以保障药品供应为中心转变为在保障药品供应的基础上，以重点加强药学专业技术服务、参与临床用药为中心。促进药学工作更加贴近临床，努力提供优质、安全、人性化的药学专业技术服务。

## 二、药事管理与药物治疗学委员会

### （一）药事管理与药物治疗学委员会的设置与性质

根据《医疗机构药事管理规定》第七条，二级以上医院应当设立药事管理与药物治疗学委员会；其他医疗机构应当成立药事管理与药物治疗学组。

药事管理与药物治疗学委员会（组）的日常工作由药学部门负责，属于具有学术研究性质的内部咨询机构。

### （二）药事管理与药物治疗学委员会的人员组成

（1）医疗机构负责人任药事管理与药物治疗学委员会（组）主任委员，药学和医务部门负责人任药事管理与药物治疗学委员会（组）副主任委员。

（2）医疗机构药事管理与药物治疗学委员会委员由具有高级技术职务任职资格的药学、临床医学、护理和医院感染管理、医疗行政管理等人员组成。

（3）医疗机构药事管理与药物治疗学组的委员由药学、医务、护理、医院感染、临床科室等部门负责人和具有药师、医师以上专业技术职务任职资格人员组成。

### （三）药事管理与药物治疗学委员会的职责

（1）贯彻执行医疗卫生及药事管理等有关法律、法规、规章。审核制定本机构药事管理和药学工作规章制度，并监督实施。

（2）制定本机构药品处方集和基本用药供应目录。

（3）推动药物治疗相关临床诊疗指南和药物临床应用指导原则的制定与实施，监测、评估本机构药物使用情况，提出干预和改进措施，指导临床合理用药。

（4）分析、评估用药风险和药品不良反应、药品损害事件，并提供咨询与指导。

（5）建立药品遴选制度，审核本机构临床科室申请的新购入药品、调整药品品种或者供应企业和申报医院制剂等事宜。

（6）监督、指导麻醉药品、精神药品、医疗用毒性药品及放射性药品的临床使用与规范化管理。

（7）对医务人员进行有关药事管理法律法规、规章制度和合理用药知识教育培训；向公众宣传安全用药知识。

（8）向公众宣传安全用药知识。

## 三、医疗机构药学部门的设置和职责

### （一）医疗机构药学部门的设置

医疗机构药学部门，又称医疗机构药剂科或医疗机构药房，是指医疗机构从事疾病预防、诊断、治疗疾病所需的药品配备、供应、调剂、制剂、质量监督检查等工作，并提供临床药学服务。

《医疗机构药事管理规定》第十一条规定，医疗机构应当根据本机构功能、任务、规模设置相应的药学部门，配备和提供与药学部门工作任务相适应的专业技术人员、设备和设施。三级医院设置药学部，并可根据实际情况设置二级科室；二级医院设置药剂科；其他医疗机构设置药房。

我国医疗机构药学部门通常采用直线管理模式，由部门负责人直接领导各级药学人员。药学部门负责人（药学部门主任）对本医疗机构负责，部门内各科主管对主任直接负责（图7-1）。

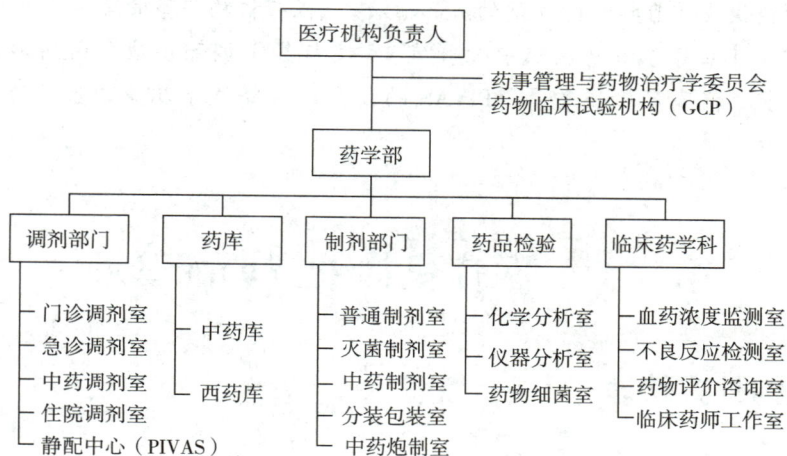

图7-1　我国三级综合医院药学部门组织机构示意图

### （二）医疗机构药学部门的性质

专业技术性是医疗机构药学部门的最基本也是最重要的性质，医疗机构药师应当具备解释、调配处方并评价处方中药物作用的能力，掌握配制制剂技术，能够参与药物治疗监护工作，能够解答医师、护士、患者提出的各种专业性问题。医疗机构药学部门具备事业性，主要因为医疗机构药学部门属于医疗机构的一个部门，不具备法人资格，具备一定的事业单位性质，与社会药房有着本质区别。医疗机构药学部门由于还涉及频繁的经济活动，因此在管理中又具备综合性。

### （三）医疗机构药学部门的主要任务

药学部门具体负责药品管理、药学专业技术服务和药事管理工作，其中重点关注药品质量、用药合理性和药品供应保障，开展以患者为中心，以合理用药为核心的临床药学工作，组织药师参与临床药物治疗，提供药学专业技术服务。

### （四）医疗机构药学部门的人员配备要求

《医疗机构药事管理规定》《二、三级综合医院药学部门基本标准（试行）》等文件对药学专业技术人员配置提出了明确要求：医疗机构药学专业技术人员不得少于本机构卫生专业技术人员的8%，同时对医疗机构药学部门专业技术人员的学历，以及临床药师数量也做了相应要求（表7-1）。

表7-1　二、三级综合医院药学部门人员配备与资质要求

| 医院级别 | 临床药学或药学专业全日制本科以上学历 | 副高级以上药学专业技术人员 | 临床药师 |
| --- | --- | --- | --- |
| 二级医院 | ≥20% | ≥6% | ≥3名 |
| 三级医院 | ≥30% | ≥13%（教学医院≥15%） | ≥5名 |

二级以上医院药学部门负责人应当具有高等学校药学专业或者临床药学专业本科以上学历，及本专业高级技术职务任职资格；其他医疗机构药学部门负责人应当具有高等学校药学专业专科以上或者中等

学校药学专业毕业学历，及药师以上专业技术职务任职资格。

> **知识拓展**
>
> **静脉用药调配中心**
>
> 静脉用药调配中心（pharmacy intravenous admixture service，PIVAS）（以下简称静配中心）是医疗机构通过对静脉用药处方医嘱进行审核干预、加药混合调配、对静脉输液使用进行评估的药学专业技术服务部门，可为临床提供优质直接静脉输注的成品输液。《医疗机构药事管理规定》（2011 年）中提出，医疗机构根据临床需要建立静脉用药调配中心（室），实行集中调配供应，由药师进行医嘱或处方审核，发挥了药师的专长，提高了输液质量。PIVAS 的设施设备降低了职业暴露风险，也保护了环境污染，保证临床用药物的质量。

# 第二节　医疗机构处方调配管理

PPT

## 一、医疗机构处方管理

### （一）处方的定义

处方（prescription）是指由注册的执业医师和执业助理医师（以下简称医师）在诊疗活动中为患者开具的，由取得药学专业技术职务任职资格的药学专业技术人员（以下简称药师）审核、调配、核对，并作为患者用药凭证的医疗文书。处方包括医疗机构病区用药医嘱单。

### （二）处方的意义

**1. 法律性**　医师具有诊断权和开具处方权，但无调配处方权；药师具有审核、调配处方权，但无诊断权和修改处方权。若发生医疗事故，医师与药师应承担法律责任，处方为判定法律责任的原始依据。

**2. 技术性**　处方的开具与调配均应当由经过资格认定的医药学专业技术人员完成，处方中涉及的药品的名称、剂型、规格、数量、用法等能够适宜地反映医师对患者疾病的诊疗情况，且药师进行审核调配与指导用药过程同样需要系统专业知识。

**3. 经济性**　处方是反映患者药品费用支出与报销的原始单据，也是医疗机构药剂部门统计药品消耗的重要依据。

### （三）处方的内容

处方的内容主要分为前记、正文与后记。

**1. 前记**　处方前记主要包括医疗机构名称、费别、科别、患者姓名、性别、年龄、临床诊断、门诊或住院病历号，处方开具日期等，其中麻醉药品与第一类精神药品处方前记还应包括患者身份证明编号，代办人姓名与身份证明编号等信息。

**2. 正文**　处方正文是处方的核心内容，抬头处以 Rp 标示［拉丁文"Recipe（请取）"的缩写］，分列出药品名称、剂型、规格、数量、用法用量。

**3. 后记**　处方后记主要包括医师签名或加盖医师签章、药品总金额、审核、调配或核发药品的药师签名或加盖药师签章等信息。

### （四）处方的类别与颜色

处方可分为普通处方、急诊处方、儿科处方、麻醉药品处方、精神药品处方等。

纸质处方的印刷颜色应符合相关规定：①普通处方印刷用纸应为白色；②急诊处方印刷用纸为淡黄色，右上角标注"急诊"；③儿科处方印刷用纸为淡绿色，右上角标注"儿科"；④麻醉药品与第一类精神药品印刷用纸为淡红色，右上角标注"麻""精一"；⑤第二类精神药品印刷用纸为白色，右上角标注"精二"。

**（五）处方的权限**

（1）经注册的执业医师在执业地点可取得相应的处方权。经注册的执业助理医师开具的处方需经所在执业机构执业医师签名或加盖签章后方可有效；进修医师须经接收进修的医疗机构认定批准后方可具备处方权。

（2）经注册的执业助理医师在乡、镇、村等医疗机构独立从事一般的职业活动时，可经注册地点的医疗机构批准取得相应的处方权。

（3）医师应当在注册的医疗机构签名留样或备案专用签章后，才可开具处方。

（4）医疗机构应当根据相关规定对本医疗机构内执业医师与药师进行麻醉药品与第一类精神药品的规范化使用进行培训、考核，合格后方可取得麻醉药品与第一类精神药品的处方权或调配权，但医师不得为自己开具该类药品。

（5）试用期或实习医师开具的处方，应当经本医疗机构取得处方权的执业医师审核、签名或加盖签章后方可有效。

（6）具有高级专业技术职务任职资格的医师，医疗机构可授予特殊使用级抗菌药物处方权；具有中级以上专业技术职务任职资格的医师，医疗机构可授予限制使用级抗菌药物处方权；具有初级专业技术职务任职资格的医师，医疗机构可授予非限制使用级抗菌药物处方权。药师须经培训并考核合格后，方可获得抗菌药物调剂资格。

**（六）处方的书写规范**

（1）患者一般情况、临床诊断填写清晰、完整，并与病历记载相一致。

（2）每张处方限于一名患者的用药。

（3）字迹清楚，不得涂改；如需修改，应当在修改处签名并注明修改日期。

（4）药品名称应当使用规范的中文名称书写，没有中文名称的可以使用规范的英文名称书写；医疗机构或者医师、药师不得自行编制药品缩写名称或者使用代号；书写药品名称、剂量、规格、用法、用量要准确规范，药品用法可用规范的中文、英文、拉丁文或者缩写体书写，但不得使用"遵医嘱""自用"等含糊不清字句。

（5）患者年龄应当填写实足年龄，新生儿、婴幼儿写日、月龄，必要时要注明体重。

（6）西药和中成药可以分别开具处方，也可以开具一张处方，中药饮片应当单独开具处方。

（7）开具西药、中成药处方，每一种药品应当另起一行，每张处方不得超过5种药品。

（8）中药饮片处方的书写，一般应当按照"君、臣、佐、使"的顺序排列；调剂、煎煮的特殊要求注明在药品右上方，并加括号，如布包、先煎、后下等；对饮片的产地、炮制有特殊要求的，应当在药品名称之前写明。

（9）药品用法用量应当按照药品说明书规定的常规用法用量使用，特殊情况需要超剂量使用时，应当注明原因并再次签名。

（10）除特殊情况外，应当注明临床诊断。

（11）开具处方后的空白处画一斜线以示处方完毕。

（12）处方医师的签名式样和专用签章应当与院内药学部门留样备查的式样相一致，不得任意改动，否则应当重新登记留样备案。

（13）药品剂量与数量用阿拉伯数字书写。剂量应当使用法定剂量单位：重量以克（g）、毫克（mg）、微克（μg）、纳克（ng）为单位；容量以升（L）、毫升（ml）为单位；国际单位（IU）、单位（U）；中药饮片以克（g）为单位。

片剂、丸剂、胶囊剂、颗粒剂分别以片、丸、粒、袋为单位；溶液剂以支、瓶为单位；软膏剂及乳膏剂以支、盒为单位；注射剂以支、瓶为单位，应当注明含量；中药饮片以剂为单位。

### （七）处方限量

为合理使用医药资源，减少医疗或药疗事故的发生，《处方管理办法》（2007）对药品处方作了明确规定：处方一般不得超过7日用量；急诊处方一般不得超过3日用量；对于某些慢性病、老年病或特殊情况，处方用量可适当延长，但医师应当注明理由。

医师应当按照麻醉药品和精神药品临床应用指导原则，开具麻醉药品、第一类精神药品处方，具体处方限量规定（表7-2）。

表7-2　门（急）诊患者麻醉药品与第一类精神药品处方限量的规定

| 剂型 | 一般患者 | 癌症、中重度慢性疼痛患者 |
| --- | --- | --- |
| 注射剂 | ≤1次常用量 | ≤3日常用量 |
| 其他剂型 | ≤3日常用量 | ≤7日常用量 |
| 缓控释制剂 | ≤7日常用量 | ≤15日常用量 |

为住院患者开具的麻醉药品和第一类精神药品处方应当逐日开具，每张处方为1日常用量。

麻醉药品注射剂一般仅限于医疗机构内使用。对于需要特别加强管制的麻醉药品，盐酸二氢埃托啡处方为一次常用量，仅限于二级以上医院内使用；盐酸哌替啶处方为一次常用量，仅限于医疗机构内使用；哌醋甲酯用于治疗儿童多动症时，每张处方不得超过15日常用量。

第二类精神药品一般每张处方不得超过7日常用量；对于慢性病或某些特殊情况的患者，处方用量可以适当延长，医师应当注明理由。医疗用毒性药品处方不得超过2日极量。

门（急）诊癌症疼痛患者和中、重度慢性疼痛患者需长期使用麻醉药品和第一类精神药品的，首诊医师应当亲自诊查患者，建立相应的病历，要求其签署知情同意书。病历中应当留存下列材料复印件：二级以上医院开具的诊断证明；患者户籍簿、身份证或者其他相关有效身份证明文件；为患者代办人员身份证明文件。医疗机构应当要求长期使用麻醉药品和第一类精神药品的门（急）诊癌症患者和中、重度慢性疼痛患者，每3个月复诊或者随诊一次。

### （八）处方的保管

（1）每日处方应按照分类装订成册，便于保存与管理。

（2）医疗机构应当按照规定妥善保存处方：①普通处方、急诊处方、儿科处方的保存期限为1年；②第二类精神药品、医疗用毒性药品处方的保存期限为2年；③麻醉药品与第一类精神药品处方的保存期限为3年。

（3）处方保存期满后，须经医疗机构主要负责人批准后备案、销毁。

## 二、医疗机构处方调剂

处方调剂工作是医疗机构药房的核心内容之一，是实现医、药、患三方有效沟通的重要环节，也是药学部门直接接触患者的重要途径。调剂工作量占整个医疗机构药剂科的业务工作量的50%~70%，因此医疗机构处方调剂业务质量的好坏直接影响医疗机构服务质量。

**（一）处方调剂的含义**

处方调剂又称调配处方或按方发药，通常指配药、发药、配方等，是从药师接收处方到最终核发药品并指导患者合理用药全过程。

**（二）处方调剂的人员资格**

《药品管理法》第六十九条规定，医疗机构应当配备依法经过资格认定的药师或者其他药学技术人员，负责本单位的药品管理、处方审核和调配、合理用药指导等工作。非药学技术人员不得直接从事药剂技术工作。此外，对于麻醉药品和第一类精神药品调剂，医疗机构需要按照有关规定对本医疗机构内医师与药师进行麻醉药品与第一类精神药品使用知识与规范化管理的培训与考核，药师考核合格后才具备本医疗机构该类药品的调剂资格。

**（三）调剂活动的基本步骤**

处方调剂的基本流程可以概括为6个步骤：收方、审方、配方、包装与贴标签、核对、发药与提供用药指导（图7-2）。

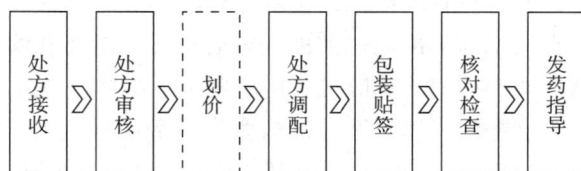

图7-2　处方调剂流程

**（四）处方调剂的管理**

医疗机构对处方调剂的管理主要是为了保证药品核发过程的准确无误、使用合理，同时尽可能提高调剂业务的效率，缩短患者取药的等待时间，进而提高医疗服务质量。

**1. 门急诊调剂工作的组织**　门急诊处方调剂主要根据医院门诊量与医疗机构处方量进行配方，主要分为独立配方法、流水作业配方法和综合法等三种方式。

（1）独立配方法　处方调剂全过程均由一人独立完成，适合急诊药房或小型药房等处方量较少的药房。

（2）流水作业配方法　即收方与审方由1人完成，调配处方由1~2人完成，最终核对发药由另外窗口专门完成，适用于大型医疗机构或者患者数量较多的取药高峰时段。

（3）综合法　即每个调剂窗口安排2名药师，1名在窗口负责收方、审方、核对发药，另1名药师负责调配药品，适应于各种类型的医疗机构药房。

**2. 住院部调剂工作的组织**　与门急诊相比，住院部患者的流动性较小，因此，住院部调剂的主要内容是将患者所需药品定时发至病区，目前主要有凭方发药、病区小药柜、中心摆药制以及单位剂量调配系统。

（1）凭方发药　医师根据患者具体情况开具处方，护士凭借处方到住院部调剂室取药，调剂室凭方发药。此种方法有利于医护人员了解患者的治疗情况与指导合理用药，适应于用量较少的科室，目前我国医疗机构精麻药品常使用这种方法。

（2）病区小药柜　病区开具"药品请领单"并向住院部调剂室申请取得一定数量的药品存放于病区设置的小药柜，每日护士可根据医嘱发放给患者服用。该方法有利于住院部科室护理工作的有效运转，但是不利于药师了解患者用药情况，同时，若对药品的保管不善可能会导致药品质量问题。

（3）中心摆药制　住院部科室可设置中心摆药室，病区护士根据患者医嘱单将患者的一天的服药量投放至投药杯中，随后药师与护士共同确认核对后，由病区护士再核对签字后领回。该过程药师参与其中，对药品保管、保证药品质量具有一定的意义。

（4）全自动药品分包机    《医疗机构药事管理规定》第二十九条规定，医疗机构门急诊药品调剂室应当实行大窗口或者柜台式发药，住院（病房）药品调剂室对注射剂按日剂量配发，对口服制剂药品实行单剂量调剂配发。单位剂量调配系统（unit dose dispensing system，UDDS）就是基于单位剂量发药的制度。20 世纪 60 至 70 年代，由于传统发药效率与发药错误问题的出现，美国率先开启了单位剂量发药制度。

UDDS 的主要内容为，单位剂量包装药品，药品包装上标示患者用药信息，包括患者姓名、床号、住院号、药品名称、规格数量、服药时间等，随后按照包装后的药品分发给相应患者，患者可在 24 小时内服用。

全自动药品分包机是近年来高速发展的互联网时代下的产物，也是 UDDS 制度在住院药房不断完善的体现，它摆脱了传统摆药模式无法满足日常需求的缺陷，使得智能设备在数字化医疗机构建设中发挥着日益重要的作用，也为国家倡导的智能药房建设发展产生推动作用。我国已有医院药学部通过推行加强型、优化型、多元型、推进型分包机管理模式，实现了住院部拆零药品安全使用、质量可控、减少滞留降低损耗的精细化管理。也有医院药学部通过推进全自动药品分包机串联药品自动核对机调剂模式有效的提高了整体口服药品自动化调剂效率，保障患者用药安全、准确、有效。

全自动药品分包机具有以下优势：①提高医疗机构住院药品调剂效率，减少人工摆药的步骤，使药师能够将时间与精力放在药品审核环节，提供更为优质的药学服务；②调剂过程更为准确、安全，通过建立严格的拆零及上机制度，保证准确无误上机，全自动药品分包机根据系统接收的医嘱信息自动识别药品，使芯片对药品落位号精准定位，确保药品调剂，保证患者用药安全；③拆零药品全程闭环可追溯，通过上机过程严格执行多人操作复核机制，分包机能精确识别药盒自动分包，智能系统自动统计药品使用量与剩余量，并记录患者信息，实现从拆零上机到患者服用全过程智能监控；④提高患者依从性，通过全自动药品分包机单位包装药品，可降低全过程药品交叉感染的可能性，同时包装袋上打印的患者与药品的详细信息，包括用药时间甚至药包二维码等，使得患者能够清楚了解所服用的药品，有利于提高其依从性。

以全自动药品分包机为代表的 UDDS 制度优点突出，我国目前大部分三级医院也已开始推行或完善这一制度。

### （五）处方外配

处方外配，是指参保人员持定点医疗机构医师开具的处方自行到院外购买药品的行为。《处方管理办法》第四十二条规定，除麻醉药品、精神药品、医疗用毒性药品和儿科处方外，医疗机构不得限制门诊就诊人员持处方到药品零售企业购药。

处方外配从患者的角度考虑，可以满足其个性化的用药需求，尊重患者的选择权，便于患者根据自身情况选择院外购药；从医疗机构角度考虑，可在一定程度上可以减轻医疗机构的成本负担，缓解现场接诊和取药压力，进一步推进医药分家；从国家角度考虑，在保护参保人合法权益的基础上，有利于保障医保基金安全，推进医改工作的纵深发展。

关于处方外配的管理，近年来国家及各级医保部门纷纷出台各种政策。2016 年，《国务院办公厅关于促进医药产业健康发展的指导意见》（国办发〔2016〕11 号）指出，禁止医疗机构限制处方外流。2024 年，《国家医疗保障局办公室关于规范医保药品外配处方管理的通知》（医保办函〔2024〕86 号）中规定，要规范定点医疗机构处方外配服务，加强定点零售药店外配处方管理，强化医保药品处方流转管理。该通知中明确规定，定点零售药店凭本统筹地区定点医疗机构外配处方销售的药品，符合规定的可以纳入医保统筹基金支付范围，暂不接受本统筹地区以外的医疗机构外配处方。定点零售药店在为参保人调剂外配处方时，应认真检查处方的真实性、合法性、规范性，核准处方用药信息、有效期等以及参保人信息，发现问题的可以拒绝调剂，并及时向当地医保部门反映存疑外配处方线索。

### （六）处方点评

**1. 处方点评含义** 处方点评是根据相关法规、技术规范，对处方书写的规范性及药物临床使用的适宜性（用药适应证、药物选择、给药途径、用法用量、药物相互作用、配伍禁忌等）进行评价，发现存在或潜在的问题，制订并实施干预和改进措施，促进临床药物合理应用的过程。

**2. 组织管理** 处方点评工作在医疗机构药事管理与药物治疗学委员会（组）和医疗质量管理委员会领导下，由医院医疗管理部门和药学部门共同组织实施。

**3. 实施** 医院处方点评小组应当按照确定的处方抽样方法随机抽取处方（表7-3），并按照处方点评工作表对门急诊处方进行点评；病房（区）用药医嘱的点评应当以患者住院病历为依据，实施综合点评，点评表格由医院根据本院实际情况自行制定。

表7-3 处方点评的数量要求

| | 门急诊 | 住院部（病区医嘱单） |
|---|---|---|
| 抽样率 | ≥1‰ | ≥1% |
| 抽样绝对数/月 | ≥100 张 | ≥30 张 |

## 三、医疗机构监督管理

根据《药品管理法》《医疗机构处方审核规范》《处方管理办法》的相关规定，非药学技术人员不得直接从事药剂技术工作，药师未按照规定调剂处方药品，情节严重的，由县级以上卫生行政部门责令改正、通报批评，给予警告，并由所在医疗机构或者其上级单位给予纪律处分。

药师审核处方，认为存在用药不适宜时，应当告知处方医师，建议其修改或者重新开具处方；药师发现不合理用药，处方医师不同意修改时，药师应当作好记录并纳入处方点评；药师发现严重不合理用药或者用药错误时，应当拒绝调配，及时告知处方医师并记录，按照有关规定报告。

处方销毁时，必须由2位药学专业技术人员核对销毁，建立销毁记录，销毁后做好销毁登记，与监销人双签字。

医疗机构应当根据麻醉药品和精神药品处方开具情况，按照麻醉药品和精神药品品种、规格对其消耗量进行专册登记，登记内容包括发药日期、患者姓名、用药数量。专册保存期限为3年。

PPT

# 第三节 医疗机构制剂管理

随着医药技术的不断发展，医疗机构制剂在我国临床治疗中发挥着越来越重要的作用。与市面上药品生产企业生产的药品相比，医疗机构制剂具有更高的临床应用优势，具有一定的针对性与灵活性。早在21世纪初，我国先后颁布实施的多项文件，如《药品管理法》《医疗机构制剂配制质量管理规范（试行）》《医疗机构制剂配制监督管理办法（试行）》《医疗机构制剂注册管理办法（试行）》等，这些文件在医疗机构制剂的许可、配制、审查、使用、监督管理等各环节具有重要的指导意义。

## 一、医疗机构制剂的许可管理

### （一）医疗机构制剂的含义

根据《药品管理法》与《医疗机构制剂注册管理办法（试行）》的相关规定，医疗机构制剂是指本单位临床需要而市场上没有供应的、经批准自制固定的处方品种。医疗机构制剂属于药品生产范畴。

### （二）医疗机构制剂的特征

配制医疗机构制剂的品种必须是临床必需且市场上没有供应的品种；医疗机构制剂的使用范围仅限医疗机构内，且不可在市面上销售或发布制剂广告。

### （三）医疗机构制剂许可证

**1. 许可证的取得**　《药品管理法》第七十四条规定，医疗机构配制制剂，应当经所在地省、自治区、直辖市人民政府药品监督管理部门批准，取得医疗机构制剂许可证。无医疗机构制剂许可证的，不得配制制剂。

**2. 许可证的内容**　医疗机构制剂许可证是医疗机构配制制剂的法定凭证，与药品生产许可证、药品经营许可证的管理相似，分为正本和副本，具有同等法律效力。医疗机构制剂许可证内容主要包括许可证号、医疗机构名称、医疗机构类别、法定代表人、制剂室负责人、配制范围、注册地址、配制地址、发证机关、发证日期、有效期限等项目，2016 年 1 月 1 日新的医疗机构许可证启用，证书中添加了举报电话、防伪二维码全息图片。

**3. 许可证的变更**　医疗机构制剂许可证证书内容中的项目主要分为许可事项与登记事项。许可事项主要包括制剂室负责人、配制地址、配制范围等项目，登记事项包括医疗机构名称、医疗机构类别、法定代表人、注册地址等。

医疗机构变更医疗机构制剂许可证许可事项的，在许可事项发生变更前 30 日，向原审核、批准机关申请变更登记。原发证机关应当自收到变更申请之日起 15 个工作日内作出准予变更或者不予变更的决定。医疗机构变更登记事项的，应当在有关部门核准变更后 30 日内，向原发证机关申请医疗机构制剂许可证变更登记，原发证机关应当在收到变更申请之日起 15 个工作日内办理变更手续。

**4. 许可证的换发**　医疗机构制剂许可证的有效期为 5 年，有效期满前 6 个月向原发证机关申请换发。

## 二、医疗机构制剂的注册管理

### （一）双证管理

医疗机构制剂的申请人，应当是持有医疗机构执业许可证并取得医疗机构制剂许可证的医疗机构。取得医疗机构制剂许可证的医疗机构，在配制医疗机构制剂时，应当向省级药品监督管理部门提出申请，报送相关资料与样品，省级药品监督管理部门审核通过后发给制剂批准文号，医疗机构方可配制。医疗机构配制制剂，应当按照经核准的工艺进行，所需的原料、辅料和包装材料等应当符合药用要求。

医疗机构制剂批准文号的有效期是 3 年，有效期满前需要继续配制的，申请人应在有效期满前 3 个月提出再注册申请。医疗机构制剂批准文号的格式为：X 药制字 H（Z）＋4 位年号＋4 位流水号。X 指省、自治区、直辖市简称，H 指化学制剂，Z 指中药制剂。

### （二）医疗机构制剂品种范围

医疗机构配制制剂应该是本单位临床需要而市场上没有供应的品种。这里包括了国内尚未批准上市及已批准上市但性质不稳定或有效期短的药物制剂，或市场上不能满足不同规格、剂量的制剂，或临床常用而疗效确切的协定处方制剂等。

根据《医疗机构制剂注册管理办法（试行）》的相关规定，以下情形不可作为医疗机构制剂申报：市场上已有供应的品种；含有未经批准的活性成分的品种；除变态反应原外的生物制品；中药注射剂；

中药、化学药组成的复方制剂；麻醉药品、精神药品、医疗用毒性药品、放射性药品；其他不符合国家有关规定的制剂。

### （三）医疗机构制剂的使用管理

医疗机构制剂仅限于医疗机构内凭借医师处方购买使用，不得在市场上销售或变相销售，不得发布制剂广告。特殊情况下，经国家或省级药品监督管理部门批准的，医疗机构制剂可在指定的医疗机构之间调配使用。这里的"特殊情况"主要是指发生灾情、疫情、突发事件或者临床急需而市场没有供应时。

## 三、医疗机构制剂的质量管理

### （一）机构与人员职责

2001 年《医疗机构制剂配制质量管理规范（试行）》发布，其中第六条规定，医疗机构制剂配制应在药剂部门设制剂室、药检室和质量管理组织。机构与岗位人员的职责应明确，并配备具有相应素质及相应数量的专业技术人员。

该规范也明确了制剂室和药检室的负责人的资质，应具备大专以上药学或相关专业学历，具有相应管理的实践经验，有对工作中出现的问题作出正确判断和处理的能力。同时，制剂室和药检室的负责人不得互相兼任。对于从事制剂配制操作及药检人员，需要经专业技术培训，具有基础理论知识和实际操作技能。

### （二）质量检验

医疗机构制剂需要按规定进行质量检验，质量检验一般需要在药检室完成，检验合格后凭借医师处方在医疗机构内使用。

### （三）使用管理

医疗机构制剂配发必须有完整的记录或凭据。内容包括：领用部门、制剂名称、批号、规格、数量等。制剂在使用过程中出现质量问题时，制剂质量管理组织应及时进行处理，出现质量问题的制剂应立即收回，并填写收回记录。收回记录应包括：制剂名称、批号、规格、数量、收回部门、收回原因、处理意见及日期等。

制剂使用过程中发现的不良反应，应按《药品不良反应监测管理办法》的规定予以记录，填表上报。保留病历和有关检验、检查报告单等原始记录至少 1 年备查。

# 第四节　医疗机构药品采购与储存管理

## 一、医疗机构药品的采购、配备

医疗机构药品采购主要是涉及对医疗机构的医疗服务所需的供应渠道、采购方式、程序、采购计划以及采购合同的综合管理过程。医疗机构所需的药品应当由药学部门统一采购供应，并严格执行药品检查、验收制度。近年来，我国医疗机构药事管理飞速发展，医疗机构药品采购相关政策不断更新，其中包括药品零加成、两票制、公立医院药品集中采购等。公立医疗机构在积极坚持以临床需求为导向，认真落实适合我国国情的药品集中采购和使用的相关工作，同时鼓励医疗联合体积极探索药品统一采购。

### （一）采购方式

药品集中带量采购是目前我国医疗机构最常用的药品采购方式。2019 年 1 月 1 日，《国务院办公厅关于印发国家组织药品集中采购和使用试点方案的通知》（国办发〔2019〕2号）发布，优先在北京、天津、上海、重庆等4个直辖市和沈阳、大连、厦门、广州、深圳、成都、西安等7个省会或计划单列市的公立医疗机构实施药品的集中带量采购，自此，以量换价形成药品集中采购正式落下帷幕。2021年1月，《国务院办公厅关于推动药品集中带量采购工作常态化制度化开展的意见》（国办发〔2021〕2号）发布，要求明确覆盖范围、完善采购竞争规则、强化保障措施、完善配套政策、健全运行机制等角度提出集中采购政策新举措。2023年，《国家医疗保障局办公室关于做好2023年医药集中采购和价格管理工作的通知》（医保办函〔2023〕13号）提出要继续扩大药品集采覆盖面，随后第八批集采落地实施。现行药品集中采购方式根据药品种类又进一步分为招标采购、谈判采购、直接挂网采购、议价采购和仍按现行规定采购等5种方式。

**1. 招标采购** 临床用量大、采购金额高、多家企业生产的基本药物和非专利药品，由省级药品采购机构采取"双信封"制公开招标采购，医疗机构作为采购主体按照中标价格采购药品。"双信封"制，即进入投标的药品生产企业须同时编制经济技术标书和商务标书，前者是保证药品质量的承诺书，后者是主要涉及药品价格的文件。招标采购主要根据上一年度药品采购总金额中各类药品采购金额百分比排序，排名累计不低于80%且3家以上药品生产企业生产的基本药物和非专利药品纳入招标采购范围。

商务标书的评审过程是确定供药品应商的重要环节，按照竞价的高低选择中标企业与候选中标企业，中标企业数量低于2家。①对于竞价明显偏低、可能存在质量问题或供应风险的药品，需要进行综合评估；②对于只有1~2家企业投标的品规，应当组织专门议价、公开议价。

**2. 谈判采购** 对于部分专利药品、独家生产的药品，建立公开透明、多方参与的价格谈判机制，对于谈判结果应在国家药品供应保障综合管理信息平台上发布，医疗机构按谈判结果采购药品。

**3. 直接挂网采购** 对于妇儿专科非专利药、急（抢）救药、基础输液、临床用量小和常用低价药品应直接挂网，医疗机构直接采购。

**4. 议价采购** 对于临床必需、用量小、市场供应短缺的药品，实行国家定点生产、议价采购，如地高辛口服溶液、复方磺胺甲噁唑注射液、注射用对氨基水杨酸钠等。

**5. 仍按现行规定采购** 麻醉药品和第一类精神药品、防治传染病和寄生虫病的免费用药、国家免疫规划疫苗、计划生育药品及中药饮片等仍按现行规定采购，其中麻醉药品和第一类精神药品仍暂时实行最高出厂价格和最高零售价格管理。

**（二）采购管理**

**1. 合理确定采购品种与数量**

（1）采购品种 医疗机构药品采购部门应遵循临床常用必需、剂型规格适宜、包装使用方便的原则进行采购，采购药品信息应至少具体到药品名称、剂型、规格，药品名称应当为药品监督管理部门批准并公布的药品通用名称，同一通用名称药品的品种，注射剂型和口服剂型均不得超过2种，处方组成类同的复方制剂1~2种。除特殊情况外，医疗机构采购同一通用名称药品，只允许同一药品的两种规格存在，称之为"一品双规"。

（2）采购数量 医疗机构应当按照不低于上一年度使用量的80%制订采购计划，同时采购预算原则上不高于医疗机构业务支出的25%~30%。制订采购品种计划时，在结合上一年度使用计划的基础上编制采购药品清单，优先选择符合临床路径、列入重大疾病保障、重大公共卫生项目的药品，同时需要兼顾特殊人群用药需求及经济性问题。

**2. 采购原则** 《药品管理法》规定，医疗机构必须从具有药品生产、经营资格的企业购进药品；医疗机构购进药品，必须建立并执行进货检查验收制度，验明药品合格证明和其他标识；不符合规定要求的，不得购进和使用；医疗机构购进药品，必须有真实、完整的药品购进记录；个人设置的门诊部、诊所等医疗机构不得配备常用药品和急救药品以外的其他药品。经药事管理与药物治疗学委员会审核批准，除核医学科可购售本专业所需的放射性药品外，其他科室不得从事药物配制或药品购售活动。

**3. 采购周期**　医疗机构药品采购周期原则上一年进行 1 次，采购药品除中药饮片之外均应通过省级药品集中采购平台采购。

药品采购中标或洽谈后，医疗机构直接与中标企业按照招标或洽谈的最终结果签订购销合同，购销合同应符合国家有关法规规定，明确购销双方的权利和义务。

对违反合同约定，配送不及时影响临床用药或拒绝提供偏远地区配送服务的企业，省级药品采购机构应督促其限期整改；逾期不改正的，取消中标资格，记入药品采购不良记录并向社会公布，公立医院 2 年内不得采购其药品。

对违反合同约定，无正当理由不按期回款或变相延长货款支付周期的医疗机构，相关部门要及时纠正并予以通报批评，记入企事业单位信用记录。将药品按期回款情况作为公立医院年度考核和院长年终考评的重要内容。

**（三）药品配送管理**

（1）药品可由中标产品的药品上市许可持有人直接配送或委托有配送能力的药品经营企业配送到指定医院。

（2）公立医院药品配送要兼顾基层供应，特别是向广大农村地区倾斜。鼓励县乡村一体化配送，重点保障偏远、交通不便地区药品供应。

**（四）进货检查验收制度**

《药品管理法》第七十条规定，医疗机构购进药品，应当建立并执行进货检查验收制度，验明药品合格证明和其他标识；不符合规定要求的，不得购进和使用。

**（五）特殊情况下药品的采购与配备**

**1. 急（抢）救药品采购供应**　各省根据本省行政区域内急（抢）救药品需求情况，本着急（抢）救必需、安全有效、中西药并重、个人和医保可承受的原则，组织专家确定本省行政区域内急（抢）救药品遴选标准与范围，并实行动态管理。

**2. 医疗机构儿童用药配备使用**　《国家卫生健康委办公厅关于进一步加强儿童临床用药管理工作的通知》（国卫办医政函〔2023〕11 号）明确指出应从加强儿童用药遴选和配备管理、强化儿童用药临床合理使用、加强药师配备并提供儿科药学服务、做好儿童用药处方调剂和专项点评、开展儿童用药临床监测、加强儿童用药指导和健康宣教等六个方面提出了相应要求。其中指出，儿童用药（药品说明书中有明确儿童适应证和用法用量的药品）遴选时，可不受"一品两规"或药品总品种数限制。对儿童用药应当满足不同年龄阶段用药需求，因特殊诊疗需求需要使用其他剂型或规格的，医疗机构应当放宽相应的配备限制。

**（六）基本药物配备和用药规范管理**

2019 年 10 月 11 日，《国务院办公厅关于进一步做好短缺药品保供稳价工作的意见》（国办发〔2019〕47 号）中指出，通过多方措施促进基本药物优先配备使用，提升基本药物使用占比，并及时调整国家基本药物目录，逐步实现政府办基层医疗卫生机构、二级公立医院、三级公立医院基本药物配备品种数量占比原则上分别不低于 90%、80%、60%，推动各级医疗机构形成以基本药物为主导的"1 + X"（"1"为国家基本药物目录、"X"为非基本药物，由各地根据实际确定）用药模式，优化和规范用药结构，业内称之为"基药的'986 政策'"。加强医疗机构用药目录遴选、采购、使用等全流程管理，推动落实"能口服不肌内注射、能肌内注射不输液"等要求，促进科学合理用药。

## 二、医疗机构药品的储存管理

药品作为一种特殊商品，在储存保管过程中由于容易受到内外在因素的影响产生药品质量问题，因此适宜的储存条件、有效的保管措施在降低药品损耗，极大限度地实现药品的使用价值方面有重要意义。《药品管理法》第七十一条规定，医疗机构应当有与所使用药品相适应的场所、设备、仓储设施和卫生环境，制定和执行药品保管制度，采取必要的冷藏、防冻、防潮、防虫、防鼠等措施，保证药品质量。《药品经营和使用质量监督管理办法》第五十一条规定，医疗机构应当建立健全药品质量管理体系，完善药品购进、验收、储存、养护及使用等环节的质量管理制度，明确各环节中工作人员的岗位责任。《医疗机构药事管理》第二十七条规定，化学药品、生物制品、中成药和中药饮片应当分别储存，分类定位存放。易燃、易爆、强腐蚀性等危险性药品应当另设仓库单独储存，并设置必要的安全设施，制订相关的工作制度和应急预案。

### （一）药品的分类储存

医疗机构应当设定专门的设施设备、场所用于存放药品，存放药品应符合说明书中标明的贮藏要求。对于急诊、病区护士站需要临时存放药品的，应设定临时存放的专柜，有特殊贮藏要求药品，应按照规定执行。

**1. 六分开原则**　处方药与非处方药分开；基本医疗保险药品目录的药品与其他药品分开；内服药与外用药分开；性能相互影响、容易串味的药品与其他药品分开；新药、贵重药品与其他药品分开；配制制剂与外购药品分开。

**2. 麻醉药品和第一类精神药品五专管理**　①专人负责，麻醉药品和第一类精神药品的采购、验收、入库、保管均应是主管药师及以上职称药学专业技术人员负责；②专柜枷锁，应当设立专库或者专柜储存麻醉药品和第一类精神药品，专库应当设有防盗设施并安装报警装置，专柜应当使用保险柜，实行双人双锁管理；③专用处方，麻醉药品和第一类精神药品专用处方应为淡红色，右上角标注"麻、精一"；④专用账册，对进出专柜的精麻药品建立专用账册，进出逐笔记录药品及领用信息；⑤专册登记，主要包括患者、医师、药师、药品等相关信息。

**3. 影响药品质量的因素及应对措施**　①对于易受温度影响的药品，应将医疗机构内药库按需设置分库，其中冷库温度为 2～10℃，阴凉库＜20℃，常温库 10～30℃；②对于易受湿度影响的药品，应控制库房相对湿度为 35%～75%；③对易受光线影响的药品，存放室门窗可悬挂黑色布或纸遮光，或存放在柜子或箱子内；④定期检查、养护，发现问题及时处理。

**4. 色标卡管理**　在医疗机构药库储存药品，可按照质量状态实行色标管理，合格药品为绿色，不合格药品为红色，待确定药品为黄色。

**5. 有效期管理**　有效期的本质是在适宜的贮藏条件下药品有效成分降低10%所需的时间，《药品管理法》规定，超有效期药品直接认定为劣药。购进药品验收后应该按照药品批号进行堆放或上架，出库时必须遵循"先进先出、近期先出、按批号发货"的原则。有效期为 1～6 个月的药品视为近效期药品，医疗机构应尽快出库发放，1 个月以内药品为准过期药品，不可发放给患者使用，应单独存放、销毁。

### （二）药品分级管理

根据"金额管理、重点统计、实耗实销、账务相符"的原则，医疗机构对购进的药品实施三级管理。医疗机构内药品在购进入库、消耗、销售等环节都需要按照购进价或者零售价格进行金额核算，库存的总金额按照周转金定额控制；重点统计是指针对麻醉药品、精神药品、贵重药品的管理都必须按数量进行统计；实耗实销是指医疗机构各科室销售、消耗的药品，应该按照实际进价金额列出。按照上述原则，我国医疗机构普遍采用的三级管理制度及管理措施如下（表7-4）。

表7-4 医疗机构药品分级管理

| 级别 | 药品品种 | 措施 |
|---|---|---|
| 一级管理 | 麻醉药品、第一类精神药品、终止妊娠类药品、医疗用毒性药品以及上述原料药 | 单独存放、每日清点、账务相符 |
| 二级管理 | 第二类精神药品、贵重药品、高警示药品 | 专柜存放、专册登记贵重药品每日清点，精神药品定期清点，高警示药品分类管理 |
| 三级管理 | 普通药品 | 季度盘点、账物相符 |

# 第五节 医疗机构临床药学

从"药品供应"到"合理用药"，药学服务模式的转变意味着以患者为中心的临床药学模式是大势所趋，也是现代社会对药师的根本要求。20世纪50至60年代，美国建立临床药师制度，医疗机构药师参与患者的临床用药过程，协助医师为患者指导科学合理用药，目的在于倡导药师直接参与患者用药过程，为其提供药学监护服务，以提高药物治疗效果，防范药品不良反应，减少用药错误。这促使临床药师的工作重点转向了临床药物治疗，临床药学服务应运而生。

## 一、临床药学的发展历程

临床药学最早起源于美国，随着全球药学实践和教育的不断发展，临床药师在保障合理用药、为患者提供便利、维护患者生命健康等方面有着不可取代的作用。因此，越来越多的国家开始重视临床药学的发展，致力于为患者提供更好的医疗服务。根据我国《医疗机构药事管理规定》，临床药学是指药学与临床相结合，直接面向患者，以患者为中心，研究与实践临床药物治疗，提高药物治疗水平的综合性应用学科。

### （一）美国临床药学发展历程

美国的药学教育在过去的半个世纪内发展迅速。早在20世纪50年代以前药学学士学位仅需2~3年的预科和3年的药学专业学习即可获得。1950年和1954年南加州大学与加州大学旧金山分校（University of California, San Francisco, UCSF）先后开始授予药学博士学位，但是都没有以临床药学为导向。1957年，有美国学者指出，医院药师需要完成6年的以生物科学为重点的临床药学博士学位，凡是取得药学博士学位即可认定为临床药师。这个阶段的临床药师可参与治疗药物监测、为医护人员、为患者提供合理用药咨询。1965年"UCSF9楼示范项目"实施，药师通过该项目开始接触患者、参与查房，甚至又加入了心肺复苏团队，相关内容也逐渐编写入药学教材内，美国其他院校的博士学位在此时也纷纷开设，但存在一定的局限性。1979年，在UCSF的指导下，美国内布拉斯加大学医学中心药学院开设了初级临床药学博士学位。20世纪80至90年代，全美药学院校已有57所院校开设了6年制"临床药学"专业，该阶段临床药学工作范围进一步扩大，临床药师更注重直接面对患者进行用药指导，实时监测患者血药浓度。到了20世纪90年代以后，临床药师的职业理念发生重要变化，药学服务的对象从药品转变到患者，以药品供应为中心转变为以患者为中心，现阶段的临床药师已直接面向患者，面向所有的医疗机构，甚至整个社会。经过几十年的发展，1997年，美国临床药学模式基本稳固，美国药学教育委员会发表声明，宣布2000年7月1日起取消认证药学学士学位，临床药学博士学位由于具有较高的含金量作为药学专业学位授予的唯一途径。

## （二）我国临床药学发展历程

我国临床药学发展起步于 20 世纪 80 年代初，我国学者首先在上海发表题为"临床药学前瞻"的报告，建议我国开展临床药学试点工作，自此，我国临床药学事业拉开序幕。1987 年 12 家医院被指定为试点医院，1989 年，华西医科大学开办临床药学专业，但因培养的学生多数不从事临床药学工作，导致该专业 1998 年被撤销，临床药学的发展遇到挫折，但在众多医院药学有识之士的推动下，2005 年底，再次启动临床药师培训试点工作，试点 19 家医院进行临床药师岗位培训，到了 2006 年恢复临床药学专业。2010 年，第一次将临床药学专业列入国家临床重点专科，2011 年《医疗机构药品管理条例》颁布施行，要求医疗机构应配备适当数量的临床药师，2013 年，我国开启第二批临床药学重点专科建设项目的申报工作，共有 12 家单位被列为临床药学重点专科建设单位。我国临床药学的发展呈现了良好的发展态势和广阔前景，完成了医院药学工作重心从药品转移到患者、工作模式由传统的以药品供应为主向为患者提供合理用药咨询指导为主的转变。

# 二、医疗机构药学服务

进一步规范发展医疗机构药学服务，提升药学服务水平，促进合理用药，《国家卫生健康委办公厅关于印发医疗机构药学门诊服务规范等 5 项规范的通知》（国卫办医函〔2021〕520 号）从组织管理、人员要求、服务对象、工作内容、沟通技巧等多方面对医疗机构开设药学门诊服务、药物重整服务、用药教育服务、药学监护服务以及居家药学服务等 5 项医疗机构药学服务做了规范性要求。

## （一）药学门诊服务

药学门诊服务是近年来为提升门诊患者药学服务水平，促进合理用药而提出的新理念，是为患者推行"一对一"的精准用药教育，药师可根据患者具体诊疗情况，进行药物治疗方案的优化，避免药物相互作用和因其导致的不良反应发生，保障患者用药安全有效。

**1. 药学门诊的含义**　药学门诊服务是指二级以上医疗机构药师在门诊为患者提供的用药评估（如处方审核）、用药咨询、用药教育、用药方案调整建议等一系列专业化药学服务。

处方审核是医疗机构药学门诊工作较为关键的一环，2018 年 6 月 29 日，《关于印发医疗机构处方审核规范的通知》（国卫办医发〔2018〕14 号）发布，文件指出，药师是处方审核工作的第一责任人，应当对处方各项内容进行逐一审核。所有处方均应当经审核通过后方可进入划价收费和调配环节，未经审核通过的处方不得收费和调配。处方审核又称处方前置审核，是指药学专业技术人员运用专业知识与实践技能，根据相关法律法规、规章制度与技术规范等，对医师在诊疗活动中为患者开具的处方，进行合法性、规范性和适宜性审核，并作出是否同意调配发药决定的药学技术服务。通过规范处方审核行为，一方面可以提高处方审核的质量和效率，促进临床合理用药；另一方面也体现了药师专业技术价值，转变药学服务模式，为患者提供更加优质化、人性化的临床药学服务。

**2. 人员要求**　医疗机构药学门诊药师应是取得主管药师及以上专业技术职务任职资格、从事临床药学工作 3 年及以上；或具有副主任药师及以上专业技术职务任职资格、从事临床药学工作 2 年及以上。

**3. 服务对象**　药学门诊服务对象主要是诊断明确、对用药有疑问的患者。

**4. 工作内容**　药学门诊临床药师工作内容主要包括了解患者信息、评估患者用药情况、提供用药咨询、开展用药教育、提出用药方案调整建议等。

## （二）药物重整服务

**1. 药物重整的含义**　药物重整是指药师在住院患者入院、转科或出院等重要环节，通过与患者沟通、查看相关资料等方式，了解患者用药情况，比较目前正在使用的所有药物与用药医嘱是否合理一致，给出用药方案调整建议，并与医疗团队共同对不适宜用药进行调整的过程。

**2. 人员要求**　具有主管药师及以上专业技术职务任职资格、从事临床药学工作 3 年及以上；或具有副主任药师及以上专业技术职务任职资格、从事临床药学工作 2 年及以上。

**3. 服务对象**　药物重整的服务对象为住院患者，重点面向接受多系统同时治疗的慢性病患者、同时使用 5 种及以上药物的患者和有药物重整需求的患者。

**4. 工作内容**　对于入院患者，药师通过与患者或其家属面谈、查阅患者既往病历及处方信息等方式，采集既往用药史、药物及食物过敏史、药品不良反应等相关信息，建立药物重整记录表，由患者或其家属确认、经治医师签字。对于转科、出院患者，药师根据转科或出院医嘱，对比正在使用的药物与医嘱的差异，建立药物重整记录表（表 7 - 5）。

表 7 - 5　药物重整记录表

| 患者姓名 | | 年龄 | | 性别 | | 住院号 | |
|---|---|---|---|---|---|---|---|
| □入院时间<br>□转入时间 | | | | □出院时间<br>□转出时间 | | | |
| 诊断 | | | | 过敏史 | | | |
| 药品名称<br>（通用名） | 用法用量 | 开始时间 | | 停止时间 | | 药物重整建议及理由 | |
| | | | | | | | |
| | | | | | | | |
| | | | | | | | |
| 患者或家属签字：　　　　　　药师签字：　　　　　　医师签字：　　　　　　日期： | | | | | | | |

注：1. 列表中应列出患者全部用药，开展重整的药物请注明重整建议及重整理由。
　　2. 如有患者自带药品，请在药品名称后加"＊"。
　　3. 如因转科需要暂停或调整用药，请注明。

### （三）用药教育服务

**1. 用药教育的含义**　用药教育是指药师对患者提供合理用药指导、普及合理用药知识等药学服务的过程，以提高患者用药知识水平，提高用药依从性，降低用药错误发生率，保障医疗质量和医疗安全。

**2. 人员要求**　医疗机构从事用药教育服务的药师应当具有药师及以上专业技术职务任职资格。

**3. 服务管理**

（1）服务对象　发药窗口患者和住院患者。

（2）服务方式　用药教育方式包括口头、书面材料、实物演示、视频音频、宣教讲座、电话或互联网教育等。

**4. 工作内容**　用药教育服务内容包括以下几点。

（1）药物（或药物装置）的通用名、商品名或其他常用名称，以及药物的分类、用途及预期疗效。

（2）药物剂型、给药途径、剂量、用药时间和疗程，主要的用药注意事项。

（3）药物的特殊剂型、特殊装置、特殊配制方法的给药说明。

（4）用药期间应当监测的症状体征、检验指标及监测频率，解释药物可能对相关临床检验结果的干扰以及对排泄物颜色可能造成的改变。

（5）可能出现的常见和严重不良反应，可采取的预防措施及发生不良反应后应当采取的应急措施，发生用药错误（如漏服药物）时可能产生的结果以及应对措施。

（6）潜在的药物—药物、药物—食物/保健品、药物—疾病及药物—环境相互作用或禁忌。

（7）药品的适宜贮存条件，过期药或废弃装置的处理。

（8）患者对药物和疾病的认知，提高患者的依从性。

（9）饮食、运动等健康生活方式指导。

（10）患者如何做好用药记录和自我监测，以及如何及时联系到医师、药师。

对特殊人群，如老年人、儿童、妊娠期与哺乳期妇女、肝肾功能不全者、多重用药患者以及认知、听力或视力受损的患者等，应当根据其病理、生理特点及药物代谢动力学、药效学等情况，制定个体化的用药教育方案，保障患者用药安全、有效。

### （四）药学监护服务

药学监护又称为药学保健，目标并不仅局限于治愈疾病，而是强调通过药物治疗的预期效果改善患者生存质量。通过药学监护服务，可以确认患者潜在或实际存在的与药物治疗有关的问题，解决实际存在的与药物治疗有关的问题，预防潜在的与药物治疗相关的问题。药学监护服务过程涵盖了药师与患者、医护人员之间协作、设计、实施监测药物治疗计划的过程，进而为患者创造特定的治疗结果。

**1. 药学监护的含义**　药学监护是指药师应用药学专业知识为住院患者提供直接的、与药物使用相关的药学服务，以提高药物治疗的安全性、有效性与经济性。

**2. 人员要求**　医疗机构药学监护药师应是符合本机构相应要求的从事临床药学工作的药师，或具有临床药学工作经验的副主任药师及以上专业技术职务任职资格的药师。

**3. 服务对象**　药学监护的服务对象为住院患者，药学监护不仅关注患者的用药安全，还应综合考虑患者的病理生理状态、疾病特点、用药情况等多方面因素，以实现精准监护和个体化治疗。

**4. 工作内容**　药学监护服务的内容主要包括评估用药方案的合理性、监护用药方案的疗效、监护药品不良反应与药物治疗过程及患者依从性、解读药物基因检测与治疗药物监测等结果并根据结果实施药学监护。药师应填写药学监护记录表（表7-6、表7-7）。

表7-6　新入院患者药学监护记录表

入院日期：　　　　　　　　　　　　　查房日期：　　　　　　查房科室：

| 基本情况 | 住院号 | | 床号 | | 姓名 | | | |
|---|---|---|---|---|---|---|---|---|
| | 年龄 | | 体重/身高 | | 性别 | | | |
| 主诉 | | | | | | | | |
| 诊断 | | | | | | | | |
| 主要实验室检查结果 | 肾功能 | | | | | | | |
| | 肝功能 | | | | | | | |
| | 其他 | | | | | | | |
| 院外用药医嘱重整 | | | | 用药依从性评估 | | | | |
| 初始治疗方案（包括患者具体使用的药物和不合理用药干预情况） | | | | | | | | |
| 用药分析 | 有效性 | | | | | | | |
| | 安全性 | 药品不良反应 | | | 既往史 | | | |
| | | 相互作用 | | | 家族史 | | | |
| | 经济性 | | | | | | | |
| | 适宜性 | | | | | | | |

续表

| 药学问诊 | |
|---|---|
| 监护计划 | |
| 问题及患者反馈 | |
| 药学监护过程〔主诉、查体、辅助检查、诊疗方案调整、药学监护（包括疗效、药品不良反应、治疗过程、依从性）〕 | |
| 药师建议（相关问题、建议内容及参考依据、医护采纳情况、患者接受程度） | |
| 药师签字：　　　　　　　日期： | |

表 7 - 7　在院患者药学监护记录表

查房日期：　　　　　　　　　　　　　　査房科室：

| 基本情况 | 住院号 | | 床号 | | 姓名 | |
|---|---|---|---|---|---|---|
| | 年龄 | | 体重 | | 性别 | |
| 患者诊断 | | | | | | |
| 修正诊断 | | | | | | |
| 实验室检查结果更新 | 肾功能 | | | | | |
| | 肝功能 | | | | | |
| | 其他 | | | | | |
| 治疗方案调整（包括患者具体使用药物，治疗方案调整原因和不合理用药干预情况） | | | | | | |
| 用药分析 | 有效性 | | | | | |
| | 安全性 | 药品不良反应 | | | 既往史 | |
| | | 相互作用 | | | 家族史 | |
| | 经济性 | | | | | |
| | 适宜性 | | | | | |
| 药学问诊 | | | | | | |
| 监护计划 | | | | | | |
| 问题及患者反馈 | | | | | | |
| 药学监护过程〔主诉、查体、辅助检查、诊疗方案调整、药学监护（包括疗效、药品不良反应、治疗过程、依从性）〕 | | | | | | |
| 出院患者用药指导 | | | | | | |

续表

| 药师建议（相关问题、建议内容及参考依据、医护采纳情况、患者接受程度） | |
|---|---|
| 药师签字： | 日期： |

### （五）居家药学服务

**1. 居家药学服务的含义**　居家药学服务是指药师为居家药物治疗患者上门提供普及健康知识，开展用药评估和用药教育，指导贮存和使用药品，进行家庭药箱管理，提高患者用药依从性等个体化、全程、连续的药学服务。

**2. 人员要求**　基层医疗卫生机构从事居家药学服务的药师应当纳入家庭医生签约团队管理，具有药师及以上专业技术职务任职资格，并具有2年及以上药学服务工作经验。

**3. 服务对象**　居家药学服务的对象应当为与家庭医生团队签约的居家患者，包括慢性病患者、反复就诊患者、合并用药种类多的患者、特殊人群患者等。

**4. 工作内容**　居家药学服务的工作内容主要包括评估居家患者药物治疗需求、用药清单的整理和制作、提供用药咨询与用药教育、指导整理家庭药箱、筛查药品不良反应与药物相互作用以及为用药方案提出个体化建议。药师应当对主要服务内容进行记录、填写访视表（表7-8）。

#### 表7-8　居家药学服务访视表

基层医疗卫生机构：　　　　　记录人：　　　　　访视日期：

| 姓名 | | 性别 | | 出生年月 | | 医保卡号/身份证号 | |
|---|---|---|---|---|---|---|---|
| 家庭住址 | | | | | 联系方式 | | |
| 合并疾病 | □高血压　□糖尿病　□慢性阻塞性肺疾病　　□冠心病　□恶性肿瘤<br>□脑卒中　□哮喘　□慢性肾脏病　□慢性皮炎　□其他： | | | | | | |
| 过敏史 | | | | | | | |
| 服务主要内容（药师可根据实际情况，补充每项工作的要点） | □用药清单的整理和制作<br>□用药咨询<br>□用药教育<br>□科普宣教<br>□整理家庭药箱<br>□药品不良反应筛查<br>□药物相互作用筛查<br>□依从性评估及干预<br>□随访上次访视问题<br>□用药方案调整建议<br>□其他：<br>药师签名：　　　　家庭医生签名：　　　　居家患者或家属签名： | | | | | | |

## 思考题

答案解析

某顾客持医疗机构处方到药品零售企业购买处方药。药品零售企业工作人员对处方进行审核发现处方所开具的药品已经售完，处方未注明用法用量。药品零售企业有同类药品，药品适应证与治疗目标相符，价格相对便宜。

1. 根据《处方管理办法》，该药品零售企业能否直接替换同类药品？

2. 根据《处方管理办法》，对该背景材料中处方未注明用法用量的情形应如何定性？

书网融合……

微课

习题

本章小结

# 第八章　特殊管理的药品

📖 **学习目标**

1. 通过本章学习，掌握麻醉药品、精神药品、医疗用毒性药品及药品类易制毒化学品的基本概念及其生产、经营、使用的管理要点，熟悉相关药品在科研、储存、运输等环节的管理规定及其法律责任，放射性药品的定义与管理要求，了解特殊管理药品的特性、药物滥用现状及其他特殊品种的分类。

2. 具有识别和区分各类特殊管理药品的能力，能够在药品管理实践中正确应用相关法规和制度。

3. 树立科学理性、依法从业的职业观，培养强烈的社会责任感和服务人民健康的使命意识，坚定为我国医药卫生事业和人类健康贡献力量的理想信念。

## 第一节　特殊管理药品概述

### 一、特殊管理药品的定义

特殊管理药品，是指《药品管理法》第一百一十二条规定的药品，即"国务院对麻醉药品、精神药品、医疗用毒性药品、放射性药品、药品类易制毒化学品等有其他特殊管理规定的，依照其规定"。所谓特殊管理药品，并不是指他们是特殊药品，而是指如果管理、使用得当，就能发挥药品固有的防病治病功效，对维护人民身心健康、医疗保健发挥重要作用。反之，如果管理、使用不当，不仅危害人民身心健康，而且危害社会。因此，必须对它们实施特殊的管理办法。特殊管理的药品具有明显的特殊性，这类药品具有特殊的药理、生理作用，在药品安全管理方面，需要根据药品所具有的特性和药品使用及管理的不同风险，《药品管理法》以及相关行政法规、规章和规范性文件，对这类药品的研制、生产、经营、使用和监督管理作出不同程度的特殊管理规定，甚至需要专门另行立法予以特别规范，以保证药品合法、安全、合理使用。

### 二、特殊管理药品的特点

特殊管理药品的特点就是管理的特殊性。许多麻醉药品对中枢神经系统有不同程度的抑制作用，从而影响精神活动。一些麻醉药品和精神药品能引起各种知觉变化，使人产生幻觉，被称为致幻药。除此之外，麻醉药品和精神药品都具有致命的毒副作用——成瘾性，连续使用会使人形成强烈的、病态的生理依赖和精神依赖性。医疗用毒性药品由于其治疗剂量和中毒剂量相近，因而不仅强调生产、经营环节的管理，更要注重使用环节的管理，以免造成医疗用毒性药品中毒现象的发生。

放射性药品由于具有放射性，所放射出的射线具有较强的穿透力，当它通过人体时，可对人体组织发生电离作用，如掌握不好，能对人体产生放射性损害。因此，除对放射性药品生产、经营、贮存、运输等环节实行严格管理外，对其使用也做出了严格的规定，即医疗单位设立的核医学科（室）必须具备与其医疗任务相适应的专业技术人员。非核医学专业技术人员未经培训，不得从事核医学工作，不得使用放射性药品。

对麻醉药品、精神药品、医疗用毒性药品、放射性药品实行特殊管理的目的在于正确发挥这些药品防病治病的积极作用，严防因管理不善或使用不当对人民健康、公共卫生及社会治安造成危害。

### 三、特殊管理药品的滥用

#### （一）药物滥用

药物滥用（drug abuse）是指反复、大量地使用具有依赖性特性或依赖性潜力的药物，这种用药与公认的医疗需要无关，属于非医疗目的的用药，导致药物成瘾以及出现精神错乱和其他异常行为。滥用的药物有非医药制剂和医药制剂，其中包括禁止医疗使用的违禁物质和列入国家规定管制的药品。药物滥用可导致药物成瘾，以及其他行为障碍，引发公共卫生和社会问题。

"药物滥用"是 20 世纪 60 年代中期国际上开始采用的专用词汇，它与药物不合理使用（drug misuse），即平时所说的"滥用抗生素"或者"滥用激素"等的"滥用"概念截然不同。

**1. 分类**　按照医学界公认的容易造成滥用的药品和违禁物质常包括以下几种。

（1）麻醉药品　如阿片类、可卡因类、大麻类等。

（2）精神药品　包括中枢抑制剂，如镇静催眠药；中枢兴奋剂，如咖啡因；还有致幻剂，如麦司卡林、麦角酰二乙胺等。

（3）挥发性有机溶剂　如汽油、打火机燃料和涂料溶剂等，有抑制和致幻作用，具有耐受性甚至精神依赖性。

（4）烟草　其主要成分尼古丁长期使用也可致瘾。

（5）酒精　长期酗酒也会产生生理依赖和心理依赖性。

**2. 特点**　从行为学角度解释，"药物滥用"的概念具有以下 4 个特点。

（1）不论是药品类型，还是用药方式和地点都是不合理的。

（2）没有医师指导而自我用药，这种自我用药超出了医疗范围和剂量标准。

（3）使用者对该药的使用不能自控，具有强迫性用药的特点。

（4）使用后往往会导致精神和身体损害，甚至社会危害。

药物滥用已经严重危害人类健康、社会安定和经济发展，成为当今全世界共同面临的重大社会问题之一。

#### （二）毒品

根据国际公约的有关规定，不以医疗为目的，非法使用或滥用的麻醉药品和精神药品均属于毒品。《中华人民共和国刑法》第三百五十七条规定，毒品是指鸦片、海洛因、甲基苯丙胺（冰毒）、吗啡、大麻、可卡因以及国家规定管制的其他能够使人形成瘾癖的麻醉药品和精神药品。毒品具有依赖性、非法性和危害性，其危害性可以概括为"毁灭自己，祸及家庭，危害社会"。

## 第二节　麻醉药品与精神药品的管理 🅔微课

我国历来重视麻醉药品和精神药品的管理。1985 年我国加入联合国修正的《1961 年麻醉品单一公约》和《1971 年精神药物公约》；1987 年和 1988 年分别制定了《麻醉药品管理办法》和《精神药品管理办法》，对麻醉药品和精神药品依法加强管理，采取严格审批、定点控制等多项管制措施。2005 年 7

月 26 日，《麻醉药品和精神药品管理条例》颁布，并于 2013 年、2016 年和 2024 年先后进行了三次修订。国家相继制定配套规定，进一步强化国家对麻醉药品药用原植物及麻醉药品、精神药品的管制措施。除按规定批准外，任何单位、个人不得进行麻醉药品药用原植物的种植以及麻醉药品和精神药品的试验研究、生产、经营、使用、储存、运输等活动。同时加强了对麻醉药品和精神药品的监督管理工作，以进一步保证麻醉药品和精神药品的合法、安全、合理使用，防止流入非法渠道，为人民健康服务。

## 一、麻醉药品与精神药品的定义

根据《麻醉药品和精神药品管理条例》第三条规定，本条例所称麻醉药品和精神药品，是指列入麻醉药品目录、精神药品目录（以下称目录）的药品和其他物质。

麻醉药品和精神药品按照药用类和非药用类分类列管。药用类麻醉药品和精神药品目录由国务院药品监督管理部门会同国务院公安部门、国务院卫生主管部门制定、调整并公布。其中，药用类精神药品分为第一类精神药品和第二类精神药品。非药用类麻醉药品和精神药品目录由国务院公安部门会同国务院药品监督管理部门、国务院卫生主管部门制定、调整并公布。非药用类麻醉药品和精神药品发现药用用途的，调整列入药用类麻醉药品和精神药品目录，不再列入非药用类麻醉药品和精神药品目录。

国家组织开展药品和其他物质滥用监测，对药品和其他物质滥用情况进行评估，建立健全目录动态调整机制。上市销售但尚未列入目录的药品和其他物质或者第二类精神药品发生滥用，已经造成或者可能造成严重社会危害的，国务院药品监督管理部门、国务院公安部门、国务院卫生主管部门应当依照规定及时将该药品和该物质列入目录或者将该第二类精神药品调整为第一类精神药品。

这种用目录的方式对麻醉药品和精神药品定义的做法是管理法中常用的形式，因为麻醉药品和精神药品的各种特征十分复杂，作用特点各异，无法用简洁明了的语言进行提炼和归纳，某些治疗作用相同的药品，有的是精神药品，有些不是精神药品。因此，只能进行清单式的管理，即不论什么药品，只要列入麻醉药品目录的，就是麻醉药品；同样，列入精神药品目录的，就是精神药品。当然，它们的共同特点是都具有一定程度的成瘾性，都会产生药物滥用的风险。

上市销售但尚未列入目录的药品和其他物质或者第二类精神药品发生滥用，已经造成或者可能造成严重社会危害的，国务院药品监督管理部门会同国务院公安部门、国务院卫生主管部门应当及时将该药品和该物质列入目录或者将该第二类精神药品调整为第一类精神药品。

## 二、麻醉药品与精神药品的品种

### （一）麻醉药品品种

我国对现行的麻醉药品品种范围实行动态管理。对上市销售但尚未列入品种范围的药品和其他物质发生滥用，已经造成或者可能造成严重社会危害的，国家将及时把该药品和该物质列入管制范围。2007 年 10 月 11 日，《麻醉药品品种目录（2007 年版）》公布，共计 123 种，自 2008 年 1 月 1 日起施行。2013 年 11 月 11 日，《麻醉药品品种目录（2013 年版）》公布，共计 121 种，自 2014 年 1 月 1 日起施行。之后，针对个别品种根据监管需求进行了微调。

《麻醉药品品种目录（2013 版）》共 121 个品种，其中我国生产及使用的品种具体如下（表 8 - 1）。

表 8 - 1　我国生产及使用的 22 种麻醉药品

| 品种 | 品种 |
|---|---|
| 1. 可卡因 | 12. 哌替啶 |
| 2. 罂粟秆浓缩物（包括罂粟果提取物、罂粟果提取物粉） | 13. 瑞芬太尼 |
| 3. 二氢埃托啡 | 14. 舒芬太尼 |
| 4. 地芬诺酯 | 15. 蒂巴因 |
| 5. 芬太尼 | 16. 可待因 |
| 6. 氢可酮 | 17. 右丙氧芬 |
| 7. 氢吗啡酮 | 18. 双氢可待因 |
| 8. 美沙酮 | 19. 乙基吗啡 |
| 9. 吗啡（包括吗啡阿托品注射液） | 20. 福尔可定 |
| 10. 阿片（包括复方樟脑酊、阿桔片） | 21. 布桂嗪 |
| 11. 羟考酮 | 22. 罂粟壳 |

上述品种包括其可能存在的盐和单方制剂（除非另有规定）；包括其可能存在的化学异构体及酯、醚（除非另有规定）。

《麻醉药品和精神药品管理条例》规定，麻醉药品目录中的罂粟壳只能用于中药饮片和中成药的生产以及医疗配方使用。

2023 年 4 月，国家药品监督管理局、公安部、国家卫生健康委员会决定将奥赛利定列入麻醉药品目录，自 2023 年 7 月 1 日起施行。

2023 年 9 月，国家药品监督管理局、公安部、国家卫生健康委员会决定将泰吉利定列入麻醉药品目录，自 2023 年 10 月 1 日起施行。

### （二）精神药品品种

我国对精神药品品种范围实行动态管理。2007 年 10 月 11 日，《精神药品品种目录（2007 年版）》公布，共计 132 种，并依据精神药品对人体产生的依赖性和危害人体健康的程度将其分为第一类精神药品（53 种）和第二次精神药品（79 种），自 2008 年 1 月 1 日起施行。2013 年 11 月 11 日，《精神药品品种目录（2013 年版）》公布，共计 149 种，依据精神药品对人体产生的依赖性和危害人体健康的程度将其分为第一类精神药品（68 种）和第二类精神药品（81 种），自 2014 年 1 月 1 日起施行。之后，针对个别品种根据监管需求进行了微调。

**1. 第一类精神药品品种**　《精神药品品种目录（2013 版）》中我国生产及使用的第一类精神药品有 7 个品种，具体品种如下（表 8 - 2）。

表 8 - 2　我国生产及使用的 7 种第一类精神药品

| 品种 | 品种 |
|---|---|
| 1. 哌醋甲酯 | 5. 氯胺酮 |
| 2. 司可巴比妥 | 6. 马吲哚 |
| 3. 丁丙诺啡 | 7. 三唑仑 |
| 4. γ - 羟丁酸 | |

**2. 第二类精神药品品种**　《精神药品品种目录（2013 版）》中我国生产及使用的第二类精神药品有 27 个品种，具体品种如下（表 8 - 3）。

表 8-3 我国生产及使用的 27 种第二类精神药品

| 品种 | 品种 |
|---|---|
| 1. 异戊巴比妥 | 15. 奥沙西泮 |
| 2. 格鲁米特 | 16. 匹莫林 |
| 3. 喷他佐辛 | 17. 苯巴比妥 |
| 4. 戊巴比妥 | 18. 唑吡坦 |
| 5. 阿普唑仑 | 19. 丁丙诺啡透皮贴剂 |
| 6. 巴比妥 | 20. 布托啡诺及其注射剂 |
| 7. 氯硝西泮 | 21. 咖啡因 |
| 8. 地西泮 | 22. 安钠咖 |
| 9. 艾司唑仑 | 23. 地佐辛及其注射剂 |
| 10. 氟西泮 | 24. 麦角胺咖啡因片 |
| 11. 劳拉西泮 | 25. 氨酚氢可酮片 |
| 12. 甲丙氨酯 | 26. 曲马多 |
| 13. 咪达唑仑 | 27. 扎来普隆 |
| 14. 硝西泮 | |

上述品种包括其可能存在的盐和单方制剂（除非另有规定）；包括其可能存在的化学异构体及酯、醚（除非另有规定）。

2013 年 11 月，《国家食品药品监督管理总局、国家卫生和计划生育委员会关于加强佐匹克隆管理的通知》发布，确定 2013 年版目录将佐匹克隆（包括其盐、异构体和单方制剂）列入第二类精神药品管理。

2015 年 4 月，国家食品药品监督管理总局、公安部、国家卫生和计划生育委员会联合发布了《关于将含可待因复方口服液体制剂列入第二类精神药品管理的公告》，自 2015 年 5 月 1 日施行。

2019 年 7 月，国家药品监督管理局、公安部、国家卫生健康委员会决定将含羟考酮复方制剂等品种列入精神药品管理。口服固体制剂每剂量单位含羟考酮碱大于 5mg，且不含其他麻醉药品、精神药品或药品类易制毒化学品的复方制剂列入第一类精神药品管理；口服固体制剂每剂量单位含羟考酮碱不超过 5mg，且不含其他麻醉药品、精神药品或药品类易制毒化学品的复方制剂列入第二类精神药品管理；丁丙诺啡与纳洛酮的复方口服固体制剂列入第二类精神药品管理。自 2019 年 9 月 1 日起施行。

2019 年 12 月，国家药品监管局、公安部、国家卫生健康委员会决定将瑞马唑仑（包括其可能存在的盐、单方制剂和异构体）列入第二类精神药品管理，自 2020 年 1 月 1 日起实行。

2023 年 4 月，国家药品监督管理局、公安部、国家卫生健康委员会决定将苏沃雷生、吡仑帕奈、依他佐辛、曲马多复方制剂列入第二类精神药品目录；将每剂量单位含氢可酮碱大于 5 毫克，且不含其他麻醉药品、精神药品或药品类易制毒化学品的复方口服固体制剂列入第一类精神药品目录；将每剂量单位含氢可酮碱不超过 5 毫克，且不含其他麻醉药品、精神药品或药品类易制毒化学品的复方口服固体制剂列入第二类精神药品目录，自 2023 年 7 月 1 日起实行。

2023 年 9 月，国家药品监督管理局、公安部、国家卫生健康委员会决定将地达西尼、依托咪酯（在中国境内批准上市的含依托咪酯的药品制剂除外）列入第二类精神药品目录，将莫达非尼由第一类精神药品调整为第二类精神药品，自 2023 年 10 月 1 日起施行。

2024 年 4 月，国家药品监督管理局、公安部、国家卫生健康委员会决定将右美沙芬、含地芬诺酯复方制剂、纳呋拉啡、氯卡色林列入第二类精神药品目录，将咪达唑仑原料药和注射剂由第二类精神药品调整为第一类精神药品，其他咪达唑仑单方制剂仍为第二类精神药品，自 2024 年 7 月 1 日起施行。

### 三、麻醉药品与精神药品的管理规定

为加强麻醉药品和精神药品的管理，保证麻醉药品和精神药品的合法、安全、合理使用，防止流入非法渠道，根据《药品管理法》和有关国际公约的规定，2005 年 8 月 3 日《麻醉药品和精神药品管理条例》（中华人民共和国国务院令第 442 号）（简称《条例》）颁布，自 2005 年 11 月 1 日起施行。2013 年 12 月 7 日，根据《国务院关于修改部分行政法规的决定》第一次修订。2016 年 2 月 6 日，根据《国务院关于修改部分行政法规的决定》第二次修订。2024 年 12 月 6 日，根据《国务院关于修改部分行政法规的决定》第三次修订。《条例》共 9 章，90 条，分别对麻醉药品药用原植物的种植，麻醉药品和精神药品的试验研究、生产、经营、使用、储存、运输等活动以及监督管理等制定相应的规定。

#### （一）种植、试验研究和生产管理

**1. 麻醉药品药用原植物的种植**　国家对麻醉药品药用原植物的种植实行总量控制。国务院药品监督管理部门和国务院农业主管部门根据麻醉药品年度生产计划，制定麻醉药品药用原植物年度种植计划。

麻醉药品药用原植物种植企业应当根据年度种植计划，种植麻醉药品药用原植物。麻醉药品药用原植物种植企业应当向国务院药品监督管理部门和国务院农业主管部门定期报告种植情况。

麻醉药品药用原植物种植企业由国务院药品监督管理部门和国务院农业主管部门共同确定，其他单位和个人不得种植麻醉药品药用原植物。

**2. 麻醉药品和精神药品的试验研究**　开展麻醉药品和精神药品试验研究活动应当具备下列条件，并经国务院药品监督管理部门批准。

（1）以医疗、科学研究或者教学为目的。

（2）有保证试验所需麻醉药品和精神药品安全的措施和管理制度。

（3）单位及其工作人员 2 年内没有违反有关禁毒的法律、行政法规规定的行为。

麻醉药品和精神药品的试验研究单位申请相关药品批准证明文件，应当依照《药品管理法》的规定办理；需要转让研究成果的，应当经国务院药品监督管理部门批准。国务院药品监督管理部门应当根据情况，及时作出是否同意其继续试验研究的决定。麻醉药品和第一类精神药品的临床试验，不得以健康人为受试对象。

**3. 麻醉药品和精神药品的生产**　国家对麻醉药品和精神药品实行定点生产制度。麻醉药品和精神药品的定点生产企业应当具备下列条件。

（1）有药品生产许可证。

（2）有麻醉药品和精神药品试验研究批准文件。

（3）有符合规定的麻醉药品和精神药品生产设施、储存条件和相应的安全管理设施。

（4）有通过网络实施企业安全生产管理和向药品监督管理部门报告生产信息的能力。

（5）有保证麻醉药品和精神药品安全生产的管理制度。

（6）有与麻醉药品和精神药品安全生产要求相适应的管理水平和经营规模。

（7）麻醉药品和精神药品生产管理、质量管理部门的人员应当熟悉麻醉药品和精神药品管理以及有关禁毒的法律、行政法规。

（8）没有生产、销售假药、劣药或者违反有关禁毒的法律、行政法规规定的行为。

（9）符合国家药品监督管理部门公布的麻醉药品和精神药品定点生产企业数量和布局的要求。

从事麻醉药品、精神药品生产的企业，应当经所在地省、自治区、直辖市人民政府药品监督管理部门批准。定点生产企业生产麻醉药品和精神药品，应当取得药品批准文号。国务院药品监督管理部门应

当组织医学、药学、社会学、伦理学和禁毒等方面的专家成立专家组，由专家组对申请首次上市的麻醉药品和精神药品的社会危害性和被滥用的可能性进行评价，并提出是否批准的建议。未取得药品批准文号的，不得生产麻醉药品和精神药品。

定点生产企业应当严格按照麻醉药品和精神药品年度生产计划安排生产，并依照规定向所在地省、自治区、直辖市人民政府药品监督管理部门报告生产情况。

**（二）麻醉药品和精神药品的经营管理**

**1. 麻醉药品和精神药品的批发**  国家对麻醉药品和精神药品实行定点经营制度。未经批准的任何单位和个人不得从事麻醉药品和精神药品经营活动。麻醉药品和精神药品定点批发企业除应具备一般药品经营企业的开办条件外，还应当具备下列条件。

（1）有符合《条例》规定的麻醉药品和精神药品储存条件。

（2）有通过网络实施企业安全管理和向药品监督管理部门报告经营信息的能力。

（3）单位及其工作人员 2 年内没有违反有关禁毒的法律、行政法规规定的行为。

（4）符合国务院药品监督管理部门公布的定点批发企业布局。

麻醉药品和第一类精神药品的定点批发企业，还应当具有保证供应责任区域内医疗机构所需麻醉药品和第一类精神药品的能力，并具有保证麻醉药品和第一类精神药品安全经营的管理制度。

跨省、自治区、直辖市从事麻醉药品和第一类精神药品批发业务的企业（称全国性批发企业），应当经国务院药品监督管理部门批准；在本省、自治区、直辖市行政区域内从事麻醉药品和第一类精神药品批发业务的企业（称区域性批发企业），应当经所在地省、自治区、直辖市人民政府药品监督管理部门批准。专门从事第二类精神药品批发业务的企业，应当经所在地省、自治区、直辖市人民政府药品监督管理部门批准。全国性批发企业和区域性批发企业可以从事第二类精神药品批发业务。

在批准全国性批发企业和区域性批发企业时，应当综合各地区人口数量、交通、经济发展水平、医疗服务情况等因素，确定其所承担供药责任的区域。

全国性批发企业应当从定点生产企业购进麻醉药品和第一类精神药品。全国性批发企业应当具备经营 90% 以上品种规格的麻醉药品和第一类精神药品的能力，并保证储备 4 个月销售量的麻醉药品和第一类精神药品；可以向区域性批发企业，或者经批准可以向取得麻醉药品和第一类精神药品使用资格的医疗机构以及批准的其他单位销售麻醉药品和第一类精神药品，并将药品送至医疗机构。医疗机构不得自行提货。

区域性批发企业可以从全国性批发企业购进麻醉药品和第一类精神药品；经所在地省、自治区、直辖市人民政府药品监督管理部门批准，也可以从定点生产企业购进麻醉药品和第一类精神药品；应当具备经营 60% 以上品种规格的麻醉药品和第一类精神药品的能力，并保证储备 2 个月销售量的麻醉药品和第一类精神药品；区域性批发企业可以向本省、自治区、直辖市行政区域内取得麻醉药品和第一类精神药品使用资格的医疗机构销售麻醉药品和第一类精神药品，并将药品送至医疗机构；由于特殊地理位置的原因，需要就近向其他省、自治区、直辖市行政区域内取得麻醉药品和第一类精神药品使用资格的医疗机构销售的，应当经企业所在地省、自治区、直辖市人民政府药品监督管理部门批准。审批情况由负责审批的药品监督管理部门在批准后 5 日内通报医疗机构所在地省、自治区、直辖市人民政府药品监督管理部门。

第二类精神药品定点批发企业可以向医疗机构、定点批发企业和符合规定的药品零售企业以及批准的其他单位销售第二类精神药品。

**2. 第二类精神药品的零售与其他规定**  禁止使用现金进行麻醉药品和精神药品交易，但是个人合法购买麻醉药品和精神药品的除外。

　　经所在地设区的市级药品监督管理部门批准，实行统一进货、统一配送、统一管理的药品零售连锁企业可以从事第二类精神药品零售业务。第二类精神药品零售企业应当凭执业医师出具的处方，按规定剂量销售第二类精神药品，并将处方保存 2 年备查；禁止超剂量或者无处方销售第二类精神药品；不得向未成年人销售第二类精神药品。

### （三）麻醉药品和精神药品的使用管理

**1. 生产企业对麻醉药品和精神药品的使用**　药品生产企业需要以麻醉药品和第一类精神药品为原料生产普通药品的，应当向所在地省、自治区、直辖市人民政府药品监督管理部门报送年度需求计划，由省、自治区、直辖市人民政府药品监督管理部门汇总报国务院药品监督管理部门批准后，向定点生产企业购买。

　　药品生产企业需要以第二类精神药品为原料生产普通药品的，应当将年度需求计划报所在地省、自治区、直辖市人民政府药品监督管理部门，并向定点批发企业或者定点生产企业购买。

　　食品、食品添加剂、化妆品、油漆等非药品生产企业需要使用咖啡因作为原料的，应当经所在地省、自治区、直辖市人民政府药品监督管理部门批准，向定点批发企业或者定点生产企业购买。

**2. 科学研究对麻醉药品和精神药品的使用**　科学研究、教学单位需要使用麻醉药品和精神药品开展试验、教学活动的，应当经所在地省、自治区、直辖市人民政府药品监督管理部门批准，向定点批发企业或者定点生产企业购买。

　　需要使用麻醉药品和精神药品的标准品、对照品的，应当经所在地省、自治区、直辖市人民政府药品监督管理部门批准，向国务院药品监督管理部门批准的单位购买。

**3. 医疗机构对麻醉药品和精神药品的使用**

　　（1）医疗机构对麻醉药品和第一类精神药品的使用　医疗机构需要使用麻醉药品和第一类精神药品的，应当经所在地设区的市级人民政府卫生主管部门批准，取得麻醉药品、第一类精神药品购用印鉴卡（以下称印鉴卡）。医疗机构应当凭印鉴卡向本省、自治区、直辖市行政区域内的定点批发企业购买麻醉药品和第一类精神药品。设区的市级人民政府卫生主管部门发给医疗机构印鉴卡时，应当将取得印鉴卡的医疗机构情况抄送所在地设区的市级药品监督管理部门，并报省、自治区、直辖市人民政府卫生主管部门备案。省、自治区、直辖市人民政府卫生主管部门应当将取得印鉴卡的医疗机构名单向本行政区域内的定点批发企业通报。

　　申请印鉴卡的医疗机构应当符合下列条件。

　　1）有与使用麻醉药品和第一类精神药品相关的诊疗科目。

　　2）具有经过麻醉药品和第一类精神药品培训的、专职从事麻醉药品和第一类精神药品管理的药学专业技术人员。

　　3）有获得麻醉药品和第一类精神药品处方资格的执业医师。

　　4）有保证麻醉药品和第一类精神药品安全储存的设施和管理制度。

　　印鉴卡有效期为 3 年。印鉴卡有效期满前 3 个月，医疗机构应向市级卫生行政部门重新提出申请。

　　医疗机构应当按照国务院卫生主管部门的规定，对本单位执业医师进行有关麻醉药品和精神药品使用知识的培训、考核，经考核合格的，授予麻醉药品和第一类精神药品处方资格。执业医师取得麻醉药品和第一类精神药品的处方资格后，方可在本医疗机构开具麻醉药品和第一类精神药品处方，但不得为自己开具该种处方。

　　具有麻醉药品和第一类精神药品处方资格的执业医师，根据临床应用指导原则，对确需使用麻醉药品或者第一类精神药品的患者，应当满足其合理用药需求。在医疗机构就诊的癌症疼痛患者和其他危重患者得不到麻醉药品或者第一类精神药品时，患者或者其亲属可以向执业医师提出申请。具有麻醉药品和第一类精神药品处方资格的执业医师认为要求合理的，应当及时为患者提供所需麻醉药品或者第一类精神药品。

医疗机构抢救患者急需麻醉药品和第一类精神药品而本医疗机构无法提供时，可以从其他医疗机构或者定点批发企业紧急借用；抢救工作结束后，应当及时将借用情况报所在地设区的市级药品监督管理部门和卫生行政部门备案。

（2）麻醉药品和精神药品的处方管理　执业医师应当使用专用处方开具麻醉药品和精神药品。

为门（急）诊患者开具的麻醉药品、第一类精神药品注射剂，每张处方为一次常用量；控缓释制剂，每张处方不得超过 7 日常用量；其他剂型，每张处方不得超过 3 日常用量。哌醋甲酯用于治疗儿童多动症时，每张处方不得超过 15 日常用量。

第二类精神药品一般每张处方不得超过 7 日常用量；对于慢性病或某些特殊情况的患者，处方用量可以适当延长，医师应当注明理由。

为门（急）诊癌症疼痛患者和中、重度慢性疼痛患者开具的麻醉药品、第一类精神药品注射剂，每张处方不得超过 3 日常用量；控缓释制剂，每张处方不得超过 15 日常用量；其他剂型，每张处方不得超过 7 日常用量。医疗机构应当要求长期使用麻醉药品和第一类精神药品的门（急）诊癌症患者和中、重度慢性疼痛患者，每 3 个月复诊或者随诊一次。

为住院患者开具的麻醉药品和第一类精神药品处方应当逐日开具，每张处方为 1 日常用量。

对于需要特别加强管制的麻醉药品，盐酸二氢埃托啡处方为一次常用量，仅限于二级以上医院内使用；盐酸哌替啶处方为一次常用量，仅限于医疗机构内使用。

**（四）麻醉药品和精神药品的储存管理**

麻醉药品药用原植物种植企业、定点生产企业、全国性批发企业和区域性批发企业以及国家设立的麻醉药品储存单位应当设置储存麻醉药品和第一类精神药品的专库。该专库应当符合下列要求。

（1）安装专用防盗门，实行双人双锁管理。

（2）具有相应的防火设施。

（3）具有监控设施和报警装置，报警装置应当与公安机关报警系统联网。

麻醉药品定点生产企业应当将麻醉药品原料药和制剂分别存放。

麻醉药品和第一类精神药品的使用单位应当设专库或者专柜储存麻醉药品和第一类精神药品；专库应当有防盗设施并安装报警装置；专柜应当使用保险柜。专库和专柜应当实行双人双锁管理。

麻醉药品药用原植物种植企业、定点生产企业、全国性批发企业和区域性批发企业、国家设立的麻醉药品储存单位以及麻醉药品和第一类精神药品的使用单位，应当专人负责，并建立储存麻醉药品和第一类精神药品的专用账册。药品出入库双人验收复核，做到账物相符。专用账册的保存期限应当自药品有效期满之日起不少于 5 年。

**（五）麻醉药品和精神药品的运输和邮寄管理**

托运、承运和自行运输麻醉药品和精神药品的，应当采取安全保障措施，防止麻醉药品和精神药品在运输过程中被盗、被抢、丢失。

托运或者自行运输麻醉药品和第一类精神药品的单位，应当向所在地设区的市级药品监督管理部门申请领取运输证明。运输证明有效期为 1 年。运输证明应当由专人保管，不得涂改、转让、转借。托运人办理麻醉药品和第一类精神药品运输手续，应当将运输证明副本交付承运人。承运人应当查验、收存运输证明副本，并检查货物包装。没有运输证明或者货物包装不符合规定的，承运人不得承运。承运人在运输过程中应当携带运输证明副本，以备查验。

邮寄麻醉药品和精神药品，寄件人应当提交所在地设区的市级药品监督管理部门出具的准予邮寄证明。邮政营业机构应当查验、收存准予邮寄证明；没有准予邮寄证明的，邮政营业机构不得收寄。省、自治区、直辖市邮政主管部门指定符合安全保障条件的邮政营业机构负责收寄麻醉药品和精神药品。邮政营业机构收寄麻醉药品和精神药品，应当依法对收寄的麻醉药品和精神药品予以查验。

### （六）法律责任

**1. 麻醉药品药用原植物种植企业的法律责任**　麻醉药品药用原植物种植企业违反规定，有下列情形之一的，由药品监督管理部门责令限期改正，给予警告；逾期不改正的，处 5 万元以上 10 万元以下的罚款；情节严重的，取消其种植资格。

（1）未依照麻醉药品药用原植物年度种植计划进行种植的。

（2）未依照规定报告种植情况的。

（3）未依照规定储存麻醉药品的。

**2. 定点生产企业的法律责任**　定点生产企业违反规定，有下列情形之一的，由药品监督管理部门责令限期改正，给予警告，并没收违法所得和违法销售的药品；逾期不改正的，责令停产，并处 5 万元以上 10 万元以下的罚款；情节严重的，取消其定点生产资格。

（1）未按照麻醉药品和精神药品年度生产计划安排生产的。

（2）未依照规定向药品监督管理部门报告生产情况的。

（3）未依照规定储存麻醉药品和精神药品，或者未依照规定建立、保存专用账册的。

（4）未依照规定销售麻醉药品和精神药品的。

（5）未依照规定销毁麻醉药品和精神药品的。

**3. 定点批发企业的法律责任**　定点批发企业违反规定销售麻醉药品和精神药品，或者违反规定经营麻醉药品原料药和第一类精神药品原料药的，由药品监督管理部门责令限期改正，给予警告，并没收违法所得和违法销售的药品；逾期不改正的，责令停业，并处违法销售药品货值金额 2 倍以上 5 倍以下的罚款；情节严重的，取消其定点批发资格。定点批发企业违反规定，有下列情形之一的，由药品监督管理部门责令限期改正，给予警告；逾期不改正的，责令停业，并处 2 万元以上 5 万元以下的罚款；情节严重的，取消其定点批发资格。

（1）未依照规定购进麻醉药品和第一类精神药品的。

（2）未保证供药责任区域内的麻醉药品和第一类精神药品的供应的。

（3）未对医疗机构履行送货义务的。

（4）未依照规定报告麻醉药品和精神药品的进货、销售、库存数量以及流向的。

（5）未依照规定储存麻醉药品和精神药品，或者未依照规定建立、保存专用账册的。

（6）未依照规定销毁麻醉药品和精神药品的。

（7）区域性批发企业之间违反规定调剂麻醉药品和第一类精神药品，或者因特殊情况调剂麻醉药品和第一类精神药品后未依照规定备案的。

**4. 第二类精神药品零售企业的法律责任**　第二类精神药品零售企业违反规定储存、销售或者销毁第二类精神药品的，由药品监督管理部门责令限期改正，给予警告，并没收违法所得和违法销售的药品；逾期不改正的，责令停业，并处 5000 元以上 2 万元以下的罚款；情节严重的，取消其第二类精神药品零售资格。

**5. 取得印鉴卡的医疗机构的法律责任**　取得印鉴卡的医疗机构违反规定，有下列情形之一的，由设区的市级人民政府卫生主管部门责令限期改正，给予警告；逾期不改正的，处 5000 元以上 1 万元以下的罚款；情节严重的，吊销其印鉴卡；对直接负责的主管人员和其他直接责任人员，依法给予降级、撤职、开除的处分。

（1）未依照规定购买、储存麻醉药品和第一类精神药品的。

（2）未依照规定保存麻醉药品和精神药品专用处方，或者未依照规定进行处方专册登记的。

（3）未依照规定报告麻醉药品和精神药品的进货、库存、使用数量的。

（4）紧急借用麻醉药品和第一类精神药品后未备案的。

（5）未依照规定销毁麻醉药品和精神药品的。

**6. 处方开具人、调配人、核对人的法律责任** 具有麻醉药品和第一类精神药品处方资格的执业医师，违反规定开具麻醉药品和第一类精神药品处方，或者未按照临床应用指导原则的要求使用麻醉药品和第一类精神药品的，由其所在医疗机构取消其麻醉药品和第一类精神药品处方资格；造成严重后果的，由原发证部门吊销其执业证书。执业医师未按照临床应用指导原则的要求使用第二类精神药品或者未使用专用处方开具第二类精神药品，造成严重后果的，由原发证部门吊销其执业证书。

未取得麻醉药品和第一类精神药品处方资格的执业医师擅自开具麻醉药品和第一类精神药品处方，由县级以上人民政府卫生主管部门给予警告，暂停其执业活动；造成严重后果的，吊销其执业证书；构成犯罪的，依法追究刑事责任。

处方的调配人、核对人违反规定未对麻醉药品和第一类精神药品处方进行核对，造成严重后果的，由原发证部门吊销其执业证书。

**7. 采取不正当手段取得试验研究、生产、经营、使用资格的法律责任** 提供虚假材料、隐瞒有关情况，或者采取其他欺骗手段取得麻醉药品和精神药品的试验研究、生产、经营、使用资格的，由原审批部门撤销其已取得的资格，5 年内不得提出有关麻醉药品和精神药品的申请；情节严重的，处 1 万元以上 3 万元以下的罚款，有药品生产许可证、药品经营许可证、医疗机构执业许可证的，依法吊销其许可证明文件。

**8. 运输、邮寄、试验研究环节的法律责任** 违反规定运输麻醉药品和精神药品的，由药品监督管理部门和运输管理部门依照各自职责，责令改正，给予警告，处 2 万元以上 5 万元以下的罚款。收寄麻醉药品、精神药品的邮政营业机构未依照本条例的规定办理邮寄手续的，由邮政主管部门责令改正，给予警告；造成麻醉药品、精神药品邮件丢失的，依照邮政法律、行政法规的规定处理。药品研究单位在普通药品的试验研究和研制过程中，产生规定管制的麻醉药品和精神药品，未依照规定报告的，由药品监督管理部门责令改正，给予警告，没收违法药品；拒不改正的，责令停止试验研究和研制活动。

**9. 生产销售假劣麻醉药品和精神药品及使用现金交易的法律责任** 定点生产企业、定点批发企业和第二类精神药品零售企业生产、销售假劣麻醉药品和精神药品的，由药品监督管理部门取消其定点生产资格、定点批发资格或者第二类精神药品零售资格，并依照药品管理法的有关规定予以处罚。定点生产企业、定点批发企业和其他单位使用现金进行麻醉药品和精神药品交易的，由药品监督管理部门责令改正，给予警告，没收违法交易的药品，并处 5 万元以上 10 万元以下的罚款。

**10. 被盗、被抢、丢失案件单位的法律责任** 发生麻醉药品和精神药品被盗、被抢、丢失案件的单位，违反本条例的规定未采取必要的控制措施或者未依照规定报告的，由药品监督管理部门和卫生主管部门依照各自职责，责令改正，给予警告；情节严重的，处 5000 元以上 1 万元以下的罚款；有上级主管部门的，由其上级主管部门对直接负责的主管人员和其他直接责任人员，依法给予降级、撤职的处分。

**11. 倒卖、转让、出租、出借、涂改许可证明文件的法律责任** 依法取得麻醉药品药用原植物种植或者麻醉药品和精神药品试验研究、生产、经营、使用、运输等资格的单位，倒卖、转让、出租、出借、涂改其麻醉药品和精神药品许可证明文件的，由原审批部门吊销相应许可证明文件，没收违法所得；情节严重的，处违法所得 2 倍以上 5 倍以下的罚款；没有违法所得的，处 2 万元以上 5 万元以下的罚款；构成犯罪的，依法追究刑事责任。

**12. 致使麻醉药品和精神药品流入非法渠道造成危害的法律责任**　违反规定，致使麻醉药品和精神药品流入非法渠道造成危害，构成犯罪的，依法追究刑事责任；尚不构成犯罪的，由县级以上公安机关处 5 万元以上 10 万元以下的罚款；有违法所得的，没收违法所得；情节严重的，处违法所得 2 倍以上 5 倍以下的罚款；由原发证部门吊销其药品生产、经营和使用许可证明文件。

# 第三节　医疗用毒性药品的管理

我国政府十分重视医疗用毒性药品管理工作，1964 年 4 月卫生部、商业部、化工部发布了《管理毒药、限制性剧药暂行规定》；1964 年 12 月卫生部、商业部发布了《管理毒性中药的暂行办法》；1979 年 6 月卫生部、国家医药管理总局发布了《医疗用毒药、限制性剧药品管理规定》。为了进一步加强毒性药品的管理，确保人民用药安全，国务院于 1988 年 12 月 27 日发布了《医疗用毒性药品管理办法》，对毒性药品的定义、生产、供应和使用作了规定。

2002 年 10 月，国家药品监督管理局发布《关于切实加强医疗用毒性药品监管的通知》（国药监安〔2002〕368 号），进一步明确生产、经营、储运和使用的监督管理。

2008 年 7 月，为了加强对 A 型肉毒毒素的监督管理，国家食品药品监督管理局和卫生部发布《关于将 A 型肉毒毒素列入毒性药品管理的通知》（国食药监办〔2008〕405 号），明确将 A 型肉毒毒素及其制剂作为毒性药品管理。

## 一、医疗用毒性药品的定义和品种

医疗用毒性药品（以下简称毒性药品）系指毒性剧烈、治疗剂量与中毒剂量相近，使用不当会致人中毒或死亡的药品。

### （一）毒性中药的品种

《医疗用毒性药品管理办法》发布后，1989 年 5 月 31 日，《关于贯彻执行〈医疗用毒性药品管理办法〉的通知》（卫药号〔89〕第 27 号）发布，并公布了毒性药品的管理品种，毒性中药计 28 种：砒石（红砒、白砒）、砒霜、水银、生马钱子、生川乌、生草乌、生白附子、生附子、生半夏、生南星、生巴豆、斑蝥、青娘虫、红娘虫、生甘遂、生狼毒、生藤黄、生千金子、生天仙子、闹羊花、雪上一枝蒿、红升丹、白降丹、蟾酥、洋金花、红粉、轻粉、雄黄。

1990 年 5 月 11 日，《卫生部药政局关于〈医疗用毒性药品管理办法〉的补充规定》（卫药政发〔90〕第 92 号）发布，该规定第四条明确：毒性中药红粉、红升丹系同物异名。《中国药典》1985 年版以"红粉"收载。以后毒性药品品种表修订时将取消"红升丹"的名称。因此，毒性中药的管理品种应为 27 种。

需要说明的是，上述的中药品种是指原药材和中药饮片，不含制剂。

### （二）毒性西药的品种

1989 年 5 月 31 日，《关于贯彻执行〈医疗用毒性药品管理办法〉的通知》（卫药字〔89〕第 27 号）发布，并公布了毒性药品的管理品种，毒性西药计 11 种：去乙酰毛花苷丙、阿托品、洋地黄毒苷、氢溴酸后马托品、三氧化二砷、毛果芸香碱、升汞、水杨酸毒扁豆碱、亚砷酸钾、氢溴酸东莨菪碱、士的宁。

1999 年，国家药品监督管理局将亚砷酸注射液列入医疗用毒性药品管理；2008 年，国家食品药品监督管理局将 A 型肉毒毒素及其制剂列入医疗用毒性药品管理。至此，毒性西药的品种达 13 种。

上述的西药品种除了亚砷酸注射液、A 型肉毒毒素制剂以外的药品品种均指的是原料药；另外，士的年、阿托品、毛果芸香碱等包括其各自的盐类化合物。

## 二、医疗用毒性药品的生产

毒性药品年度生产、收购、供应和配制计划，由省、自治区、直辖市药品监督管理部门根据医疗需要制定，下达给指定的毒性药品生产、收购、供应单位，并抄报国家药品监督管理局和国家中医药管理局。生产单位不得擅自改变生产计划，自行销售。

药厂必须由医药专业人员负责生产、配制和质量检验，并建立严格的管理制度，严防与其他药品混杂。每次配料，必须经二人以上复核无误，并详细记录每次生产所用原料和成品数，经手人要签字备查。所有工具、容器要处理干净，以防污染其他药品。标示量要准确无误，包装容器要有毒药标志。生产毒性药品及其制剂，必须严格执行生产工艺操作规程，在本单位药品检验人员的监督下准确投料，并建立完整的生产记录，保存五年备查。在生产毒性药品过程中产生的废弃物，必须妥善处理，不得污染环境。

凡加工炮制毒性中药，必须按照《中华人民共和国药典》或者省、自治区、直辖市药品监督管理部门制定的《炮制规范》的规定进行。药材符合药用要求的，方可供应、配方和用于中成药生产。

## 三、医疗用毒性药品的供应和使用

毒性药品的收购、经营，由各级药品监督管理部门指定的药品经营单位负责；配方用药由国营药店、医疗单位负责。其他任何单位或者个人均不得从事毒性药品的收购、经营和配方业务。收购、经营、加工、使用毒性药品的单位必须建立健全保管、验收、领发、核对等制度；严防收假、发错，严禁与其他药品混杂，做到划定仓间或仓位，专柜加锁并由专人保管。毒性药品的包装容器上必须印有毒药标志，在运输毒性药品的过程中，应当采取有效措施，防止发生事故。

医疗单位供应和调配毒性药品，凭医生签名的正式处方。国营药店供应和调配毒性药品，凭盖有医生所在的医疗单位公章的正式处方。每次处方剂量不得超过二日极量。调配处方时，必须认真负责，计量准确，按医嘱注明要求，并由配方人员及具有药师以上技术职称的复核人员签名盖章后方可发出。对处方未注明"生用"的毒性中药，应当付炮制品。如发现处方有疑问时，须经原处方医生重新审定后再行调配。处方一次有效，取药后处方保存二年备查。

科研和教学单位所需的毒性药品，必须持本单位的证明信，经单位所在地县以上药品监督管理部门批准后，供应部门方能发售。

群众自配民间单、秘、验方需用毒性中药，购买时要持有本单位或者城市街道办事处、乡（镇）人民政府的证明信，供应部门方可发售。每次购用量不得超过 2 日极量。

## 四、法律责任

对违反规定，擅自生产、收购、经营毒性药品的单位或者个人，由县以上药品监督管理部门没收其全部毒性药品，并处以警告或按非法所得的 5 至 10 倍罚款。情节严重、致人伤残或死亡，构成犯罪的，由司法机关依法追究其刑事责任。当事人对处罚不服的，可在接到处罚通知之日起 15 日内，向作出处理的机关的上级机关申请复议。但申请复议期间仍应执行原处罚决定。上级机关应在接到申请之日起 10 日内作出答复。对答复不服的，可在接到答复之日起 15 日内，向人民法院起诉。

# 第四节　放射性药品的管理

　　1989 年 1 月 13 日中华人民共和国国务院令第 25 号发布了《放射性药品管理办法》，根据 2011 年 1 月 8 日《国务院关于废止和修改部分行政法规的决定》第一次修订；根据 2017 年 3 月 1 日《国务院关于修改和废止部分行政法规的决定》第二次修订；2022 年，国务院决定对《放射性药品管理办法》的部分条款予以修改，自 2022 年 5 月 1 日起施行。2024 年 12 月 6 日，《国务院关于修改和废止部分行政法规的决定》（中华人民共和国国务院令第 797 号）公布，对部分《放射性药品管理办法》作出了修改，自 2025 年 1 月 20 日起施行。《放射性药品管理办法》对放射性药品的定义、品种范围、生产、经营、运输、使用等作了规定。

## 一、放射性药品的定义和品种

### （一）定义

放射性药品是指用于临床诊断或者治疗的放射性核素制剂或者其标记药物。

### （二）品种

2025 年版《中国药典》共收载放射性药品 32 种。

来昔决南钐 $[^{153}Sm]$ 注射液

氙 $[^{133}Xe]$ 注射液

邻碘 $[^{131}I]$ 马尿酸钠注射液

尿素 $[^{14}C]$

尿素 $[^{14}C]$ 胶囊

注射用亚锡亚甲基二膦酸盐

注射用亚锡依替菲宁

注射用亚锡喷替酸

注射用亚锡植酸钠

注射用亚锡焦磷酸钠

注射用亚锡聚合白蛋白

枸橼酸镓 $[^{67}Ga]$ 注射液

氟 $[^{18}F]$ 脱氧葡糖注射液

胶体磷 $[^{32}P]$ 酸铬注射液

高锝 $[^{99m}Tc]$ 酸钠注射液

铬 $[^{51}Cr]$ 酸钠注射液

氯化亚铊 $[^{201}Tl]$ 注射液

氯化锶 $[^{89}Sr]$ 注射液

碘 $[^{125}I]$ 密封籽源

碘 $[^{131}I]$ 化钠口服溶液

诊断用碘 $[^{131}I]$ 化钠胶囊

锝 $[^{99m}Tc]$ 双半胱乙酯注射液

锝 $[^{99m}Tc]$ 双半胱氨酸注射液

锝〔$^{99m}$Tc〕甲氧异腈注射液

锝〔$^{99m}$Tc〕亚甲基二膦酸盐注射液

锝〔$^{99m}$Tc〕依替菲宁注射液

锝〔$^{99m}$Tc〕植酸盐注射液

锝〔$^{99m}$Tc〕喷替酸盐注射液

锝〔$^{99m}$Tc〕焦磷酸盐注射液

锝〔$^{99m}$Tc〕聚合白蛋白注射液

磷〔$^{32}$P〕酸钠盐口服溶液

磷〔$^{32}$P〕酸钠盐注射液

## 二、放射性药品的生产、经营、使用管理

### (一) 放射性药品的生产、经营管理

国家根据需要，对放射性药品的生产企业实行合理布局。开办放射性药品生产、经营企业，必须具备《药品管理法》规定的条件，符合国家有关放射性同位素安全和防护的规定与标准，并履行环境影响评价文件的审批手续；开办放射性药品生产企业，经所在省、自治区、直辖市国防科技工业主管部门审查同意，所在省、自治区、直辖市药品监督管理部门审核批准后，由所在省、自治区、直辖市药品监督管理部门发给《放射性药品生产企业许可证》；开办放射性药品经营企业，经所在省、自治区、直辖市药品监督管理部门审核并征求所在省、自治区、直辖市国防科技工业主管部门意见后批准的，由所在省、自治区、直辖市药品监督管理部门发给《放射性药品经营企业许可证》。无许可证的生产、经营企业，一律不准生产、销售放射性药品。

放射性药品生产企业生产已有国家标准的放射性药品，必须经国务院药品监督管理部门征求国务院国防科技工业主管部门意见后审核批准，并发给批准文号。凡是改变国务院药品监督管理部门已批准的生产工艺路线和药品标准的，生产单位必须按原报批程序提出补充申请，经国务院药品监督管理部门批准后方能生产。

放射性药品生产、经营企业，必须配备与生产、经营放射性药品相适应的专业技术人员，具有安全、防护和废气、废物、废水处理等设施，并建立严格的质量管理制度。放射性药品生产、经营企业，必须建立质量检验机构，严格实行生产全过程的质量控制和检验。产品出厂前，须经质量检验。符合国家药品标准的产品方可出厂，不符合标准的产品一律不准出厂。

放射性药品的生产、经营单位和医疗单位凭省、自治区、直辖市药品监督管理部门发给的《放射性药品生产企业许可证》《放射性药品经营企业许可证》，医疗单位凭省、自治区、直辖市药品监督管理部门发给的《放射性药品使用许可证》，开展放射性药品的购销活动。

### (二) 放射性药品的使用管理

医疗单位设置核医学科、室（同位素室），必须配备与其医疗任务相适应的并经核医学技术培训的技术人员。非核医学专业技术人员未经培训，不得从事放射性药品使用工作。

医疗单位使用放射性药品，应当符合国家有关放射性同位素安全和防护的规定。具有与所使用放射性药品相适应的场所、设备、卫生环境和专用的仓储设施。所在地的省、自治区、直辖市药品监督管理部门，应当核发相应等级的放射性药品使用许可证，无许可证的医疗单位不得临床使用放射性药品。放射性药品使用许可证有效期为 5 年，期满前 6 个月，医疗单位应当向原发证的行政部门重新提出申请，经审核批准后，换发新证。

医疗单位配制、使用放射性制剂，应当符合《药品管理法》及其实施条例的相关规定。

　　医疗单位负责对使用的放射性药品进行临床质量检验，收集药品不良反应等工作，并定期向所在地药品监督管理、卫生行政部门报告。由省、自治区、直辖市药品监督管理、卫生行政部门汇总后分别报国务院药品监督管理、卫生行政部门。

　　放射性药品使用后的废物（包括患者排出物），必须按国家有关规定妥善处置。

# 第五节　药品类易制毒化学品的管理

　　为加强易制毒化学品管理，防止易制毒化学品被用于制造毒品，2005 年 8 月 26 日国务院公布《易制毒化学品管理条例》（国务院令第 445 号），根据 2014 年 7 月 29 日《国务院关于修改部分行政法规的决定》第一次修订；根据 2016 年 2 月 6 日《国务院关于修改部分行政法规的决定》第二次修订；根据 2018 年 9 月 18 日《国务院关于修改部分行政法规的决定》第三次修订。

　　条例明确了国家药品监督管理部门对第一类易制毒化学品的监督管理职责，对药品类易制毒化学品实施一定的特殊管理。根据《易制毒化学品管理条例》，原卫生部制定了《药品类易制毒化学品管理办法》（卫生部令第 72 号），并于 2010 年 3 月 18 日发布，自 2010 年 5 月 1 日起施行。

## 一、药品类易制毒化学品的定义

　　易制毒化学品是指可用于制造海洛因、甲基苯丙胺（冰毒）、可卡因等麻醉药品和精神药品的物质。

　　药品类易制毒化学品是指《易制毒化学品管理条例》中确定的麦角酸、麻黄素等物质。

## 二、药品类易制毒化学品的品种与分类

　　易制毒化学品分为三类。第一类是可以用于制毒的主要原料，第二类、第三类是可以用于制毒的化学配剂。药品类易制毒化学品属于第一类易制毒化学品。

　　国务院批准调整易制毒化学品分类和品种，涉及药品类易制毒化学品的，国家药品监督管理部门应当及时调整并予公布。

　　药品类易制毒化学品分为两类，即：麦角酸和麻黄素等物质。药品类易制毒化学品品种目录（2010版）所列物质有：①麦角酸；②麦角胺；③麦角新碱；④麻黄素（麻黄碱）、伪麻黄素、消旋麻黄素、去甲麻黄素、甲基麻黄素、麻黄浸膏、麻黄浸膏粉等麻黄素类物质。

　　上述所列物质包括可能存在的盐类；药品类易制毒化学品包括原料药及其单方制剂。

## 三、药品类易制毒化学品的管理规定

　　由于药品类易制毒化学品具有的易制毒特性，国家对药品类易制毒化学品实施一定的特殊管理。

### （一）生产、经营许可

　　生产、经营药品类易制毒化学品，应当依照有关规定取得药品类易制毒化学品生产、经营许可。生产药品类易制毒化学品中属于药品的品种，还应当依照《药品管理法》和相关规定取得药品批准文号。

### （二）购买许可

　　（1）国家对药品类易制毒化学品实行购买许可制度。购买药品类易制毒化学品的，应当办理药品类易制毒化学品购用证明（以下简称"购用证明"）。购用证明由国家药品监督管理部门统一印制，有效期为 3 个月。

　　购用证明申请范围如下。

1）经批准使用药品类易制毒化学品用于药品生产的药品生产企业。

2）使用药品类易制毒化学品的教学、科研单位。

3）具有药品类易制毒化学品经营资格的药品经营企业。

4）取得药品类易制毒化学品出口许可的外贸出口企业。

5）经农业部会同国家药品监督管理部门下达兽用盐酸麻黄素注射液生产计划的兽药生产企业。

（2）药品类易制毒化学品生产企业自用药品类易制毒化学品原料药用于药品生产的，也应当按照本办法规定办理购用证明。

符合以下情形之一的，豁免办理购用证明。

1）医疗机构凭麻醉药品、第一类精神药品购用印鉴卡购买药品类易制毒化学品单方制剂和小包装麻黄素的。

2）麻醉药品全国性批发企业、区域性批发企业持麻醉药品调拨单购买小包装麻黄素以及单次购买麻黄素片剂6万片以下、注射剂1.5万支以下的。

3）按规定购买药品类易制毒化学品标准品、对照品的。

4）药品类易制毒化学品生产企业凭药品类易制毒化学品出口许可自营出口药品类易制毒化学品的。

（三）购销管理

药品类易制毒化学品生产企业应当将药品类易制毒化学品原料药销售给取得购用证明的药品生产企业、药品经营企业和外贸出口企业。

药品类易制毒化学品经营企业应当将药品类易制毒化学品原料药销售给本省、自治区、直辖市行政区域内取得购用证明的单位。药品类易制毒化学品经营企业之间不得购销药品类易制毒化学品原料药。

教学科研单位只能凭购用证明从麻醉药品全国性批发企业、区域性批发企业和药品类易制毒化学品经营企业购买药品类易制毒化学品。

药品类易制毒化学品生产企业应当将药品类易制毒化学品单方制剂和小包装麻黄素销售给麻醉药品全国性批发企业。麻醉药品全国性批发企业、区域性批发企业应当按照《麻醉药品和精神药品管理条例》第三章规定的渠道销售药品类易制毒化学品单方制剂和小包装麻黄素。麻醉药品区域性批发企业之间不得购销药品类易制毒化学品单方制剂和小包装麻黄素。

麻醉药品区域性批发企业之间因医疗急需等特殊情况需要调剂药品类易制毒化学品单方制剂的，应当在调剂后2日内将调剂情况分别报所在地省、自治区、直辖市药品监督管理部门备案。

药品类易制毒化学品禁止使用现金或者实物进行交易。

药品类易制毒化学品生产企业、经营企业销售药品类易制毒化学品，应当逐一建立购买方档案。

购买方为非医疗机构的，档案内容至少包括以下内容。

（1）购买方药品生产许可证、药品经营许可证、企业营业执照等资质证明文件复印件。

（2）购买方企业法定代表人、主管药品类易制毒化学品负责人、采购人员姓名及其联系方式。

（3）法定代表人授权委托书原件及采购人员身份证明文件复印件。

（4）购用证明或者麻醉药品调拨单原件。

（5）销售记录及核查情况记录。

购买方为医疗机构的，档案应当包括医疗机构麻醉药品、第一类精神药品购用印鉴卡复印件和销售记录。

药品类易制毒化学品生产企业、经营企业销售药品类易制毒化学品时，应当核查采购人员身份证明和相关购买许可证明，无误后方可销售，并保存核查记录。发货应当严格执行出库复核制度，认真核对实物与药品销售出库单是否相符，并确保将药品类易制毒化学品送达购买方药品生产许可证或者药品经营许可证所载明的地址，或者医疗机构的药库。在核查、发货、送货过程中发现可疑情况的，应当立即停止销售，并向所在地药品监督管理部门和公安机关报告。

# 第六节　其他需要特殊管理的药品

PPT

## 一、兴奋剂管理

2004 年 1 月 13 日，国务院发布了《反兴奋剂条例》（国务院令第 398 号），根据 2011 年 1 月 8 日《国务院关于废止和修改部分行政法规的决定》第一次修订；根据 2014 年 7 月 29 日《国务院关于修改部分行政法规的决定》第二次修订；根据 2018 年 9 月 18 日《国务院关于修改部分行政法规的决定》第三次修订。

### （一）兴奋剂的概念与目录

**1. 兴奋剂的概念**　兴奋剂是指兴奋剂目录所列的禁用物质等。兴奋剂目录由国务院体育主管部门会同国务院药品监督管理部门、国务院卫生主管部门、国务院商务主管部门和海关总署制定、调整并公布。

**2. 兴奋剂目录**　国家体育总局、中华人民共和国商务部、中华人民共和国国家卫生健康委员会、中华人民共和国海关总署、国家药品监督管理局于 2023 年 12 月 29 日联合发布 2024 年兴奋剂目录公告，《2024 年兴奋剂目录》自 2024 年 1 月 1 日起施行。

我国《2024 年兴奋剂目录》，将兴奋剂品种分七大类，共计 391 个品种，具体品种详见 2024 年兴奋剂目录。该目录中品种类别分布如下。

（1）蛋白同化制剂品种 95 个。

（2）肽类激素品种 73 个。

（3）麻醉药品品种 14 个。

（4）刺激剂（含精神药品）品种 82 个。

（5）药品类易制毒化学品品种 3 个。

（6）医疗用毒性药品品种 1 个。

（7）其他品种 123 个。

### （二）兴奋剂的管理

国家对兴奋剂目录所列禁用物质实行严格管理，任何单位和个人不得非法生产、销售、进出口。

生产兴奋剂目录所列蛋白同化制剂、肽类激素（以下简称蛋白同化制剂、肽类激素），应当依照《中华人民共和国药品管理法》的规定取得药品生产许可证、药品批准文号。生产企业应当记录蛋白同化制剂、肽类激素的生产、销售和库存情况，并保存记录至超过蛋白同化制剂、肽类激素有效期 2 年。

**1. 经营管理**　依照《药品管理法》的规定取得药品经营许可证的药品批发企业，具备下列条件，并经省、自治区、直辖市人民政府药品监督管理部门批准，方可经营蛋白同化制剂、肽类激素。

（1）有专门的管理人员。

（2）有专储仓库或者专储药柜。

（3）有专门的验收、检查、保管、销售和出入库登记制度。

（4）法律、行政法规规定的其他条件。

蛋白同化制剂、肽类激素的验收、检查、保管、销售和出入库登记记录应当保存至超过蛋白同化制剂、肽类激素有效期2年。

除胰岛素外，药品零售企业不得经营蛋白同化制剂或者其他肽类激素。

**2. 法律责任** 违反本条例规定，有下列行为之一的，由县级以上人民政府药品监督管理部门按照国务院药品监督管理部门规定的职责分工，没收非法生产、经营的蛋白同化制剂、肽类激素和违法所得，并处违法生产、经营药品货值金额2倍以上5倍以下的罚款；情节严重的，由发证机关吊销药品生产许可证、药品经营许可证；构成犯罪的，依法追究刑事责任。

（1）生产企业擅自生产蛋白同化制剂、肽类激素，或者未按照本条例规定渠道供应蛋白同化制剂、肽类激素的。

（2）药品批发企业擅自经营蛋白同化制剂、肽类激素，或者未按照本条例规定渠道供应蛋白同化制剂、肽类激素的。

（3）药品零售企业擅自经营蛋白同化制剂、肽类激素的。

## 二、疫苗的管理

疫苗作为用于健康人体预防和控制传染性疾病的预防性生物制品，其流通与预防接种的质量安全与维护公众健康密切相关。为了加强对疫苗流通和预防接种的管理，预防、控制传染病的发生、流行，保障人体健康和公共卫生，根据《中华人民共和国药品管理法》和《中华人民共和国传染病防治法》，2005年3月24日，国务院以第434号令颁布了《疫苗流通和预防接种管理条例》（以下简称《条例》），自2005年6月1日起施行。2019年6月29日，第十三届全国人民代表大会常务委员会第十一次会议通过了《中华人民共和国疫苗管理法》，自2019年12月1日起施行。

### （一）定义及分类

《中华人民共和国疫苗管理法》所称疫苗，是为预防、控制疾病的发生、流行，用于人体免疫接种的预防性生物制品，包括免疫规划疫苗和非免疫规划疫苗。

国家实行免疫规划制度。居住在中国境内的居民，依法享有接种免疫规划疫苗的权利，履行接种免疫规划疫苗的义务。政府免费向居民提供免疫规划疫苗。县级以上人民政府及其有关部门应当保障适龄儿童接种免疫规划疫苗。监护人应当依法保证适龄儿童按时接种免疫规划疫苗。

国家实行疫苗全程电子追溯制度。国务院药品监督管理部门会同国务院卫生主管部门制定统一的疫苗追溯标准和规范，建立全国疫苗电子追溯协同平台，整合疫苗生产、流通和预防接种全过程追溯信息，实现疫苗可追溯。疫苗上市许可持有人应当建立疫苗电子追溯系统，与全国疫苗电子追溯协同平台相衔接，实现生产、流通和预防接种全过程最小包装单位疫苗可追溯、可核查。疾病预防控制机构、接种单位应当依法如实记录疫苗流通、预防接种等情况，并按照规定向全国疫苗电子追溯协同平台提供追溯信息。

### （二）疫苗的生产和批签发

**1. 国家对疫苗生产实行严格准入制度** 从事疫苗生产活动，应当经省级以上人民政府药品监督管理部门批准，取得药品生产许可证。从事疫苗生产活动，除符合《中华人民共和国药品管理法》规定的从事药品生产活动的条件外，还应当具备下列条件。

（1）具备适度规模和足够的产能储备。

（2）具有保证生物安全的制度和设施、设备。

（3）符合疾病预防、控制需要。

疫苗上市许可持有人应当具备疫苗生产能力；超出疫苗生产能力确需委托生产的，应当经国务院药品监督管理部门批准。接受委托生产的，应当遵守本法规定和国家有关规定，保证疫苗质量。

疫苗应当按照经核准的生产工艺和质量控制标准进行生产和检验，生产全过程应当符合药品生产质量管理规范的要求。疫苗上市许可持有人应当按照规定对疫苗生产全过程和疫苗质量进行审核、检验。

**2. 国家实行疫苗批签发制度**　每批疫苗销售前或者进口时，应当经国务院药品监督管理部门指定的批签发机构按照相关技术要求进行审核、检验。符合要求的，发给批签发证明；不符合要求的，发给不予批签发通知书。不予批签发的疫苗不得销售，并应当由省、自治区、直辖市人民政府药品监督管理部门监督销毁；不予批签发的进口疫苗应当由口岸所在地药品监督管理部门监督销毁或者依法进行其他处理。申请疫苗批签发应当按照规定向批签发机构提供批生产及检验记录摘要等资料和同批号产品等样品。进口疫苗还应当提供原产地证明、批签发证明；在原产地免予批签发的，应当提供免予批签发证明。

（三）疫苗流通

国家免疫规划疫苗由国务院卫生主管部门会同国务院财政部门等组织集中招标或者统一谈判，形成并公布中标价格或者成交价格，各省、自治区、直辖市实行统一采购。国家免疫规划疫苗以外的其他免疫规划疫苗、非免疫规划疫苗由各省、自治区、直辖市通过省级公共资源交易平台组织采购。

省级疾病预防控制机构应当根据国家免疫规划和本行政区域疾病预防、控制需要，制定本行政区域免疫规划疫苗使用计划，并按照国家有关规定向组织采购疫苗的部门报告，同时报省、自治区、直辖市人民政府卫生主管部门备案。疫苗上市许可持有人应当按照采购合同约定，向疾病预防控制机构供应疫苗。疾病预防控制机构应当按照规定向接种单位供应疫苗。疾病预防控制机构以外的单位和个人不得向接种单位供应疫苗，接种单位不得接收该疫苗。疫苗上市许可持有人应当按照采购合同约定，向疾病预防控制机构或者疾病预防控制机构指定的接种单位配送疫苗。疫苗上市许可持有人、疾病预防控制机构自行配送疫苗应当具备疫苗冷链储存、运输条件，也可以委托符合条件的疫苗配送单位配送疫苗。疾病预防控制机构配送非免疫规划疫苗可以收取储存、运输费用。

疾病预防控制机构、接种单位、疫苗上市许可持有人、疫苗配送单位应当遵守疫苗储存、运输管理规范，保证疫苗质量。疫苗在储存、运输全过程中应当处于规定的温度环境，冷链储存、运输应当符合要求，并定时监测、记录温度。

疫苗上市许可持有人在销售疫苗时，应当提供加盖其印章的批签发证明复印件或者电子文件；销售进口疫苗的，还应当提供加盖其印章的进口药品通关单复印件或者电子文件。疾病预防控制机构、接种单位在接收或者购进疫苗时，应当索取前款规定的证明文件，并保存至疫苗有效期满后不少于五年备查。

疫苗上市许可持有人应当按照规定，建立真实、准确、完整的销售记录，并保存至疫苗有效期满后不少于五年备查。疾病预防控制机构、接种单位、疫苗配送单位应当按照规定，建立真实、准确、完整的接收、购进、储存、配送、供应记录，并保存至疫苗有效期满后不少于五年备查。

（四）疫苗上市后管理

疫苗上市许可持有人应当建立健全疫苗全生命周期质量管理体系，制定并实施疫苗上市后风险管理计划，开展疫苗上市后研究，对疫苗的安全性、有效性和质量可控性进行进一步确证。对批准疫苗注册申请时提出进一步研究要求的疫苗，疫苗上市许可持有人应当在规定期限内完成研究；逾期未完成研究或者不能证明其获益大于风险的，国务院药品监督管理部门应当依法处理，直至注销该疫苗的药品注册证书。

疫苗上市许可持有人应当对疫苗进行质量跟踪分析，持续提升质量控制标准，改进生产工艺，提高生产工艺稳定性。

疫苗上市许可持有人应当根据疫苗上市后研究、预防接种异常反应等情况持续更新说明书、标签，并按照规定申请核准或者备案。国务院药品监督管理部门应当在其网站上及时公布更新后的疫苗说明书、标签内容。

疫苗上市许可持有人应当建立疫苗质量回顾分析和风险报告制度，每年将疫苗生产流通、上市后研究、风险管理等情况按照规定如实向国务院药品监督管理部门报告。

国务院药品监督管理部门可以根据疾病预防、控制需要和疫苗行业发展情况，组织对疫苗品种开展上市后评价，发现该疫苗品种的产品设计、生产工艺、安全性、有效性或者质量可控性明显劣于预防、控制同种疾病的其他疫苗品种的，应当注销该品种所有疫苗的药品注册证书并废止相应的国家药品标准。

（五）监督管理

药品监督管理部门依法对疫苗研制、生产、储存、运输以及预防接种中的疫苗质量进行监督检查。卫生主管部门依法对免疫规划制度的实施、预防接种活动进行监督检查。药品监督管理部门应当加强对疫苗上市许可持有人的现场检查；必要时，可以对为疫苗研制、生产、流通等活动提供产品或者服务的单位和个人进行延伸检查；有关单位和个人应当予以配合，不得拒绝和隐瞒。

国家建设中央和省级两级职业化、专业化药品检查员队伍，加强对疫苗的监督检查。省、自治区、直辖市人民政府药品监督管理部门选派检查员入驻疫苗上市许可持有人。检查员负责监督检查药品生产质量管理规范执行情况，收集疫苗质量风险和违法违规线索，向省、自治区、直辖市人民政府药品监督管理部门报告情况并提出建议，对派驻期间的行为负责。

疫苗质量管理存在安全隐患，疫苗上市许可持有人等未及时采取措施消除的，药品监督管理部门可以采取责任约谈、限期整改等措施。严重违反药品相关质量管理规范的，药品监督管理部门应当责令暂停疫苗生产、销售、配送，立即整改；整改完成后，经药品监督管理部门检查符合要求的，方可恢复生产、销售、配送。药品监督管理部门应当建立疫苗上市许可持有人及其相关人员信用记录制度，纳入全国信用信息共享平台，按照规定公示其严重失信信息，实施联合惩戒。

国家实行疫苗安全信息统一公布制度。疫苗安全风险警示信息、重大疫苗安全事故及其调查处理信息和国务院确定需要统一公布的其他疫苗安全信息，由国务院药品监督管理部门会同有关部门公布。全国预防接种异常反应报告情况，由国务院卫生主管部门会同国务院药品监督管理部门统一公布。未经授权不得发布上述信息。公布重大疫苗安全信息，应当及时、准确、全面，并按照规定进行科学评估，作出必要的解释说明。县级以上人民政府药品监督管理部门发现可能误导公众和社会舆论的疫苗安全信息，应当立即会同卫生主管部门及其他有关部门、专业机构、相关疫苗上市许可持有人等进行核实、分析，并及时公布结果。任何单位和个人不得编造、散布虚假疫苗安全信息。

## 三、血液制品的管理

### （一）血液制品的界定

血液制品，是特指各种人血浆蛋白制品。原料血浆，是指由单采血浆站采集的专用于血液制品生产原料的血浆。供血浆者，是指提供血液制品生产用原料血浆的人员。单采血浆站，是指根据地区血源资源，按照有关标准和要求并经严格审批设立，采集供应血液制品生产用原料血浆的单位。

## （二）血液制品的生产管理

新建、改建或者扩建血液制品生产单位，经国务院药品监督管理部门根据总体规划进行立项审查同意后，由省、自治区、直辖市人民政府药品监督管理部门依照药品管理法的规定审核批准。

血液制品生产单位必须达到《药品生产质量管理规范》规定的标准，经国务院药品监督管理部门审查合格，并依法向市场监督管理部门申领营业执照后，方可从事血液制品的生产活动。严禁血液制品生产单位出让、出租、出借以及与他人共用药品生产企业许可证和产品批准文号。

血液制品出厂前，必须经过质量检验；经检验不符合国家标准的，严禁出厂。

## （三）血液制品的经营管理

开办血液制品经营单位，由省、自治区、直辖市人民政府药品监督管理部门审核批准。

血液制品经营单位应当具备与所经营的产品相适应的冷藏条件和熟悉所经营品种的业务人员。

血液制品生产经营单位生产、包装、储存、运输、经营血液制品，应当符合国家规定的卫生标准和要求。

## （四）进出口血液制品的审批

国务院药品监督管理部门负责全国进出口血液制品的审批及监督管理。违反相关规定，擅自进出口血液制品或者出口原料血浆的，由省级以上人民政府药品监督管理部门没收所进出口的血液制品或者所出口的原料血浆和违法所得，并处所进出口的血液制品或者所出口的原料血浆总值3倍以上5倍以下的罚款。

## 思考题

答案解析

**案例一：** 某药品生产企业计划开展一项新的研究项目，需要使用麻醉药品进行试验研究。该企业具备药品生产许可证，有专业的研发团队，但在过去一年曾因违规操作受到过警告处罚。在项目筹备过程中，企业对麻醉药品试验研究的相关规定了解不足。

1. 该企业是否具备开展麻醉药品试验研究的条件？请说明理由。

2. 若该企业符合条件，开展试验研究需要办理哪些手续？

3. 在试验研究过程中，该企业应如何确保麻醉药品的安全使用和管理？

**案例二：** 一家药品零售连锁企业，经所在地设区的市级药品监督管理部门批准，从事第二类精神药品零售业务。在日常经营中，遇到一位自称失眠的患者，要求购买大剂量的第二类精神药品，且无法提供处方。同时，企业在盘点库存时发现部分药品账物不符。

1. 该零售连锁企业应如何应对患者购买大剂量第二类精神药品且无处方的情况？

2. 针对库存账物不符的问题，企业应采取哪些措施？可能面临哪些法律责任？

3. 从企业管理角度，如何加强第二类精神药品零售管理，防止类似问题再次发生？

**案例三：** 某医疗机构计划开展放射性药品诊断业务，已购置相关设备，但在人员配备和许可证申请方面存在疑惑。该医疗机构有一定数量的医护人员，但仅有少数人员接受过简单的放射性药品知识培训。

1. 该医疗机构在人员配备上需要满足哪些要求才能合法开展放射性药品诊断业务?

2. 申请《放射性药品使用许可证》需要经过哪些流程? 有效期是多久?

3. 若该医疗机构成功开展业务, 在放射性药品使用后的废物处理上应遵循哪些规定?

书网融合……

| 微课 | 习题 | 本章小结 |

# 第九章  药品价格与广告

📖 学习目标

1. 通过本章学习，掌握药品定价原则、医保用药价格形成机制及药品广告内容管理要求，熟悉药品定价方式、特殊药品（麻醉药品和第一类精神药品）价格形成机制、价格监管制度及违法行为的法律责任，药品广告的审查流程、批准文号管理及法律责任，了解我国药品价格与广告管理的发展历程及制度演变。

2. 具有识别价格欺诈行为与违法药品广告的能力，能够初步分析药品价格机制和广告合规性问题，具备药品市场秩序维护的基础判断力。

3. 树立诚实守法、规范执业的法治观念，培养公平竞争、诚信宣传的职业道德意识，自觉维护药品市场健康有序的发展环境。

药品作为与人体健康息息相关的特殊商品，其价格和广告宣传都与医学的发展、社会的安定和人民的健康紧密相连。政府需要通过法律的、行政的和经济的手段调整药品的供需关系，既要有利于药品研发与生产，使其有合理的利润支持药品的研制开发，推进医药事业的发展，造福于人类；也要对已上市的药品价格加以调控，以使社会得以承受，使药品治病救人的效果予以实现。因此，政府在加强对药品质量的监督管理的同时，需要将与药品有关的价格、广告等相关事项加以管理。

## 第一节  药品价格管理 🅔 微课

药品是在医生指导下消费的特殊商品。药品的药理药效和使用具有很强的专业性，药品价格不能完全通过市场竞争形成。政府必须加强对药品价格的监管，以保证人民能够在合理、公平的条件下，真正能够最大限度地享受到安全、有效的药品。近年来国家医疗保障局开展了大量与药品价格相关的工作，比如药品集中带量采购、医保目录谈判、挂网药品价格治理等，最根本的出发点都是支持和促进公平、公开、合法的市场竞争，维持正常的价格秩序。

### 一、药品价格概述

#### （一）药品价格概念

药品价格是以货币形式表现的药品价值。在我国，药品价格是指化学药品、中成药、生化药品、中药饮片、医疗机构制剂等药品的价格。药品价格是一个宽泛的概念，在供应链各环节有不同的形式，如出厂价、批发价、采购价、零售价、支付价等。在我国执行药品零差率政策后，公立医院采购药品的价格与销售给患者的价格相同。

#### （二）定价方式

《中华人民共和国价格法》（以下简称《价格法》）明确指出，国家实行并逐步完善宏观经济调控下主要由市场形成价格的机制。价格的制定应当符合价值规律，大多数商品和服务价格实行市场调节价，极少数商品和服务价格实行政府指导价或者政府定价。

市场调节价，是指由经营者自主制定，通过市场竞争形成的价格。政府指导价，是指依照价格法规定，由政府价格主管部门或者其他有关部门，按照定价权限和范围规定基准价及其浮动幅度，指导经营者制定的价格。政府定价，是指依照价格法规定，由政府价格主管部门或者其他有关部门，按照定价权限和范围制定的价格。

### （三）药品定价的原则

《中华人民共和国药品管理法》（以下简称《药品管理法》）明确指出，依法实行市场调节价的药品，药品上市许可持有人、药品生产企业、药品经营企业和医疗机构应当按照公平、合理和诚实信用、质价相符的原则制定价格，为用药者提供价格合理的药品。

公平、合理原则是指经营者的药品定价行为要遵守交易自愿、等价交换的原则，同时兼顾消费者和其他经营者以及社会利益，这是市场经济条件下公平竞争的基本准则。诚实信用、质价相符原则是指经营者在确定具体药品价格水平时，既要开诚布公、货真价实，又要信守承诺、说到做到。应根据药品质量差异制定不同的价格，要做到价格水平与药品内在质量相统一。经营者任何违反诚实信用原则的行为，不仅无效，当事人还应对由此造成的损害进行赔偿。

《药品管理法》明确指出，药品上市许可持有人、药品生产企业、药品经营企业和医疗机构应当遵守国务院药品价格主管部门关于药品价格管理的规定，制定和标明药品零售价格，禁止暴利、价格垄断和价格欺诈等行为。

制定和标明药品零售价格是指药品经营者在销售药品时要合理制定和标示药品的真实价格，这与《价格法》中"明码标价"的含义是相同的，主要目的在于增强药品市场价格的透明度和公开性，也便于患者监督。禁止暴利及损害用药者利益的价格欺诈行为是指禁止药品经营者采取制造虚假信息等不正当手段，诱导和欺骗消费者或其他经营者与之进行交易而获得不正当利润的行为。

企业自主确定药品价格，是法律法规赋予的权利。同时，遵循公平合法、诚实信用等原则，不得实行价格歧视，也是企业自主定价需要履行的法定义务。

### （四）我国药品价格管理的历程

1953 年，《中国医药公司物价工作方案草案》对医药商品的地区差价、批零差价、批发起点等做了统一安排和规定。1966 年，化学工业部、全国物价委员会联合发出关于下达 2000 种药品出厂价格的通知。同年 9 月，商业部等联合下达关于西药实行全国统一价格的通知，商业部管理西药价格的范围扩大为 275 种，797 个规格（占销售额 70%～80%），实现全国统一价格。1969 年，根据药品不应盈利的指示精神，关于降低药品、医疗器械和化学试剂价格的联合通知发出。商业部于 1969 年、1974 年，国家医药管理局于 1982 年 3 次编排和修改了《药品全国统一价格目录》。1981 年，《关于加强药品管理的决定》发布，指出对医药商品的价格实行统一领导，分级管理；价格变动必须按管理权限，报经主管部门批准。1983 年，经国务院批准，有关部门管理价格的工业消费品目录（试行）的通知中，管理药品价格的品种，由 1900 多种减少到 253 种，这是医药商品价格管理权限改革的重大步骤。为了减轻人民负担，药品多次调低价格，如以 1950 年为基数，到 1984 年药品的价格指数已降为 15.72，下降了 84.28。

1986 年，《关于颁发〈医药商品价格管理目录〉的通知》发布，指出化学药品实行国家定价、国家指导价及市场调节价的形式，原国家医药管理局管理代表规格品的价格，其他规格品价格由省、自治区、直辖市管理。1988 年，药品价格的行政管制逐渐放松，显著提升了我国药品资源的配置效率，但药品作为消费者选择权不完全的特殊商品性质尚未引起重视，药品价格"自由"竞争造成的失序效应逐渐出现，因此在 1996 年，《药品价格管理暂行办法》发布，实行统一领导、分级管理、直接管理与间接管理相结合的药价管理办法，形成了以各级政府价格管理部门为主，各级医药行政管理部门协助的药品价格管理体制。以《价格法》和《药品管理法》的相关规定为基础，原国家计划委员会、国家发展和改革委员会及国务院卫生主管部门先后发布了一系列规范文件，明确药品政府定价、政府指导价和企业自主定价的差异化药品价格形成模式，着重通过最高零售限价和医院集中招标采购价"两个价格"进行过程监管。

2015 年 5 月，《关于印发推进药品价格改革意见的通知》发布，决定从 2015 年 6 月 1 日起取消绝大部分药品政府定价，完善药品采购机制，发挥医保控费作用，药品实际交易价格主要由市场竞争形成。除麻醉药品和第一类精神药品仍暂时由国家发展改革委实行最高出厂价格和最高零售价格管理外，对其他药品政府定价均予以取消，不再实行最高零售限价管理，按照分类管理原则，通过不同的方式由市场形成价格。其中：①医保基金支付的药品，通过制定医保支付标准探索引导药品价格合理形成的机制；②专利药品、独家生产药品，通过建立公开透明、多方参与的谈判机制形成价格；③医保目录外的血液制品、国家统一采购的预防免疫药品、国家免费艾滋病抗病毒治疗药品和避孕药具，通过招标采购或谈判形成价格；④其他药品，由生产经营者依据生产经营成本和市场供求情况，自主制定价格。

2017 年，国家卫生计生委等七部委联合发布《关于全面推开公立医院综合改革工作的通知》，要求所有公立医院在 2017 年 9 月 30 日前全面取消药品加成（中药饮片除外）。2019 年，国家医疗保障局印发《关于做好当前药品价格管理工作的意见的通知》（以下简称《药品价格管理的意见》），明确以现行药品价格政策为基础，坚持市场在资源配置中起决定性作用，更好发挥政府作用，围绕新时代医疗保障制度总体发展方向，持续健全以市场为主导的药品价格形成机制。麻醉药品和第一类精神药品实行政府指导价，其他药品实行市场调节价。

## 二、药品价格形成机制

### （一）麻醉药品和第一类精神药品价格

麻醉药品和第一类精神药品价格继续依法实行最高出厂（口岸）价格和最高零售价格管理。对国家发展和改革委员会已按麻醉药品和第一类精神药品制定公布政府指导价的，暂以已制定价格为基础，综合考虑定价时间、相关价格指数的变化情况，以及麻醉药品和第一类精神药品通行的商业流通作价规则等因素，统一实施过渡性调整，作为临时价格执行。

### （二）医疗保险用药价格

《基本医疗保险用药管理暂行办法》规定：①独家药品通过准入谈判的方式确定支付标准。②非独家药品中，国家组织药品集中采购（以下简称集中采购）中选药品，按照集中采购有关规定确定支付标准；其他非独家药品根据准入竞价等方式确定支付标准。

**1. 国家医保谈判药品价格** 药品谈判是医保部门与医药企业就药品支付标准（独家药品的支付标准一般等同于其价格）进行磋商，磋商结果直接决定该药品是否被纳入及以什么价格纳入国家医保药品目录。

谈判包括两个环节：一是组织专家使用药物经济学方法，考虑基金承受能力等因素，科学测算确定每一个药品的谈判底价，即医保基金能够负担的最高价。二是组织专家与企业现场磋商，当场确认结果。谈判成功的药品纳入目录，谈判结果确定为全国统一的医保支付标准。谈判不成功的药品不纳入目录。

购药协议期内国家医保谈判药品（以下简称谈判药品）执行全国统一的医保支付标准，直接挂网采购，各统筹地区根据基金承受能力确定其自付比例和报销比例。谈判药品的同通用名药品在价格不高于谈判支付标准的情况下，按规定挂网采购。

2023 年，国家医疗保障局发布《谈判药品续约规则》，明确对达到 8 年的谈判药纳入常规目录管理；对未达 8 年的谈判药，连续协议期达到或超过 4 年的品种以简易方式续约或新增适应证触发降价的，降幅减半。对于按照现行注册管理办法批准的 1 类化药、1 类治疗用生物制剂，1 类和 3 类中成药，在续约触发降价机制时，可以申请以重新谈判的方式续约，国家医疗保障局将组织专家按程序进行测算，谈判续约的降幅可不必高于简易续约规定的降幅。

**2. 集中带量采购药品价格**　2019 年，《国家组织药品集中采购和使用试点方案》通过。国家组织药品集中采购试点，目的是探索完善药品集中采购机制和以市场为主导的药价形成机制，降低群众药费负担，规范药品流通秩序，提高群众用药安全。2021 年，《关于推动药品集中带量采购工作常态化制度化开展的意见》发布，指出完善以市场为主导的药品价格形成机制，发挥医保基金战略性购买作用，推动药品集中带量采购工作常态化制度化开展。

药品集中采购坚持招采合一，量价挂钩；明确采购量，以量换价。基于现有市场价格确定采购药品最高有效申报价等入围条件。根据市场竞争格局、供应能力确定可中选企业数量，体现规模效应和有效竞争。企业自愿参与、自主报价。通过质量和价格竞争产生中选企业和中选价格。中选结果应体现量价挂钩原则，明确各家中选企业的约定采购量。同通用名药品有多家中选企业的，价格差异应公允合理。根据中选企业数量合理确定采购协议期。

对医保目录内的集中带量采购药品，以中选价格为基准确定医保支付标准。对同通用名下的原研药、参比制剂、通过一致性评价的仿制药，实行同一医保支付标准。对未通过一致性评价的仿制药，医保支付标准不得高于同通用名下已通过一致性评价的药品。

采购协议期满后，应着眼于稳定市场预期、稳定价格水平、稳定临床用药，综合考虑质量可靠、供应稳定、信用优良、临床需求等因素坚持招采合一、量价挂钩，依法依规确定供应企业、约定采购量和采购协议期；供求关系和市场格局发生重大变化的，可通过竞价、议价、谈判、询价等方式，产生中选企业、中选价格、约定采购量和采购协议期。

**知识拓展**

### 回款时间从 6 个月减为 30 天

药品纳入集采前，医疗机构与医药企业通过合同建立药品买卖关系，合同约定的回款时间往往较长，医药企业收回货款的时间普遍在 6 个月以上。药品纳入集采后，通过压缩中间环节"挤水分"有效降低了虚高价格，而"挤水分"的一个重要方面便是缩短药款支付时间，这是药品集采"四个确保"制度设计的核心内容，也是向中选企业做出的政策承诺。为了支持医疗机构及时向企业支付药款，各地医保部门将医保基金按不低于年度约定采购金额的 30% 专项预付给医疗机构，支持医疗机构及时支付集采药款。近年来，福建、山东等部分省份积极探索采取医保基金向医药企业直接结算的方式，将医药企业收回货款的时间压缩至 30 天以内。

**3. 竞价药品价格**　2023 年 7 月，国家医疗保障局发布《非独家药品竞价规则》。其适用于经专家评审，建议新增纳入医保药品目录的非独家药品。规则包括：①医保方组织测算专家按程序进行测算，提出医保支付意愿作为该通用名药品的准入门槛。②参与申报的企业按程序提交报价。企业报价分别与医保支付意愿对比，只要有 1 家企业参与并报价不高于医保支付意愿，则该通用名药品纳入医保乙类目录，否则该通用名药品不纳入。企业报价不能高于申报截止日前 2 年内有效的省级最低中标价和申报时提交的市场零售价格。③药品通过竞价纳入医保目录的，取各企业报价中的最低者作为该通用名药品的支付标准。如企业报价低于医保支付意愿的 70%，以医保支付意愿的 70% 作为该药品的支付标准。④药品有多个规格的，选取临床最常用规格进行竞价。竞价成功后，其他规格支付标准原则上按照差比价规则确定。⑤药品通过竞价纳入医保目录的，凡参与报价的企业均须承诺在竞价有效期内，向全国医保定点医药机构供应该药品的价格不高于参与竞价时的报价。⑥竞价不影响该药品通用名被纳入国家集中带量采购或政府定价范围。集中采购中选或政府定价的，按照有关规定确定支付标准。⑦探索建立支付标准、挂网价格与支付管理联动机制。⑧竞价结果有效期暂定为 2 年。

### （三）药品差价比价关系

同种药品在剂型、规格和包装等方面存在差异的，按照治疗费用相当的原则，综合考虑临床效果、成本价值、技术水平等因素，保持合理的差价比价关系。

2011 年，国家发展和改革委员会出台《药品差比价规则》（以下简称《规则》）。《规则》定义药品差比价，是指药品因剂型、规格或包装等不同而形成的价格之间的差额或比值。具体包括剂型差比价、规格差比价和包装差比价等。《规则》明确规定了同种药品不同剂型、规格或包装之间最高零售价格的核定原则和方法。一是要求同种药品不同剂型和规格的价格应当以代表品为基础，按照规定的差比价关系核定。其中，代表品按照临床常用、价格合理、成本和供求状况具有典型性的原则选择。二是相同有效成分的药品，不得以名称不同、包装材料不同等为由，制定不同价格，防止企业通过变换名称变相涨价。三是规定了临床常用剂型之间的比价关系，防止企业通过变换剂型不合理涨价。四是规定了不同含量、装量、包装数量之间的比价关系，防止企业通过变换规格包装不合理涨价。

## 三、药品价格监管机制

### （一）药品价格监管部门

2018 年，国家医疗保障局承接了国家发展和改革委员会的药品和医疗服务价格管理职责，负责组织制定药品价格等政策，建立医保支付医药服务价格合理确定和动态调整机制，推动建立市场主导的社会医药服务价格形成机制，建立价格信息监测和信息发布制度。国家医疗保障局成立后，实施全国医药价格监测工程、运用医药价格和招采信用评价制度等市场化管理监督工具，与相关部门一起，在系统治理药品价格虚高问题方面持续发力。

### （二）药品价格常态化监管机制

《药品管理法》明确指出，国家完善药品采购管理制度，对药品价格进行监测，开展成本价格调查，加强药品价格监督检查，依法查处价格垄断、哄抬价格等药品价格违法行为，维护药品价格秩序。《药品价格管理的意见》强调，深化"放管服"，在尊重市场规律、尊重经营者自主定价权的基础上，综合运用监测预警、函询约谈、提醒告诫、成本调查、信用评价、信息披露等手段，建立健全药品价格常态化监管机制，促进经营者加强价格自律。

**1. 建立价格供应异常变动监测预警机制**　国家医疗保障局依托多种渠道组织开展国内外价格信息监测工作，及时预警药品价格和供应异常变动。省级医疗保障部门要依托省级药品招标采购机构，完善药品供应和采购信息共享机制，定期监测药品价格和供应变化情况。对价格、采购数量、配送率等出现异常变动的，要及时调查了解情况并妥善应对。监测和应对情况要定期报送国家医疗保障局。国家医疗保障局集中整理分析后向有关部门和地方预警重点监管品种。

**2. 通过函询约谈等手段加强日常管理**　对存在价格涨幅或频次异常、区域之间或线上线下之间价格差异较大、流通环节加价明显超出合理水平、配送不到位等情况的药品，各级医疗保障部门可函询相关经营者，要求书面说明情况；对情节严重、影响恶劣的，可约谈或跨区域联合约谈相关经营者，要求其说明变化原因，提供与药品价格成本构成相关的生产、经营、财务和产品流向等资料，并分类妥善处理。涨价理由不合理、不充分的，如经营者自愿将价格调整到合理区间，应向医疗保障部门提交书面承诺函，并在承诺时间内调整到位；如拒不调整，可视情节采取提醒告诫、发布警示信息、降低信用评价、暂停挂网等措施。

**3. 完善药品价格成本调查工作机制**　国家和省级医疗保障部门可根据工作需要和管理权限，实施或委托实施价格成本调查，调查范围包括但不限于价格异常变动、与同品种价格差异过大、流通环节加价明显超出合理水平，以及竞争不充分的品种，重点关注被函询约谈但不能说明正当理由或拒绝作出调整的情形。成本调查结果可以作为判定经营者是否以不公平价格销售药品的依据。经营者应按医疗保障部门要求及时提供其药品生产经营的成本、财务和其他必要资料。《药品管理法》明确要求药品上市许可持有人、药品生产企业、药品经营企业和医疗机构应当依法向药品价格主管部门提供其药品的实际购销价格和购销数量等资料。

**4. 探索建立守信激励和失信惩戒机制**　国家和省级医疗保障部门联动，依托药品集中采购和使用工作，以药品经营者为对象，围绕质量、供应、价格、配送等方面的关键指标，研究推进可量化的药品价格诚信程度评价，探索建立量化评分、动态调整、公开透明的医药价格招采信用评价制度。

**5. 运用信息披露等手段强化社会监督**　各地医疗保障部门及时发布药品价格监测预警信息，披露函询约谈结果、价格成本调查结果，公开曝光各类严重影响药品价格和供应秩序的违规失信案例，鼓励社会各方参与监督，引导形成合理预期。配合价格招采信用评价制度建设适时公开药品经营者的价格招采信用信息。

### （三）药品价格管理重点举措

**1. 挂网价格治理**　随着国家医疗保障信息系统建设，打通省际间信息壁垒的软硬件条件已经成熟。2023 年 9 月以来，国家医疗保障局组织各地开展挂网药品价格数据质量提升行动，汇总全部已挂网在售的药品，保留有活跃交易的价格数据，把长期没有活跃交易的价格数据转入后台管理。在确保数据真实完整可靠、信息互联互通的基础上，统计分析了药品挂网价格的分布情况，把各个药品分布集中、具有代表性的价格作为监测结果，统一推送给各地，帮助各地对潜在的不公平高价、歧视性高价进行系统排查。

2023 年 12 月，《国家医疗保障局办公室关于促进同通用名同厂牌药品省际间价格公平诚信、透明均衡的通知》发布，主要目的是推动消除省际间的不公平高价、歧视性高价。通过汇总全国各省份集中采购平台挂网销售药品的价格数据，重点对"四同药品"，即通用名、剂型、规格、厂家均相同的药品，统计了分布集中、有活跃交易的价格水平，作为监测结果推送给各省份医保局以及当地的药品集中采购机构。各地将本地的挂网价格与监测结果作比较，排查发现显著偏离监测结果的异常值，督促引导企业纠正不公平高价、歧视性高价，促使价格回归到更加公允的区间。

2024 年 7 月，《国家医疗保障局办公室关于规范注射剂挂网工作的通知》发布，要求各地简化注射剂挂网方式，统一按最小制剂单位挂网，并做好挂网方式切换前后的价格协同、风险防范等工作。对于挂网价潜在风险的注射剂，按照新挂网价与历史挂网价的差异程度，分别采取黄标和红标管理，建议或要求医疗机构优先采购价格风险更低的厂牌。

**2. 药品信用评价制度**　2020 年 8 月，《国家医疗保障局关于建立医药价格和招采信用评价制度的指导意见》（以下简称《指导意见》）发布，建立了药品价格和招采信用评价制度。建立信用评价制度目的是发挥医药产品集中采购市场的引导和规范作用，对给予回扣、垄断涨价等问题突出的失信医药企业采取适当措施，促进医药企业按照"公平、合理和诚实信用、质价相符"的原则制定价格，促进医药产品价格合理回归，维护人民群众的切身利益。

信用评价制度是基于买卖合同关系、基于权责对等、基于医药企业进入和退出集中采购市场的自由。根据这项制度，将采取建立信用评价目录清单、建立医药企业主动承诺机制、建立失信信息报告记录机制、建立医药企业信用评级机制、建立失信行为分级处置机制、建立医药企业信用修复机制六项举措，发挥医药产品集中采购市场的引导和规范作用，促进医药产品价格合理回归，维护人民群众的切身利益。为了提升信用评价标准化规范化程度，加强区域间信用评价工作的协调性和均衡性，促进各地统一信用评价的尺度，公平有序地开展信用评价工作，国家医疗保障局医药价格和招标采购指导中心同步研究制定了与《指导意见》相配套的操作细则。

## 四、违反药品价格管理的法律责任

（1）经营者不执行政府指导价、政府定价以及法定的价格干预措施、紧急措施《价格法》第三十九条规定，责令改正，没收违法所得，可以并处违法所得五倍以下的罚款；没有违法所得的，可以处以罚款；情节严重的，责令停业整顿。

（2）经营者违反明码标价规定《价格法》第四十二条规定，责令改正，没收违法所得，可以并处五千元以下的罚款。

# 第二节　药品广告管理

药品是一种不同于一般商品的特殊商品。每一种药品都有自己特定的功能主治和特定的使用对象，药品广告的内容对指导合理用药、安全用药起着至关重要的作用。规范的药品广告，既能为消费者传递真实有用的药品信息，指导合理用药，又能有效地促进药品市场的竞争和健康发展。违法的药品广告，不但侵犯消费者的知情权，误导消费者的购药选择从而危害消费者的身体健康甚至生命安全，而且损害同行业诚信经营者的合法权益，诱发不正当竞争，破坏正常的药品市场秩序，不利于医药行业的健康发展。所以，我国对其广告内容的审核发布和监督管理较之其他产品更为严格。

## 一、药品广告概述

### （一）药品广告及相关概念

**1. 广告界定**　广告是指商品经营者或者服务提供者通过一定媒介和形式直接或者间接地介绍自己所推销的商品或者服务的商业广告活动。

**2. 药品广告界定**　凡利用各种媒介或者形式发布的广告含有药品名称、药品适应证（功能主治）或者与药品有关的其他内容的，为药品广告。

**3. 广告相关概念**　广告主，是指为推销商品或者服务，自行或者委托他人设计、制作、发布广告的自然人、法人或者其他组织。广告主应当对广告内容的真实性负责。广告经营者，是指接受委托提供广告设计、制作、代理服务的自然人、法人或者其他组织。广告发布者，是指为广告主或者广告主委托的广告经营者发布广告的自然人、法人或者其他组织。广告主、广告经营者、广告发布者从事广告活动，应当遵守法律、法规，诚实信用，公平竞争。

### （二）我国药品广告管理的历程

1959 年，卫生部、化工部、商业部联合发布了关于未大批生产的药品不登宣传广告的通知。1985 年，国家工商行政管理部门和卫生部联合发布了《药品广告管理办法》，进一步明确药品广告的管理机关是各级工商行政管理局，药品广告内容的审查批准机关是省、自治区、直辖市卫生厅局；批准的广告内容，不得擅自更改；如需要更改，应重新申报。1992 年，国家工商行政管理部门和卫生部再次联合发布《药品广告管理办法》。

1994 年，第八届全国人民代表大会常务委员会第十次会议通过《中华人民共和国广告法》（2015

年 4 月 24 日第十二届全国人民代表大会常务委员会第十四次会议修订；根据 2018 年 10 月 26 日第十三届全国人民代表大会常务委员会第六次会议《关于修改〈中华人民共和国野生动物保护法〉等十五部法律的决定》第一次修正；根据 2021 年 4 月 29 日第十三届全国人民代表大会常务委员会第二十八次会议《关于修改〈中华人民共和国道路交通安全法〉等八部法律的决定》第二次修正）；对药品广告管理给予了特别的限制，将药品列为实行广告前置性审评的商品之一，并规定了药品广告的规则。历版《药品管理法》及《中华人民共和国药品管理法实施条例》也都对药品广告管理作出了明确规定。

1995 年，卫生部和国家工商行政管理部门发布了《药品广告审查办法》和《药品广告审查标准》。2007，国家食品药品监督管理局和国家工商行政管理部门发布了《药品广告审查办法》和《药品广告审查发布标准》，首次针对违法广告药品采取"行政强制措施"。为加强药品广告监督管理，规范广告审查工作，维护广告市场秩序，保护消费者合法权益，2019 年 12 月，国家市场监督管理总局发布《药品、医疗器械、保健食品、特殊医学用途配方食品广告审查管理暂行办法》（以下简称《药品广告审查管理暂行办法》），对药品广告的申请和审批规定更加明确、具体。

## 二、药品广告的内容和发布要求

### （一）药品广告内容要求

**1. 内容准则**　药品广告的内容应当真实、合法，以国务院药品监督管理部门核准的药品说明书为准，不得含有虚假的内容。药品广告涉及药品名称、药品适应证或者功能主治、药理作用等内容的，不得超出说明书范围。非药品广告不得有涉及药品的宣传。这是为了杜绝某些其他产品的企业投机取巧、混淆是非、张冠李戴的行为，因为非药品的审批与药品的审批，从形式到内容都不相同，药品的功能与适应证是经过审评论证后又经过国家药品监督管理部门审批认可的。现实中故意以保健食品等非药品与药品相混淆情况较多，这类非药品广告宣传中常常宣称本产品具有治疗功效，甚至在广告中宣称其"包治百病"。以上这些情况本身就是一种不正当竞争、误导消费者的违法行为。

**2. 必须标明的内容**　药品广告应当显著标明禁忌、不良反应，处方药广告还应当显著标明"本广告仅供医学药学专业人士阅读"，非处方药广告还应当显著标明非处方药标识（OTC）和"请按药品说明书或者在药师指导下购买和使用"。药品广告应当显著标明广告批准文号。应当显著标明的内容，其字体和颜色必须清晰可见、易于辨认，在视频广告中应当持续显示。

**3. 禁止性规定**　《药品广告审查管理暂行办法》第十一条明确指出，药品广告不得违反《中华人民共和国广告法》第九条、第十六条、第十七条、第十八条、第十九条规定，不得包含下列情形：①使用或者变相使用国家机关、国家机关工作人员、军队单位或者军队人员的名义或者形象，或者利用军队装备、设施等从事广告宣传。②使用科研单位、学术机构、行业协会或者专家、学者、医师、药师、临床营养师、患者等的名义或者形象作推荐、证明。③违反科学规律，明示或者暗示可以治疗所有疾病、适应所有症状、适应所有人群，或者正常生活和治疗疾病所必需等内容。④引起公众对所处健康状况和所患疾病产生不必要的担忧和恐惧，或者使公众误解不使用该产品会患某种疾病或者加重病情的内容。⑤含有"安全""安全无毒副作用""毒副作用小"；明示或者暗示成分为"天然"，因而安全性有保证等内容。⑥含有"热销、抢购、试用""家庭必备、免费治疗、赠送"等诱导性内容，"评比、排序、推荐、指定、选用、获奖"等综合性评价内容，"无效退款、保险公司保险"等保证性内容，怂恿消费者任意、过量使用药品、保健食品和特殊医学用途配方食品的内容。⑦含有医疗机构的名称、地址、联系方式、诊疗项目、诊疗方法以及有关义诊、医疗咨询电话、开设特约门诊等医疗服务的内容。⑧法律、行政法规规定不得含有的其他内容。

### （二）不得发布广告的药品

（1）麻醉药品、精神药品、医疗用毒性药品、放射性药品、药品类易制毒化学品，以及戒毒治疗的药品。

（2）军队特需药品、军队医疗机构配制的制剂。

（3）医疗机构配制的制剂。

（4）依法停止或者禁止生产、销售或者使用的药品。

（5）法律、行政法规禁止发布广告的情形。

### （三）限制发布广告的药品

处方药只能在国务院卫生行政部门和国务院药品监督管理部门共同指定的医学、药学专业刊物上发布。不得利用处方药的名称为各种活动冠名，进行广告宣传。不得使用与处方药名称相同的商标、企业字号在医学、药学专业刊物以外的媒介变相发布广告，也不得利用该商标、企业字号为各种活动冠名，进行广告宣传。

## 三、药品广告的申请与审批

### （一）药品广告的审查部门

《药品管理法》规定，药品广告应当经广告主所在地省、自治区、直辖市人民政府确定的广告审查机关批准；未经批准的，不得发布。《药品广告审查管理暂行办法》进一步规定，各省、自治区、直辖市市场监督管理部门、药品监督管理部门（以下称广告审查机关）负责药品广告审查，依法可以委托其他行政机关具体实施广告审查。国家市场监督管理总局负责组织指导药品广告审查工作。这样规定是从保证人民用药安全、有效的角度出发，为防止和杜绝某些药品广告夸大疗效、误导患者的宣传而设定的。

### （二）不需广告审查的情形

药品广告中只宣传产品名称（含药品通用名称和药品商品名称）的，不再对其内容进行审查。

### （三）药品广告审批程序

**1. 申请材料提交**　药品注册证明文件或者备案凭证持有人及其授权同意的生产、经营企业为广告申请人（以下简称申请人）。申请人可以委托代理人办理药品广告审查申请。药品广告审查申请应当依法向生产企业或者进口代理人等广告主所在地广告审查机关提出。

申请药品广告审查，应当依法提交广告审查表、与发布内容一致的广告样件，以及下列合法有效的材料：申请人的主体资格相关材料，或者合法有效的登记文件；产品注册证明文件或者备案凭证、注册或者备案的产品标签和说明书，以及生产许可文件；广告中涉及的知识产权相关有效证明材料。

经授权同意作为申请人的生产、经营企业，还应当提交合法的授权文件；委托代理人进行申请的，还应当提交委托书和代理人的主体资格相关材料。

**2. 广告审查部门审查**　广告审查机关收到申请人提交的申请后，应当在五个工作日内作出受理或者不予受理决定。申请材料齐全、符合法定形式的，应当予以受理，出具广告审查受理通知书。申请材料不齐全、不符合法定形式的，应当一次性告知申请人需要补正的全部内容。

广告审查机关应当对申请人提交的材料进行审查，自受理之日起十个工作日内完成审查工作。经审查，对符合法律、行政法规和本办法规定的广告，应当作出审查批准的决定，编发广告批准文号。

对不符合法律、行政法规和本办法规定的广告，应当作出不予批准的决定，送达申请人并说明理由，同时告知其享有依法申请行政复议或者提起行政诉讼的权利。

**3. 公开**　经审查批准的药品广告，广告审查机关应当通过本部门网站以及其他方便公众查询的方式，在十个工作日内向社会公开。公开的信息应当包括广告批准文号、申请人名称、广告发布内容、广告批准文号有效期、广告类别、产品名称、产品注册证明文件或者备案凭证编号等内容。

**4. 发布**　经广告审查机关审查通过并向社会公开的药品广告，可以依法在全国范围内发布。广告主、广告经营者、广告发布者应当严格按照审查通过的内容发布药品、医疗器械、保健食品和特殊医学用途配方食品广告，不得进行剪辑、拼接、修改。已经审查通过的广告内容需要改动的，应当重新申请广告审查。

### （四）药品批准文号

药品广告批准文号为"X药广审（视/声/文）第000000–00000号"。其中"X"为各省、自治区、直辖市的简称。数字前6位是有效期截止日（年份的后两位+月份+日期），后五位是省级广告审查机关当年的广告文号流水号。"视""声""文"代表用于广告媒介形式的分类代号。

药品广告批准文号的有效期与产品注册证明文件、备案凭证或者生产许可文件最短的有效期一致。产品注册证明文件、备案凭证或者生产许可文件未规定有效期的，广告批准文号有效期为两年。

### （五）药品广告的注销

广告审查机关发现申请人有下列情形的，应当依法注销其药品广告批准文号：①主体资格证照被吊销、撤销、注销的；②产品注册证明文件、备案凭证或者生产许可文件被撤销、注销的；③法律、行政法规规定应当注销的其他情形。

申请人有前款情形的，不得继续发布审查批准的广告，并应当主动申请注销药品广告批准文号。

## 四、违反药品广告管理的法律责任

**1. 按照《中华人民共和国广告法》第五十九条处罚**　未显著、清晰表示广告中应当显著标明内容的，由市场监督管理部门责令停止发布广告，对广告主处十万元以下的罚款。

**2. 按照《中华人民共和国广告法》第五十八条处罚**　有下列情形之一的：①未经审查发布药品广告；②药品广告批准文号已注销、应注销或者已超过有效期，仍继续发布药品广告；③未按照审查通过的内容发布药品广告；④违反《药品广告审查管理暂行办法》第十一条第二项至第五项规定。由市场监督管理部门责令停止发布广告，责令广告主在相应范围内消除影响，处广告费用一倍以上三倍以下的罚款，广告费用无法计算或者明显偏低的，处十万元以上二十万元以下的罚款；情节严重的，处广告费用三倍以上五倍以下的罚款，广告费用无法计算或者明显偏低的，处二十万元以上一百万元以下的罚款，可以吊销营业执照，并由广告审查机关撤销广告审查批准文件、一年内不受理其广告审查申请。

**3. 按照《中华人民共和国广告法》第五十五条处罚**　违反《药品广告审查管理暂行办法》第十一条第二项至第五项规定，构成虚假广告的，由市场监督管理部门责令停止发布广告，责令广告主在相应范围内消除影响，处广告费用三倍以上五倍以下的罚款，广告费用无法计算或者明显偏低的，处二十万元以上一百万元以下的罚款；两年内有三次以上违法行为或者有其他严重情节的，处广告费用五倍以上十倍以下的罚款，广告费用无法计算或者明显偏低的，处一百万元以上二百万元以下的罚款，可以吊销营业执照，并由广告审查机关撤销广告审查批准文件、一年内不受理其广告审查申请。

**4. 按照《中华人民共和国广告法》第五十七条处罚**　有下列情形之一的：①使用或者变相使用国家机关、国家机关工作人员、军队单位或者军队人员的名义或者形象，或者利用军队装备、设施等从事广告宣传；②不得发布广告的药品进行广告宣传；③限制发布广告的药品违反限制。由市场监督管理部门责令停止发布广告，对广告主处二十万元以上一百万元以下的罚款，情节严重的，并可以吊销营业执照，由广告审查机关撤销广告审查批准文件、一年内不受理其广告审查申请；对广告经营者、广告发布者，由市场监督管理部门没收广告费用，处二十万元以上一百万元以下的罚款，情节严重的，并可以吊销营业执照、吊销广告发布登记证件。

**5. 按照《中华人民共和国广告法》第六十五条处罚**　有下列情形之一的：①隐瞒真实情况或者提供虚假材料申请药品广告审查的；②以欺骗、贿赂等不正当手段取得药品广告批准文号的。由市场监督管理部门没收违法所得，并处一万元以上十万元以下的罚款。

**6. 其他**　违反《药品广告审查管理暂行办法》第十一条第六项至第八项规定，发布药品、医疗器械、保健食品和特殊医学用途配方食品广告的，《中华人民共和国广告法》及其他法律法规有规定的，依照相关规定处罚，没有规定的，由县级以上市场监督管理部门责令改正；对负有责任的广告主、广告经营者、广告发布者处以违法所得三倍以下罚款，但最高不超过三万元；没有违法所得的，可处一万元以下罚款。

## 思考题

答案解析

**案例一：** 某国内药企研发了一款治疗肿瘤的创新药，上市初期定价为每年 21 万元。国家医保局通过医保谈判，最终将该创新药价格降至每年 10 万元，进入了国家医保目录。该药企表示，降价后仍能保持合理利润，并承诺继续投入新药研发。请思考以下问题。

1. 请分析什么药品采用医保谈判确定医保支付标准，其法律依据是什么？

2. 大幅降价是否会影响药企的创新动力？

3. 医保基金能否长期承担高值药品的支付压力？

**案例二：** 2024 年，开展第十批国家组织药品集采，涉及 62 种药品，平均降幅超过 60%，降价力度显著，切实为患者减轻了用药负担。按照有关法律法规，药品价格实行市场调节，由企业自主确定。结合案例请回答以下问题。

1. 是否和相关法律规定相矛盾？

2. 是否片面追求降价？

3. 是否会影响医药行业创新发展？

**案例三：** 2023 年 2 月，经群众举报，经市场监督管理部门检查，发现江苏某药店有限公司在其网店售药品薄荷中药材页面使用"买一送一"字样、销售药品"某颗粒"页面使用"立即抢购"字样。结合案例请回答以下问题。

1. 该药店的行为是否违法？

2. 对该药店行为判定依据是什么？

3. 对该事件处理应由哪个部门负责？处罚依据是什么？该药店具体应承担什么样的法律责任？

----

**书网融合……**

微课　　　　　　　　习题　　　　　　　　本章小结

# 第十章 药品知识产权保护

## 第一节　药品知识产权概述 📱微课

PPT

### 一、知识产权与药品知识产权

　　17世纪中叶，法国学者卡普佐夫提出"知识产权"一词，后为比利时法学家皮卡第所发展，将之定义为"一切来自知识活动领域的权利"。知识产权学说逐渐在国际上传播，广泛得到众多国家和国际组织的认可。1893年，欧洲部分国家为了统一对各国知识产品的界定和保护，成立了保护知识产权联合国际局，旨在联合基于《保护工业产权巴黎公约》和《保护文学和艺术作品伯尔尼公约》成立的首个统一在国际上使用"知识产权"作为名称的国际组织。自此，知识产权作为国际通行的概念，开始在各国普遍使用。

　　1986年，《中华人民共和国民法通则》第一次将在国际上通用的知识产权的说法引进入我国立法中，作为一种民事权利加以规定。也奠定了知识产权的私权属性，与后来《与贸易有关的知识产权协定》（以下简称《TRIPS协定》）对知识产权属性的界定是一致的。

　　药品知识产权是指自然人、法人或其他组织对自己与药品有关的智力劳动成果所享有的占有、处分和收益的权利。我国药品知识产权保护的形式主要包括专利保护、商标保护、著作权保护、商业秘密保护、数据独占性保护等。

### 二、药品领域知识产权保护形式

#### （一）医药专利保护

　　专利（patent）是医药领域最为重要的知识产权保护形式。专利的数量和质量也是反映一个国家或组织的研究实力的重要依据。

　　专利一词起源于拉丁语"litterae patentes"，意为公开的信件或公共文献，是中世纪君主用来授予某种特权的证明。现代专利一般是由政府机关或者代表若干国家的区域性组织根据申请而颁发的一种文件，在文件中记载了发明创造的内容，并且在一定时期内产生一种法律状态，即获得专利的发明创造在一般情况下他人只有经专利权人许可才能予以实施。

在市场经济环境下，只要得到一项技术的专利权，就能够排他性地防止他人实施该项技术并申请相应的专利。一旦他人未经专利权人许可，利用专利权所保护的技术进行商业性制造、使用、许诺销售、销售或进口，就会对专利权人的专利权造成侵害。为了维护其市场份额，专利权人有权要求侵权人停止侵害并赔偿相应的损失，或者直接通过诉讼的方式解决。正是由于专利的排他性使用，使其在申请环节也较为复杂，耗时长、成本高，且需设置一定的保护期限。这主要是为了防止专利权人长期利用专利对某种技术形成垄断，进而导致恶意竞争、技术发展停滞的局面，从而更好地平衡专利权人与公众之间的利益。

### 📎 知识拓展

#### 《中华人民共和国专利法》的历史沿革

1984 年，第六届全国人民代表大会常务委员会第四次会议通过了我国第一部专利法《中华人民共和国专利法》（以下简称《专利法》），保护发明、实用新型、外观设计三种创新成果。《专利法》实施的第一天，国家知识产权局专利局就收到来自国内外的专利申请 3455 件，被世界知识产权组织誉为创造了世界专利历史的新纪录。但基于药品涉及公众利益和人民健康的理由，当时的药品并不在保护范围之列。1992 年，我国对专利法进行了第一次修改。这次修改在医药方面的最大变化之一，是取消了药品不给予专利保护的规定。2000 年，《专利法》进行了第二次修改。2008 年，《专利法》第三次修改获得通过，增加了两项针对药品的内容：一是允许仿制药在原研药专利到期前开始仿制；另一项是通过立法授权国家知识产权局在符合规定条件的情况下给予强制许可，允许我国企业制造有关专利药品并将其出口到符合我国参加的有关国际条约规定的国家或者地区，帮助解决其面临的公共健康问题。2020 年，第四次修订的《专利法》对"药品专利期补偿"条款进行了修改完善，并明确增加了"药品专利纠纷早期解决机制"（即"药品专利链接制度"）的条款。

伴随专利制度的完善，中国医药产业在技术研究层面一直在向更快速更高质量的方向迈进。在 2013 年之前，我国医药专利申请数量虽然也处于匀速增长的阶段，但仍然低于知识产权体系建立较早的国家。2013—2015 年，我国的专利申请数量逐步超越知识产权体系建立较早的国家。2016 年，随着中国药品审评改革，中国企业在此时积极地布局创新药，国外企业也更加重视中国市场，医药的专利申请数量出现了极大的跃增，达到了近 5 万件的申请量，位居世界第一。此后，我国医药专利申请数量一直维持在增长后的水平。

### （二）医药商标保护

商标是商品的生产、经营者或服务提供者用于区别他人的商品或服务的标记符号。商标作为医药企业的无形资产，不仅能够起到宣传企业的作用，同时也是企业的重要财富，在企业的发展竞争中起到了不可估量的作用。

我国在 1982 年通过了第一部商标法《中华人民共和国商标法》（以下简称《商标法》）标志着商标权受到了法律的保护。1984 年通过的《药品管理法》规定，药品必须使用注册商标，只有中药材和中药饮片除外；未经核准注册的，禁止在市场上销售。1993 年《商标法》经历第一次修订，人用药品必须使用注册商标，即人用药品的商标注册是一种强制性的规定。2001 年在第二次修改《药品管理法》时却并未就药品是否必须使用注册商标做出明确规定，且之后历次修改的《药品管理法》也均未就药品是否必须使用注册商标做出明确规定，这意味着从法律层面上取消了药品强制注册商标的规定。但是，2006 年施行的《药品说明书和标签管理规定》第二十七条明确药品说明书和标签中禁止使用未经注册的商标以及其他未经国家食品药品监督管理局批准的药品名称。

为了便于商标检索、审查和管理工作的需要，人们把某些具有共同属性的商品或服务编为一个类别。国际上一般将商品及服务共划分为 45 个类别，形成商标注册用商品和服务分类。医药企业注册商标一般申请第 5 类医药卫生产品。

### （三）著作权保护

医药著作权是指权利人对医药有关的文学、艺术和科学创作作品依法享有的人身权和财产权。根据《著作权法》自动保护原则的规定，作品在完成的时候就会自动获得相关保护。也就是说，医药相关作品属于《著作权法》规定的保护客体时，一旦完成便会自动产生相应的著作权。医药领域的科技工作者所创作的作品（医疗和科研活动中），如专著、论文、口述作品、工程设计、产品说明书、计算机软件、数据库等都可以自动获取相应的著作权。企业在经营过程中也可以产生著作权可以保护的作品。比如药品包装盒、宣传材料、商业展板等美术作品，可以通过著作权登记的方式获得更好的保护。

### （四）商业秘密保护

药品研发周期长、投入大、竞争激烈，对大量不宜通过充分公开换取专利保护的产出成果采取商业秘密保护是医药企业的常见策略。医药商业秘密是指在医药行业中不为公众所知悉、能为权利人带来经济利益、具有实用性并经权利人采取保密措施的技术信息和经营信息。医药商业秘密主要涉及医药技术秘密和医药经营秘密。其中，医药技术秘密主要包括药品相关产品信息、配方与工艺、机器设备的改进以及药品研发的有关文件等；医药经营秘密主要包括未公开的经营信息，如与公司各种重要经营活动有关联的文件（如采购计划、进货渠道、供应商清单、销售计划、销售方法、会计财务报表、分配方案、市场调查资料等）、客户情报（如客户清单、销售渠道、协作关系、货源情报、产销策略、招投标中的标底及标书内容等）、经营过程中的管理技术（如医药经营各个环节中有效运作的管理模式、管理方法、管理诀窍、管理步骤等）。商业秘密涉及管理制度与程序、部门架构、权限范围、经营策略等方面等，保护难度较大。

### （五）数据独占保护

药品试验数据是指药物上市申请者按照规定所报送的数据包中，相关的非临床研究数据和临床试验数据。由于获得药品试验数据需要付出大量的时间和成本，为了维护原创制药企业的利益，保障其获得研发新药的预期利益，不断激发制药企业的积极性、创造性，对药品试验数据的保护也十分重要。数据独占性保护制度就是在规定的一定时间期限内，未经数据持有人同意，药品监督管理部门不允许仿制药企业使用原研药企业取得的，用以证明药品安全性、有效性及稳定性而向政府机关提交的未披露试验数据，在这段时间内药品监督管理部门也不能依赖原创药厂的试验数据批准相关仿制药的上市申请。数据独占权与专利权都是药品知识产权保护的形式。两者的主要区别体现在存续关系上：数据独占权一般由药品批准上市之日起算；专利权则由专利申请之日起算。由于两者权利期限不同，可能出现平行并存、完全重合、部分重合或前后接续。若专利权先到期，数据独占则在实质上延长了专利权的独占权。但无论药品有没有申请专利，都不影响药品获批上市后享有的数据独占权。

药品数据独占保护制度由美国在《药品价格竞争和专利期恢复法》（Hatch - Waxman 修正案）中首先推出。该制度赋予原研药企业药品试验数据独占权，保护其一定期限内排他性地占有原研药试验数据，其他药企要想生产与该药品成分、功效相似的药品需要重新进行试验、提出申请。1994 年，WTO的 TRIPS 协定中，药品试验数据保护被确立为一项国际义务。由于加入世界贸易组织的需要，中国在入世报告中承诺会遵守 TRIPS 协定，通过立法的方式对试验数据提供有效保护。2002 年，我国为遵守上述承诺，出台了《中华人民共和国药品管理法实施条例》（以下简称《药品管理法实施条例》），规定除公共利益需要和已采取措施确保不会被不正当商业利用以外，对试验数据设置六年的保护期限。自此，我国将数据保护以国内法的方式确定下来。2017 年，我国出台了《关于深化审评审批制度改革鼓励药品医疗器械创新的意见》，其中数据保护相关条款的设立，意在让试验数据保护制度进一步落实。2018 和 2025 年，国家药品监督管理局针对《药品试验数据保护实施办法（试行）》《药品试验数据保护工作程序》草案两次公开征求公众意见。其中，对数据保护对象、方式与期限以及执行流程等进行了细化规定，有待进一步正式落地实施。

目前，数据独占保护制度已基本被世界各国所接受，它可以对传统的药品专利保护制度起到加强或延伸或补充的作用，丰富了药品知识产权保护制度的内涵和手段，使药品的知识产权保护方式更加有效和完整。

（六）地理标志保护

地理标志是指标示某商品来源于某地区，该商品的特定质量、信誉或其他特征主要由该地区的自然因素或人文因素所决定的标志。地理标志产品应当具备真实性、地域性、特异性和关联性。真实性是地理标志产品的名称经过长期持续使用，被公众普遍知晓。地域性是地理标志产品的全部生产环节或者主要生产环节应当发生在限定的地域范围内。特异性是产品具有较明显的质量特色、特定声誉或者其他特性。关联性是产品的特异性由特定地域的自然因素和人文因素所决定。

地理标志产品保护申请，由产地范围的县级以上人民政府或者其指定的具有代表性的社会团体、保护申请机构提出。省级知识产权管理部门应当自收到申请之日起 3 个月内提出初审意见。审查合格的，将初审意见和申请材料报送国家知识产权局；审查不合格的，书面通知申请人。国家知识产权局对收到的申请进行形式审查。审查合格的，予以受理并书面通知申请人；审查不合格的，书面通知申请人，申请人应当自收到书面通知之日起 4 个月内答复，期满未答复或者审查仍然不合格的，不予受理并书面通知申请人。对受理的地理标志产品保护申请，国家知识产权局组织开展技术审查。技术审查合格的，国家知识产权局发布初步认定公告；技术审查不合格的，驳回申请并书面通知申请人。

中医药传统知识的形成依托一定区域的自然资源，并被当地居民使用、传承和发展，这种文化基因的存在为中医药传统知识打上地域标签，具备地理标志保护属性要求的可能。据统计，截至 2020 年，全国累计已核准中药材类国家地理标志保护产品 302 件。

（七）植物新品种保护

植物新品种是指经过人工培育的或者对发现的野生植物予以开发，具备新颖性、特异性、一致性和稳定性并有适当命名的植物品种。植物新品种的培育，提高了中药植物品种的质量，减少了因自然灾害所产生的损失，对促进国民经济健康发展和社会稳定具有极为重要的意义。因此，许多国家制定保护植物新品种的法规，授予植物新品种培育者以独占权以保证其先前的投资获得合理回报。

我国出台了《中华人民共和国植物新品种保护条例》及其实施细则，规定申请品种权的植物新品种应当属于国家植物品种保护名录中列举的植物的属或者种。授予品种权的植物新品种应当具备新颖性、特异性、一致性和稳定性的特征。新颖性，是指申请品种权的植物新品种在申请日前该品种繁殖材料未被销售，或者经育种者许可，在中国境内销售该品种繁殖材料未超过 1 年；在中国境外销售藤本植物、林木、果树和观赏树木品种繁殖材料未超过 6 年，销售其他植物品种繁殖材料未超过 4 年。特异性，是指申请品种权的植物新品种应当明显区别于在递交申请以前已知的植物品种。一致性，是指申请品种权的植物新品种经过繁殖，除可以预见的变异外，其相关的特征或者特性一致。稳定性，是指申请品种权的植物新品种经过反复繁殖后或者在特定繁殖周期结束时，其相关的特征或者特性保持不变。

### 三、药品知识产权保护的特点

#### （一）药品知识产权保护受到多部门法的约束

药品事关人的健康和生命，在其研发、生产、流通、使用全生命周期均受到法律法规的严格限制和约束。药品知识产权也不例外，对其的保护存在药物政策法规和知识产权法律法规交叉结合的现象。

在一般的技术领域，如果要获取他人产品的准确专利信息，往往需要通过反向工程等手段进行破解，而且破解难度较大。相对于一般的技术领域，药品的信息披露程度更高，除了专利技术的公开以外，根据监管要求，药品研究中或上市后相关信息须依法公开，所有上市的药物都必须公开其主要成分、辅料、适应证等信息，并记载在药品说明书上。如果药品要开展临床试验，都必须在相应的网站上登记该药品的相关信息，包括拟定的适应证人群、药品信息以及试验方案等。这充分体现了专利以"公开换保护"的特点，一旦发生专利侵权行为更容易被识别，一定程度上提高了药品专利保护的力度。

#### （二）药品核心专利数量少，且单件价值高

相比于其他行业，在创新药中能够真正发挥产品保护价值的专利屈指可数。以化学药举例，最核心的化合物专利通常只有通式化合物专利与具体化合物专利两项，也被称为基础专利。与电子、通信等领域的工业产品专利相比，数量可谓稀少。医药领域围绕中药、化学药、植物药、生物药等不同类型产品，通常有化合物专利、含活性成分的药物组合物专利、中药组合物专利、中药提取物专利、序列结构专利、制备工艺专利、质量检测方法专利、剂型专利、医药用途专利、制药设备改进专利等，但业内普遍认为只有前5种为核心专利。针对药品核心专利数量少，且单件专利价值极高的特点，如果专利布局不当，对企业后续产品上市运营存在重大风险。

#### （三）专利悬崖给创新药提出了严峻的挑战

专利悬崖（patent cliff）是制药领域所特有的现象，意指药品专利保护期届满后，仿制药以更低价格进入并占领市场，导致原研药销售额与利润大幅下滑的现象。罗沙司他胶囊作为一款用于透析治疗患者因慢性肾脏病引起贫血的创新药，基于其具有首创作用机制，由国家药品监督管理局通过优先审评审批程序批准于 2018 年 12 月在我国上市。2019 年 7 月，该产品开始在临床上推广使用，2021 年销售额突破 10 亿元人民币，2023 年突破 20 亿元人民币。2024 年 6 月，这一创新药的核心专利到期，随之将面临多达 20 家企业仿制的激烈竞争。面对专利悬崖，一方面，创新药企业需提前进行多产品管线布局、构筑更坚实的专利保护网；另一方面，也呼唤政策制定层面能给予有临床价值的原始创新更多激励和保护。

# 第二节 药品专利保护

PPT

## 一、药品专利的概念及特征

药品专利是指源于药品领域的发明创造，转化为一种具有独占权的形态，是被各国普遍采用的以独占市场为主要特征的，谋求市场竞争有利地位的一种手段。作为一种无形的财产权，专利具有独占性、时间性、地域性和公开性等特征。

#### （一）独占性

专利的独占性亦称垄断性、排他性或专有性，是指专利权人对其拥有的专利权享有独占或排他的权利，未经其许可或者出现法律规定的特殊情况，任何人不得使用，否则即构成侵权。专利独占性可体现

在对市场利益的垄断，包括对创新药品的生产、销售、使用和进口的垄断，具有巨大的经济利益。

### （二）时间性

专利权的时间性，即指专利权具有一定的时间限制，也就是法律规定的保护期限。各国的专利法对于专利权的有效保护期均有各自的规定，而且计算保护期限的起始时间也不尽相同。按照我国现行的《中华人民共和国专利法》（以下简称《专利法》），发明专利权的期限为二十年，实用新型专利权的期限为十年，外观设计专利权的期限为十五年，均自申请日起计算。专利保护期过后，专利权随之消失。

### （三）地域性

地域性，就是对专利权的空间限制。地域性是指一个国家或一个地区所投授予和保护的专利权仅在该国或地区的范围内有效，对其他国家和地区不发生法律效力，其专利权是不被确认与保护的。特别是药品专利，各国保护范围和强度有所不同。以药品专利保护期限延长这一制度来说，美国、欧洲和日本等国家（地区）可申请延长，但印度则无相应制度。此外，同一个技术主题的专利申请，在某些国家能获得授权，并不意味着在其他国家也能获得授权，即专利申请的授权也有地域性。如果专利权人希望其专利技术在多个国家取得独占权，则应依照其他国家的法律另行提出申请（签有国际公约或双边互惠协定的除外）。

### （四）公开性

公开性是指任何申请专利的技术发明都必须向全社会公开（关系国家安全和其他重大国家利益的保密专利除外）。专利的公开性，使全世界的专利技术成为公开信息，大大促进了世界范围的科学技术交流。

## 二、药品专利的类型

### （一）按保护客体分类

药品专利与其他领域相同，按照我国《专利法》规定的保护客体分为发明、实用新型和外观设计三种。其中，发明，是指对产品、方法或者其改进所提出的新的技术方案；实用新型，是指对产品的形状、构造或者其结合所提出的适于实用的新的技术方案；外观设计，是指对产品的整体或者局部的形状、图案或者其结合以及色彩与形状、图案的结合所作出的富有美感并适于工业应用的新设计。

结合药品的特点，通常药品发明专利主要包括：药品产品专利，如新药用化合物、新的活性提取物、新的药物制剂或剂型、新晶型、新的水合物或溶剂化物以及生物药物等；药品方法专利，如制备上述新药物产品的方法，制备已知药物或已知药物中间体的新方法等；药品用途专利，如新化合物的医疗用途，已知药物的新医疗用途（也称第二医疗用途），未作为药物使用过的已知化合物的医疗用途等。药品的实用新型专利主要是通过对药物剂型、形状、结构的改变带来药品功能改变，以及制药设备的发明，如药物控释制剂、靶向制剂等新型给药系统，以及创新的制药机械和设备等。药品外观设计专利主要涉及新的药品外观和包装容器外观，如新的容器（药瓶、药盒、药袋、药品瓶盖），标签、说明书的设计或色彩搭配等。

### （二）按申请目的分类

医药企业可以通过合理的规划，在合适的时机、以不同的策略部署专利申请，以实现保护技术创新、防止竞争对手侵权、维护市场地位等不同的保护目的。通常来说，专利申请可分为保护、预测、防御和对抗四类目的。保护类专利申请，主要是针对已有初步技术成果同时满足专利申请条件而申请的专利；预测类专利主要是通过对优势成果本身的深入研究以期获得更多新技术成果，或围绕优势成果的匹配技术、组合产品或新的应用领域申请专利，从而维持或提升企业未来的竞争优势；防御类专利是通过对一些被认为自身价值不大，又有可能为其他企业所替代或改进的技术方案，采用防御性公开的方式注册专利；对抗性专利是针对竞争对手的关键技术或基础专利实施封堵或突围的专利申请，意图在一定时期内减轻或消除竞争对手在特定技术领域或特定地域范围内的专利威胁。

### （三）按专利的衍生作用分类

专利在申请时若未充分检索现有技术并预见性的布局专利申请，可能使得权利要求与预期产生较大差异。因此，在申请专利时应同时考虑专利可能产生的衍生作用。例如，可起诉类专利的权利人主要依据专利保护的范围，通过对涉嫌专利侵权的主体提起诉讼，请求法院责令侵权方停止侵权并请求赔偿。药品领域中有一些检验测定方法既可以作为技术方案申请专利，也可以作为质量控制方法列入质量标准中，因此，专利技术方案有纳入质量标准的可能性，从而成为标准类专利。企业可以基于提高质量可控性的原因，按照规定向有关部门申请提高质量标准，同时将专利技术纳入标准中，进而通过质量标准提高仿制门槛。

### （四）按药品不同研发阶段分类

不同研发阶段，药品专利涉及的技术主题不尽相同。基础研究阶段，药物专利主要涉及化合物、组合物、衍生物和晶型等。临床前研究阶段，药物专利主要涉及新化合物用途、老药新用途；新的剂型及其制备方法；制剂过程中使用或改善中间体特性的设备或方法；药效成分或相关物质的检验检测方法；或协同发挥药效或降低不良反应的联合用药方法等。临床试验研究阶段，药物专利主要是对新用途和联合用药方法专利的完善或改进。药物形成产品之后，除了涉及药品本身特殊结构或相关生产设备的专利以外，还可以针对药品的二次开发申请专利。通过这种专利分类方式能够帮助企业发现自身研发优势和专利布局疏漏。

## 三、药品专利申请、审批与无效程序

### （一）专利授予的条件

**1. 发明和实用新型专利授予的条件**　根据《专利法》的授予专利权的发明和实用新型，应当具备新颖性、创造性和实用性，通常也被称为专利的"三性"。

新颖性，是指该发明或者实用新型不属于现有技术；也没有任何单位或者个人就同样的发明或者实用新型在申请日以前向国务院专利行政部门提出过申请，并记载在申请日以后公布的专利申请文件或者公告的专利文件中。判断一项发明是否具有新颖性，是以申请专利的技术或实用新型是否属于现有技术为标准。所谓现有技术，是指专利申请日以前在国内外为公众所知的技术。换句话说，现有技术应当在申请日以前处于能够为公众获得的状态，并包含有能够使公众从中得知实质性技术知识的内容。处于保密状态的技术内容由于无法为公众获知，则不属于现有技术。

创造性，是指与现有技术相比，该发明具有突出的实质性特点和显著的进步，该实用新型具有实质性特点和进步。这里"突出的实质性特点"是指对所属技术领域的技术人员来说，此发明相对于现有技术并非显而易见，仅仅通过合乎逻辑的分析、推理或者有限的试验无法得到。发明有"显著的进步"，是指发明与现有技术相比能够产生有益的技术效果，例如，发明克服了现有技术中存在的缺点和不足，或者为解决某一技术问题提供了一种不同构思的技术方案，或者代表某种新的技术发展趋势。理论上，发明专利对创造性的要求比实用新型专利要高。

实用性，是指发明或者实用新型申请的主题必须能够在产业上制造或者使用，并且能够产生积极效果。也就是说，如果申请的是一种产品（包括发明和实用新型），那么该产品必须在产业中能够制造，并且能够解决技术问题；如果申请的是一种方法（仅限发明），那么这种方法必须在产业中能够使用，并且能够解决技术问题。只有满足上述条件的产品或者方法专利申请才可能被授予专利权。

通过专利法"三性"的概念可以看出，相比仿制药，原研药基于已付出的创造性劳动更容易获得专利权，而仿制药因为不具有专利法意义上的新颖性，因此无法得到专利保护。但改变剂型的仿制药也可能获得剂型和制备的相关专利。

**2. 外观设计专利授予的条件**　授予专利权的外观设计，应当不属于现有设计；也没有任何单位或者个人就同样的外观设计在申请日以前向国务院专利行政部门提出过申请，并记载在申请日以后公告的专利文件中。授予专利权的外观设计与现有设计或者现有设计特征的组合相比，应当具有明显区别。授予专利权的外观设计不得与他人在申请日以前已经取得的合法权利相冲突。这里所称的现有设计，是指申请日以前在国内外为公众所知的设计。

**3. 不授予专利的情形**　为了平衡专利制度所引起的利益冲突，保障公众权益，各国通过国内法将某些客体排除在权利保护范围之外。我国《专利法》对下列各项，不授予专利权：科学发现；智力活动的规则和方法；疾病的诊断和治疗方法；动物和植物品种；原子核变换方法以及用原子核变换方法获得的物质；对平面印刷品的图案、色彩或者二者的结合作出的主要起标识作用的设计；但动物和植物品种的生产方法，可以依照本法规定授予专利权。

### （二）专利申请的基本原则

**1. 形式法定原则**　形式法定原则指申请专利的各项手续，都应当以书面形式或国家知识产权局专利局规定的其他形式办理，否则不产生效力。

**2. 先申请原则**　先申请原则指同样的发明创造只能授予一项专利权。但是，同一申请人同日对同样的发明创造既申请实用新型专利又申请发明专利，先获得的实用新型专利权尚未终止，且申请人声明放弃该实用新型专利权的，可以授予发明专利权。两个以上的申请人分别就同样的发明创造申请专利的，专利权授予最先申请的人。

**3. 单一性原则**　单一性原则指一份专利申请文件只能就一项发明创造提出专利申请。但是一件发明或者实用新型专利申请应当限于一项发明或者实用新型。属于一个总的发明构思的两项以上的发明或者实用新型，可以作为一件申请提出。一件外观设计专利申请应当限于一项外观设计。同一产品两项以上的相似外观设计，或者用于同一类别并且成套出售或者使用的产品的两项以上外观设计，可以作为一件申请提出。

**4. 优先权原则**　优先权原则所指的优先权包括国外优先权和本国优先权。其中，国外优先权的主要内容是，申请人自发明或实用新型在外国第一次提出专利申请之日起十二个月内，或者自外观设计在外国第一次提出专利申请之日起六个月内，又在中国就相同主题提出专利申请的，依照该外国同中国签订的协议或者共同参加的国际条约，或者依照相互承认优先权原则，可以享有优先权。国内优先权的主要内容是，申请人自发明或实用新型在中国第一次提出专利申请之日起十二个月内，又向国务院专利行政部门就相同主题提出专利申请的，可以享有优先权。

### （三）专利申请文件

申请发明或者实用新型专利的，应当向国务院专利行政部门提交请求书、说明书及其摘要和权利要求书等文件。其中，专利请求书是申请人用来描述其发明创造内容并以此来请求专利保护的法律文书，一般按照专利行政部门所提供的标准格式进行填写，主要包括发明或者实用新型的名称，发明人的姓名，申请人姓名或者名称、地址，以及其他事项。专利说明书是对发明或者实用新型的结构、技术要点和使用方法等作出清楚、完整的介绍，以所属技术领域的技术人员能够实现为准；摘要则应当简要说明发明或者实用新型的技术要点。

权利要求书应当以说明书为依据，清楚、简要地限定要求专利保护的范围。我国《专利法》对于不同类型的专利申请，要求提交的资料有所不同（表 10 - 1）。

表 10 - 1　不同专利的申请文件要求

| 专利类型 | 必备文件 | 视情况准备文件 |
| --- | --- | --- |
| 发明创造 | 请求书、说明书及其摘要和权利要求书 | 摘要附图、说明书附图、遗传资源来源披露登记表 |
| 实用新型 | 请求书、说明书及其摘要、权利要求书、说明书附图 | 摘要附图 |
| 外观设计 | 提交请求书、该外观设计的图片或者照片以及对该外观设计的简要说明 | — |

### （四）专利申请审批的程序

药品专利申请程序与《专利法》中发明专利申请审批的程序相同，包括受理、初步审查、公布、实质审查以及授权五个阶段。实用新型或者外观设计专利申请在审批过程中不进行早期公布和实质审查，只有受理、初步审查和授权三个阶段。

受理申请阶段，国家知识产权局收到发明专利申请的请求书、说明书和权利要求书后，明确申请日、给予申请号，并通知申请人；不予受理的，通知申请人。

初步审查即形式审查，是国家知识产权局对专利申请是否具备形式条件进行的审查，为之后的专利公开和实质审查做准备。公布申请是国家知识产权局收到发明专利申请后，经过初步审查认为符合《专利法》要求的，自申请日起满 18 个月，即行公布。国家知识产权局也可以根据申请人的请求早日公布其申请。

实质审查阶段，由国家知识产权局根据申请人的要求，从技术角度对发明的新颖性、创造性、实用性等实质性条件进行审查。

授权公布阶段，发明专利的申请经实质审查没有发现驳回理由的，由国家知识产权局做出授予发明专利权的决定，发给发明专利证书，同时予以登记和公告。发明专利权自公告之日起生效。

实用新型或外观设计专利申请则实行的是初审制，无实质审查程序（图 10 - 1）。

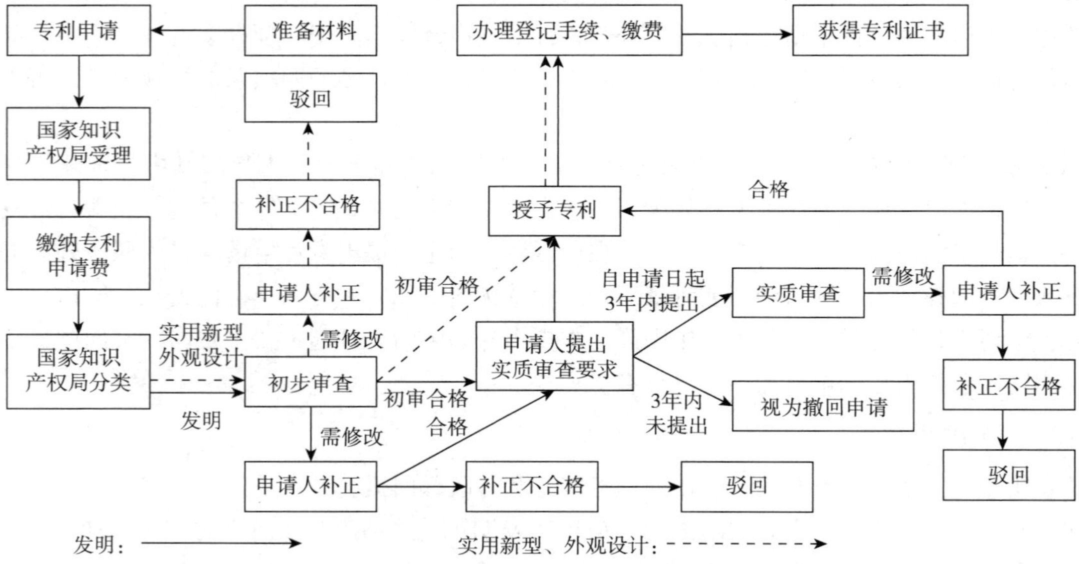

图 10 - 1　专利审批程序

### （五）专利复审程序

专利审查过程中，国务院专利行政部门对发明专利申请进行实质审查后，认为不符合本法规定的，应当通知申请人，要求其在指定的期限内陈述意见，或者对其申请进行修改。发明专利申请经申请人陈述意见或者进行修改后，国务院专利行政部门仍然认为不符合本法规定的，应当予以驳回。为了保障专利申请人的权益，《专利法》规定申请人对国务院专利行政部门驳回申请的决定不服的，可以自收到通知之日起三个月内向国务院专利行政部门请求复审。专利复议是专利被驳回申诉的唯一途径，包括对于被驳回和对结果不认可的两种情况。专利复议权利需要原专利申请人实行。国家知识产权局专利局设立复审和无效审理部负责专利复审工作。

专利复审的一般流程包括：形式审查、前置审查、合议审查及复审决定四个阶段。复审和无效审理部在收到请求人提交的复审请求书后，首先会进行形式审查。接着，经形式审查合格的复审请求书（包括附具的证明文件和修改后的申请文件）和原申请案卷一起被送交作出驳回决定的原审查部门进行前置审查。然后，再由复审和无效审理部成立的合议组对复审请求书、申请案卷及原审查部门的前置审查意见进行全面的研究后，做出维持驳回或撤销驳回的复审决定。专利申请人对专利复审委员会作出的复审决定不服的，可以自收到通知之日起 3 个月内向人民法院起诉，进入司法救济程序。专利申请人未在规定的期限内起诉的，复审决定生效。

### （六）专利无效程序

为了维护专利授予的公正性，纠正专利权授予的错误，我国设置专利无效宣告制度。《专利法》及实施细则规定自国务院专利行政部门公告授予专利权之日起，任何单位或者个人认为该专利权的授予不符合本法有关规定的，可以请求国务院专利行政部门宣告该专利权无效。宣告专利权无效的决定，由国务院专利行政部门登记和公告。对国务院专利行政部门宣告专利权无效或者维持专利权的决定不服的，可以自收到通知之日起三个月内向人民法院起诉。宣告无效的专利权视为自始即不存在。

## 四、药品专利的保护

### （一）专利保护期限

按我国《专利法》规定，发明专利权的期限为二十年，实用新型专利权的期限为十年，外观设计专利权的期限为十五年，均自申请日起计算。自发明专利申请日起满四年，且自实质审查请求之日起满三年后授予发明专利权的，国务院专利行政部门应专利权人的请求，就发明专利在授权过程中的不合理延迟给予专利权期限补偿，但由申请人引起的不合理延迟除外。

为补偿新药上市审评审批占用的时间，对在中国获得上市许可的新药相关发明专利，国务院专利行政部门应专利权人的请求给予专利权期限补偿。补偿期限不超过五年，新药批准上市后总有效专利权期限不超过十四年。

### （二）专利权保护范围

发明或者实用新型专利权的保护范围以其权利要求的内容为准，说明书及附图可以用于解释权利要求的内容。外观设计专利权的保护范围以表示在图片或者照片中的该产品的外观设计为准，简要说明可以用于解释图片或者照片所表示的该产品的外观设计。

### （三）专利权内容

专利权保护主要涉及人身权和财产权。专利人身权又称专利人格权，是专利权的重要组成，主要是指专利发明人或设计人享有在专利文件中写明其姓名的权利。专利人身权是专利权人所特有的，不依赖财产权而存在，不因专利财产权的转让而消失。专利作为一种财产，其专利权人所拥有的财产占有、支配、使用的权利。主要包括以下几种。

**1. 独占实施权**　独占实施权即专利权被授予后，专利权人有权自行实施其发明创造，并有权禁止他人未经许可擅自实施其发明创造，以确保自己独占实施权的实现。

**2. 授权许可权** 专利权人许可他人实施其专利技术并收取专利使用费的权利。任何单位或个人实施他人专利的，应当与专利权人签订书面实施许可合同，向专利权人支付专利使用费。专利实施许可合同生效后，专利权仍在专利权人手中。被许可人只享有合同约定范围内的实施权。授权许可包括普通许可、独占许可、排他许可和交叉许可等多种形式。

**3. 转让权** 专利权人享有将其专利权转让给他人的权利，但需要与当事订立书面合同，并向国务院专利行政部门登记，由国务院专利行政部门予以公告，专利权的转让自登记之日起生效。中国单位或者个人向外国人转让专利权的，必须经国务院有关主管部门批准。

**4. 标记权** 专利权人享有在其专利产品或使用专利方法获得的产品或产品的包装上标注专利标记和专利号的权利。专利标记对宣传企业、取信市场、制止侵权都有意义。标记权是专利权人的权利，但不是义务。专利权人可自行选择行使还是完全放弃此项权利。

### （四）专利权的限制

专利法保护专利权人的独占权，但是，为了平衡专利权人与国家和社会之间的利益，各国专利法都在不同程度上对专利权人的权利作了限制性的规定。我国对专利权的限制主要表现为不视为侵犯专利权的行为和专利实施的强制许可。

**1. 不视为侵权的情况** 我国《专利法》规定有下列情形之一的，不视为侵犯专利权。

（1）专利产品或者依照专利方法直接获得的产品，由专利权人或者经其许可的单位、个人售出后，使用、许诺销售、销售、进口该产品的。

（2）在专利申请日前已经制造相同产品、使用相同方法或者已经做好制造、使用的必要准备，并且仅在原有范围内继续制造、使用的。

（3）临时通过中国领陆、领水、领空的外国运输工具，依照其所属国同中国签订的协议或者共同参加的国际条约，或者依照互惠原则，为运输工具自身需要而在其装置和设备中使用有关专利的。

（4）专为科学研究和试验而使用有关专利的。

（5）为提供行政审批所需要的信息，制造、使用、进口专利药品或者专利医疗器械的，以及专门为其制造、进口专利药品或者专利医疗器械的。

**2. 强制许可的情况** 专利强制实施许可，是指国务院专利行政部门在法定的情形下，不经专利权人许可，授权他人实施发明或者实用新型专利的法律制度，实施强制许可的单位或者个人应当付给专利权人合理的使用费。强制许可的对象指发明专利和实用新型专利，不包括外观设计。我国启动强制许可的情况主要包括以下内容。

（1）基于公共利益和公共健康的需要 在国家出现紧急状态或者非常情况时，或者为了公共利益的目的，国务院专利行政部门可以给予实施发明专利或者实用新型专利的强制许可。为了公共健康目的，对取得专利权的药品，国务院专利行政部门可以给予制造并将其出口到符合中华人民共和国参加的有关国际条约规定的国家或者地区的强制许可。

（2）基于专利不实施或垄断的情形 有下列情形之一的，国务院专利行政部门根据具备实施条件的单位或者个人的申请，可以给予实施发明专利或者实用新型专利的强制许可：①专利权人自专利权被授予之日起满三年，且自提出专利申请之日起满四年，无正当理由未实施或者未充分实施其专利的；②专利权人行使专利权的行为被依法认定为垄断行为，为消除或者减少该行为对竞争产生的不利影响的。

（3）基于阻碍科技进步和应用的原因 一项取得专利权的发明或者实用新型比前已经取得专利权的发明或者实用新型具有显著经济意义的重大技术进步，其实施又有赖于前一发明或者实用新型的实施的，国务院专利行政部门根据后一专利权人的申请，可以给予实施前一发明或者实用新型的强制许可。

（4）特别许可　国有企业事业单位的发明专利，对国家利益或者公共利益具有重大意义的，国务院有关主管部门和省、自治区、直辖市人民政府报经国务院批准，可以决定在批准的范围内推广应用，允许指定的单位实施，由实施单位按照国家规定向专利权人支付使用费。

## 五、药品专利纠纷早期解决机制

### （一）药品专利纠纷早期解决机制产生的背景

药品专利链接制度始于美国，伴随药品注册制度的产生及完善经历了漫长的发展历程。1937年，"磺胺酏剂"重大药害事件的发生。美国国会为避免药害事件重现，于1938年通过了《联邦食品、药品与化妆品法案》（Federal Food，Drug and Cosmetic Act），要求新药上市必须经过严格审查，只有证明了安全性的新药才能上市销售；同时，药品说明书中必须列举所有的有效成分和警告，并配以详细的安全使用说明。

此后，美国更加重视药品安全问题。20世纪60年代，为防止反应停事件在美国的扩散，美国通过了《卡法尔－哈里斯法案》（Kefauver－Harris Amendment），要求所有原研药上市前须通过临床试验并留存完整试验数据，上市申请时必须提交能证明药品安全性和有效性的数据；通过层层严格审核方能上市销售，而仿制药仅需提供生物等效性的相关试验数据即可。严格的上市审核制度有效遏制了药害事件，不过也产生了巨大的负面效应，试验成本陡增、审批环节繁琐以及审批时限冗长大大压缩了专利的有效寿命，严重压制了药企的研发热情，最终导致药品供应不足、药价畸高不下，公共卫生面临逆境。为维护公共卫生、激发创新活力，1984年美国通过了《药品价格竞争和专利期补偿法》（简称Hatch Waxman Act），通过链接上市审批和专利保护，来激发原研药创新热情和促进仿制药竞争，进入链接时期后美国药品市场被彻底激活，专利链接各项制度也得到不断完善。

### （二）《药品专利纠纷早期解决机制实施办法（试行）》主要内容

**1. 我国药品专利纠纷早期解决制度建立的目的**　药品专利纠纷早期解决机制是指将相关药品上市审批程序与相关药品专利纠纷解决程序相衔接的制度。旨在为当事人在相关药品上市审评审批环节提供相关专利纠纷解决的机制，保护药品专利权人合法权益，降低仿制药上市后专利侵权风险。

**2. 药品专利信息登记平台建设**　国务院药品监督管理部门组织建立中国上市药品专利信息登记平台，供药品上市许可持有人登记在中国境内注册上市的药品相关专利信息。未在中国上市药品专利信息登记平台登记相关专利信息的，不适用本办法。国家药品审评机构负责建立并维护中国上市药品专利信息登记平台，对已获批上市药品的相关专利信息予以公开。

**3. 药品专利信息登记要求**　药品专利信息登记不是强制要求，药品上市许可持有人在获得药品注册证书后30日内，自行登记药品名称、剂型、规格、药品上市许可持有人、相关专利号、专利名称、专利权人、专利被许可人、专利授权日期及保护期限届满日、专利状态、专利类型、药品与相关专利权利要求的对应关系等内容。相关信息发生变化的，药品上市许可持有人应当在信息变更生效后30日内完成更新。

药品上市许可持有人对其登记的相关信息的真实性、准确性和完整性负责。登记信息与专利登记簿、专利公报以及药品注册证书相关信息应当一致；医药用途专利权与获批上市药品说明书的适应证或者功能主治应当一致；相关专利保护范围覆盖获批上市药品的相应技术方案。

**4. 可登记的药品专利信息范围**　可以在中国上市药品专利信息登记平台中登记的具体药品专利如下（表10-2）。

表 10 – 2　药品专利信息登记

| 类型 | 药品专利信息 |
|---|---|
| 化学药品（不含原料药） | 药物活性成分化合物专利、含活性成分的药物组合物专利、医药用途专利 |
| 中药 | 中药组合物专利、中药提取物专利、医药用途专利 |
| 生物制品 | 生物制品活性成分的序列结构专利、医药用途专利 |

**5. 仿制药专利声明制度**　化学仿制药申请人提交药品上市许可申请时，应当对照已在中国上市药品专利信息登记平台公开的专利信息，针对被仿制药每一件相关的药品专利作出声明。仿制药申请人对相关声明的真实性、准确性负责。中药同名同方药、生物类似药申请人声明同化学药仿制药。

化学仿制药申请人专利声明具体如下（表 10 – 3）。

表 10 – 3　化学仿制药申请人申明类型

| 声明类型 | 声明内容 |
|---|---|
| 一类声明 | 中国上市药品专利信息登记平台中没有被仿制药的相关专利信息 |
| 二类声明 | 中国上市药品专利信息登记平台收录的被仿制药相关专利权已终止或者被宣告无效，或者仿制药申请人已获得专利权人相关专利实施许可 |
| 三类声明 | 中国上市药品专利信息登记平台收录有被仿制药相关专利，仿制药申请人承诺在相应专利权有效期届满之前所申请的仿制药暂不上市 |
| 四类声明 | 中国上市药品专利信息登记平台收录的被仿制药相关专利权应当被宣告无效，或者其仿制药未落入相关专利权保护范围 |

仿制药申请被受理后 10 个工作日内，国家药品审评机构应当在信息平台向社会公开申请信息和相应声明。

仿制药申请人应当将相应声明及声明依据通知药品上市许可持有人，药品上市许可持有人非专利权人的，由药品上市许可持有人通知专利权人。其中声明未落入相关专利权保护范围的，声明依据应当包括仿制药技术方案与相关专利的相关权利要求对比表及相关技术资料。除纸质资料外，仿制药申请人还应当向药品上市许可持有人在中国上市药品专利信息登记平台登记的电子邮箱发送声明及声明依据，并留存相关记录。

**6. 专利权人或利害关系人对声明的异议程序**　专利权人或者利害关系人对四类专利声明有异议的，可以自国家药品审评机构公开药品上市许可申请之日起 45 日内，就申请上市药品的相关技术方案是否落入相关专利权保护范围向人民法院提起诉讼或者向国务院专利行政部门请求行政裁决。当事人对国务院专利行政部门作出的行政裁决不服的，可以在收到行政裁决书后依法向人民法院起诉。

专利权人或者利害关系人如在规定期限内提起诉讼或者请求行政裁决的，应当自人民法院立案或者国务院专利行政部门受理之日起 15 个工作日内将立案或受理通知书副本提交国家药品审评机构，并通知仿制药申请人。

**7. 化学药的等待期制度**　专利权人或者利害关系人收到人民法院立案或者国务院专利行政部门受理通知书副本后，国务院药品监督管理部门对化学仿制药注册申请设置 9 个月的等待期。等待期内国家药品审评机构不停止技术审评。等待期自人民法院立案或者国务院专利行政部门受理之日起，只设置一次。

**8. 化学仿制药上市申请的分类审批及专利链接制度**　对引发等待期的化学仿制药注册申请，专利权人或者利害关系人、化学仿制药申请人应当自收到判决书或者决定书等 10 个工作日内将相关文书报送国家药品审评机构。

对技术审评通过的化学仿制药注册申请，国家药品审评机构结合人民法院生效判决或者国务院专利行政部门行政裁决作出相应处理：①确认落入相关专利权保护范围的，待专利权期限届满前将相关化学仿制药注册申请转入行政审批环节；②确认不落入相关专利权保护范围或者双方和解的，按照程序将相关化学仿制药注册申请转入行政审批环节；③相关专利权被依法无效的，按照程序将相关化学仿制药注册申请转入行政审批环节；④超过等待期，国务院药品监督管理部门未收到人民法院的生效判决或者调解书，或者国务院专利行政部门的行政裁决，按照程序将相关化学仿制药注册申请转入行政审批环节；⑤国务院药品监督管理部门在行政审批期间收到人民法院生效判决或者国务院专利行政部门行政裁决，确认落入相关专利权保护范围的，待专利权期限届满前将相关化学仿制药注册申请转入行政审批环节。

国务院药品监督管理部门作出暂缓批准决定后，人民法院推翻原行政裁决的、双方和解的、相关专利权被宣告无效的，以及专利权人、利害关系人撤回诉讼或者行政裁决请求的，仿制药申请人可以向国务院药品监督管理部门申请批准仿制药上市，国务院药品监督管理部门可以作出是否批准的决定。

对一类、二类声明的化学仿制药注册申请，国务院药品监督管理部门依据技术审评结论作出是否批准上市的决定；对三类声明的化学仿制药注册申请，技术审评通过的，作出批准上市决定，相关药品在相应专利权有效期和市场独占期届满之后方可上市。

**9. 首仿药市场独占期制度**　对首个挑战专利成功并首个获批上市的化学仿制药，给予市场独占期。国务院药品监督管理部门在该药品获批之日起 12 个月内不再批准同品种仿制药上市，共同挑战专利成功的除外。市场独占期限不超过被挑战药品的原专利权期限。市场独占期内国家药品审评机构不停止技术审评。对技术审评通过的化学仿制药注册申请，待市场独占期到期前将相关化学仿制药注册申请转入行政审批环节。挑战专利成功是指化学仿制药申请人提交四类声明，且根据其提出的宣告专利权无效请求，相关专利权被宣告无效，因而使仿制药可获批上市。

**10. 中药、生物制品专利链接制度**　对中药同名同方药和生物类似药注册申请，国务院药品监督管理部门依据技术审评结论，直接作出是否批准上市的决定。对于人民法院或者国务院专利行政部门确认相关技术方案落入相关专利权保护范围的，相关药品在相应专利权有效期届满之后方可上市。

**11. 药品专利链接制度与专利侵权程序的关系**　化学仿制药、中药同名同方药、生物类似药等被批准上市后，专利权人或者利害关系人认为相关药品侵犯其相应专利权，引起纠纷的，依据《专利法》等法律法规相关规定解决。已经依法批准的药品上市许可决定不予撤销，不影响其效力。

# 第三节　药品商标保护

PPT

## 一、药品商标的概念和类型

### （一）概念

商标是国际通行的法律用语，英文表述为 "trademark" 或者 "brand"，一般指商品的生产者、经营者在其生产、制造、加工、拣选或者经销的商品上使用或服务的提供者在其提供的服务上使用的与其他生产者、经营者的商品或服务区别开来具有显著特征的标记。根据《商标法》的规定，任何能够将自然人、法人或者其他组织的商品与他人的商品区别开的标志，均可以作为商标申请注册。这些标记包括文字、图形、字母、数字、三维标志、颜色组合和声音等，以及上述要素的组合。

### （二）特征

**1. 显著性**　显著特征是商标的本质属性。这种显著性既要求商标区别于具有叙述性、公知公用性质的标志，又区别于他人商品或服务的标志，便于消费者识别。

**2. 独占性**　注册商标所有人对其商标具有专有权、独占权，未经注册商标所有人许可，他人不得擅自使用，否则，即构成侵权。

**3. 依附性**  商标的主要功能在于区分商品或服务的来源的标记，只有附着在商品或服务上用来表明商品来源并区别其他同类商品的标志才是商标。

**4. 价值性**  商标能吸引消费者认牌购物，给经营者带来丰厚的利润。商标的价值可以通过评估确定。

**5. 竞争性**  商标是参与市场竞争的工具。生产经营者的竞争就是商品或服务质量与信誉的竞争，商标知名度越高，其商品或服务的竞争力就越强。

### （三）商标的分类

根据商标的构成、使用对象、作用和功能、市场知名度和是否注册等不同的分类依据，商标可以分为不同的类别（表10-4）。

表 10-4  商标的类型

| 分类依据 | 商标的类型 |
| --- | --- |
| 商标载体 | 平面商标、立体商标、声音商标和气味商标 |
| 构成 | 文字商标、记号商标、图型商标和组合商标 |
| 功能和用途 | 商品商标和服务商标 |
| 使用目的 | 联合商标、防御商标、证明商标和集体商标 |
| 市场信誉程度 | 普通商标和驰名商标（well-known trademark） |
| 商标管理 | 注册商标和未注册商标 |

随着市场经济的发展和完善，新的商标可能会出现，因此，根据各分类标准划分出的商标也并非一成不变。

### （四）药品商标的特殊要求

药品商标除了具有一般商标的特征以外，鉴于其特殊性，我国对药品商标的文字描述、申请注册和使用方面有一些特殊要求。

**1. 药品商标必须与医药行业的属性相吻合**  药品商标作为医药产品或服务的显著标记，除与其他行业商标具有共同特征之外，还有具备医药行业的特殊属性，如健康性、安全性、生命性等。为了避免药品商标和药品通用名称混淆，导致医生和患者的误用，药品商标不得使用对药品特征如质量、原料、功效、用途、重量等直接描述性的文字。除此之外，药品商标忌使用难以把握的叙述性词汇。药品商标是企业及其产品的信誉、质量、安全、有效的代名词，所以药品商标的设计要从企业的自身形象出发，准确把握和使用叙述性词汇，真正体现企业的精神和理念。

**2. 药品使用的商标必须是注册商标**  根据我国《商标法》第六条规定，法律、行政法规规定必须使用注册商标的商品，必须申请商标注册，未经核准注册的，不得在市场销售。因此，我国商标注册一般采用自愿的原则，只对某些特殊的商品要求必须使用注册商标。但是，根据《药品说明书和标签管理规定》第二十七条的规定，药品说明书和标签中禁止使用未经注册的商标以及其他未经国家药品监督管理局批准的药品名称。可见，药品作为一种特殊的商品，必须使用注册商标。

**3. 药品商标不得使用药品通用名称**  药品名称分为通用名和商品名。药品通用名是国家核定的药品法定名称，与国际通用的药品名称、《中国药典》及国家药品标准中的名称一致，是由多家生产企业共同使用、约定俗成的名称，能够反映该药品的适应证、主要原料等。同一个通用名的药品可能有多个药品生产企业生产，每个企业为了树立自己的品牌，往往给自己的药品注册独特的商品名以示区别。商品名称由国家药品监督管理部门批准，然后经国家市场监督管理部门核准注册后获得保护，即商品名的

商标保护。根据《商标法》第十一条的规定，药品通用名不能由任何一家企业作为药品商标注册使用。因此，同一个药品可以有多个商品名。

**4. 申请药品商标时应当附送药品批准证明文件**　申请药品商标时，申请人应当附送国家药品监督管理部门发给的药品批准证明文件，且必须经过国家工商行政管理部门的审批注册后方可使用。

## 二、商标注册

### （一）商标注册申请和审查的基本原则

商标权的取得不同于著作权的自动产生，根据我国的法律规定，商标权需要申请人主动提出申请，并且经过商标注册行政部门审查核准后才能够取得并受到法律保护。因此，办理商标注册申请是获准商标注册、取得药品商标权的前提和必经程序。商标权的取得须遵循以下原则。

**1. 自愿注册和强制注册相结合的原则**　商标使用人可以根据自己的需要和意愿，自行决定是否将其使用的商标申请注册。但在我国只有注册商标才能获得商标专用权，对于未注册商标，除非其被认定为驰名商标，否则商标使用人不享有任何权利。但在实行商标自愿注册的同时，我国也对部分特殊商标实施强制注册原则，法律、行政法规规定必须使用注册商标的商品，必须申请商标注册，未经核准注册的，不得在市场销售。药品作为一种特殊的商品，在其说明书和标签中禁止使用未经注册的商标。

**2. 诚实信用和禁止权利滥用原则**　诚实信用原则是人们在进行民商事活动时应遵循的基本准则。申请人在注册和使用商标，应当遵循诚实信用原则。商标使用人应当对其使用商标的商品质量负责。这意味着不遵守诚实信用原则的行为，将受到法律上的否定性评价，承担不利的法律后果。禁止权利滥用原则是指商标相关权利的行使不可超过正当的界限，否则需承担权利滥用的法律责任。如《商标法》第四条规定自然人、法人或者其他组织不以使用为目的的恶意商标注册申请，应当予以驳回。

**3. 申请在先为主，使用在先为辅的原则**　两个或者两个以上的商标注册申请人，在同一种商品或者类似商品上，以相同或者近似的商标申请注册的，初步审定并公告申请在先的商标；同一天申请的，初步审定并公告使用在先的商标，驳回其他人的申请，不予公告。但申请商标注册不得损害他人现有的在先权利，也不得以不正当手段抢先注册他人已经使用并有一定影响的商标。这种规定有助于避免实践中的恶意抢注。

**4. 优先权原则**　商标注册申请人自其商标在外国第一次提出商标注册申请之日起六个月内，又在中国就相同商品以同一商标提出商标注册申请的，依照该外国同中国签订的协议或者共同参加的国际条约，或者按照相互承认优先权的原则，可以享有优先权。商标在中国政府主办的或者承认的国际展览会展出的商品上首次使用的，自该商品展出之日起六个月内，该商标的注册申请人可以享有优先权。

### （二）商标拒绝注册的理由

《商标法》规定拒绝注册的理由通常包括商标注册存在破坏公共秩序、损害公共利益的可能，以及不具有商标显著性和功能性等。

**1. 不以使用为目的的恶意商标注册**　《商标法》第四条规定，自然人、法人或者其他组织在生产经营活动中，对其商品或者服务需要取得商标专用权的，应当向商标局申请商标注册。不以使用为目的的恶意商标注册申请，应当予以驳回。可以看出，申请人非基于生产经营活动的需要，提交大量的商标注册申请，不正当占用商标资源，扰乱商标管理秩序，将不予注册。但是，考虑到市场主体具有提前布局商标、防范他人抄袭摹仿等实际需求，《商标审查审理指南》将"基于具有现实预期的未来业务预先申请适量商标"以及"基于防御目的申请与注册商标标识相同或近似的商标"两种情况排除在《商标法》第四条之外。

**2. 法定不得作为商标使用的标志**　《商标法》规定了不得作为商标使用的标志，具体包括以下几点。

（1）同中华人民共和国的国家名称、国旗、国徽、国歌、军旗、军徽、军歌、勋章等相同或者近似的，以及同中央国家机关的名称、标志、所在地特定地点的名称或者标志性建筑物的名称、图形相同的。

（2）同外国的国家名称、国旗、国徽、军旗等相同或者近似的，但经该国政府同意的除外。

（3）同政府间国际组织的名称、旗帜、徽记等相同或者近似的，但经该组织同意或者不易误导公众的除外。

（4）与表明实施控制、予以保证的官方标志、检验印记相同或者近似的，但经授权的除外。

（5）同"红十字""红新月"的名称、标志相同或者近似的。

（6）带有民族歧视性的。

（7）带有欺骗性，容易使公众对商品的质量等特点或者产地产生误认的。

（8）有害于社会主义道德风尚或者有其他不良影响的。

县级以上行政区划的地名或者公众知晓的外国地名，不得作为商标。但是，地名具有其他含义或者作为集体商标、证明商标组成部分的除外；已经注册的使用地名的商标继续有效。

**3. 因缺乏显著特征不得作为商标注册的标志**　商标应该能够使消费者识别、记忆，可以发挥指示商品或者服务来源的功能与作用。《商标法》第十一条规定了，由于缺乏显著特征的标志不得作为商标注册。

（1）仅有本商品的通用名称、图形、型号的；如药品的通用名称。

（2）仅直接表示商品的质量、主要原料、功能、用途、重量、数量及其他特点的。

（3）其他缺乏显著特征的。

前述所列标志经过使用取得显著特征，并便于识别的，可以作为商标注册。

### （三）商标注册申请人及其申请途径

自然人、法人或者其他组织在生产经营活动中，都可以向商标局申请商标注册，从而对其商品或者服务需要取得商标专用权。两个以上的自然人、法人或者其他组织可以共同向商标局申请注册同一商标，共同享有和行使该商标专用权。

申请人申请商标注册或者办理其他商标事宜通常有两种途径，可以自行办理，也可以委托依法设立的商标代理机构办理。但外国人或者外国企业在中国申请商标注册和办理其他商标事宜的，应当委托依法设立的商标代理机构办理。

### （四）商标注册管理机构

国家知识产权局商标局主管全国商标注册和管理的工作。国家知识产权局商标局的主要职责包括：承担商标审查注册、行政裁决等具体工作；参与商标法及其实施条例、规章、规范性文件的研究制定；参与规范商标注册行为；参与商标领域政策研究；参与商标信息化建设、商标信息研究分析和传播利用工作；承担对商标审查协作单位的业务指导工作；组织商标审查队伍的教育和培训；完成国家知识产权局交办的其他事项。此外，国务院工商行政管理部门设立商标评审委员会，负责处理商标争议事宜。

### （五）商标注册申请的提出

商标注册申请人应当按规定的商品分类表填报使用商标的商品类别和商品名称，提出注册申请。商标注册申请人可以通过一份申请就多个类别的商品申请注册同一商标。商标注册申请等有关文件，可以以书面方式或者数据电文方式提出。注册商标需要在核定使用范围之外的商品上取得商标专用权的，应当另行提出注册申请。注册商标需要改变其标志的，应当重新提出注册申请。为申请商标注册所申报的事项和所提供的材料应当真实、准确、完整。

### （六）商标注册申请流程

我国对商标注册采用全面审查制度，在商标注册过程中实行形式审查和实质审查，通过后才进行公告注册。

形式审查是对商标申请的文件是否齐备、填写是否符合要求进行的审查。商标管理部门通过形式审查认为文件填写准确、规范，手续齐备的即予以受理，并编写申请号，发给受理通知书。形式审查是接受商标申请后，受理商标申请之前的必要程序。

实质审查是对申请注册的商标标志是否符合注册条件进行的审查。实质审查是商标申请可否获得授权的关键环节。实质审查内容包括：是否存在不以使用为目的的恶意商标注册申请；是否存在法律禁止使用的情形；是否具备商标的显著特征；与他人在先申请或者注册的商标权利是否冲突；三维标志商标是否具备功能性；商标代理机构是否申请超出代理服务范围的商标注册等。

凡是符合上述形式和实质内容的商标，商标局应当自收到商标注册申请文件之日起 9 个月内审查完毕，符合商标法有关规定的，予以初步审定并公告。

对初步审定公告的商标，自公告之日起 3 个月内，在先权利人、利害关系人认为违反《商标法》相关规定的，可以向商标局提出异议。对初步审定公告的商标提出异议的，商标局应当听取异议人和被异议人陈述事实和理由，经调查核实后，自公告期满之日起 12 个月内作出是否准予注册的决定，并书面通知异议人和被异议人。

对驳回申请、不予公告的商标，商标局应当书面通知商标注册申请人。商标注册申请人不服的，可以自收到通知之日起 15 日内向国家知识产权局申请复审。国家知识产权局应当自收到申请之日起 9 个月内作出决定，并书面通知申请人。针对商标局作出不予注册的决定，被异议人不服的，可以自收到通知之日起 15 日内向国家知识产权局申请复审。国家知识产权局应当自收到申请之日起 12 个月内作出复审决定，并书面通知异议人和被异议人。

商标获准注册后，由商标局将核准的商标和核定使用的商品登记在《商标注册簿》上，并刊登在《商标公告》上，同时颁发商标注册证。自始注册商标受法律保护，注册人享有商标专用权。

商标注册的具体流程如图（图 10－2）。

## 三、商标权利保护

### （一）商标权的内容

商标权指商标所有人依法对其注册商标所享有的专有权。未注册商标是指没有经过国家知识产权局商标局核准注册而自行使用的商标。我国允许使用为注册商标，但它不享有商标专用权。

**1. 专有使用权** 药品商标必须是注册商标，其专有使用权是指商标权人在核定使用的医药商品或服务上使用核准的注册商标的权利，如在药品及其外包装上，在药品说明书上以及在相关的商业文件上使用药品注册商标的权利。

**2. 禁止权** 药品商标禁止权是指商标权人有权禁止他人未经许可使用其注册商标，或以其他方式侵犯其商标专用权的权利。对于驰名商标，国家实行扩大保护，即商标权人有权禁止他人将驰名商标或与驰名商标相类似的商标使用到任何商品和服务项目上。

**3. 转让权** 药品商标转让权是指药品商标权人在法律允许的范围内，将其注册商标有偿或无偿转让的权利。转让注册商标的，转让人和受让人应当签订转让协议，并共同向商标局提出申请。

**4. 许可权** 药品商标许可权是指商标权人以收取使用费用为代价，通过合同的方式许可他人使用其注册商标的权利。

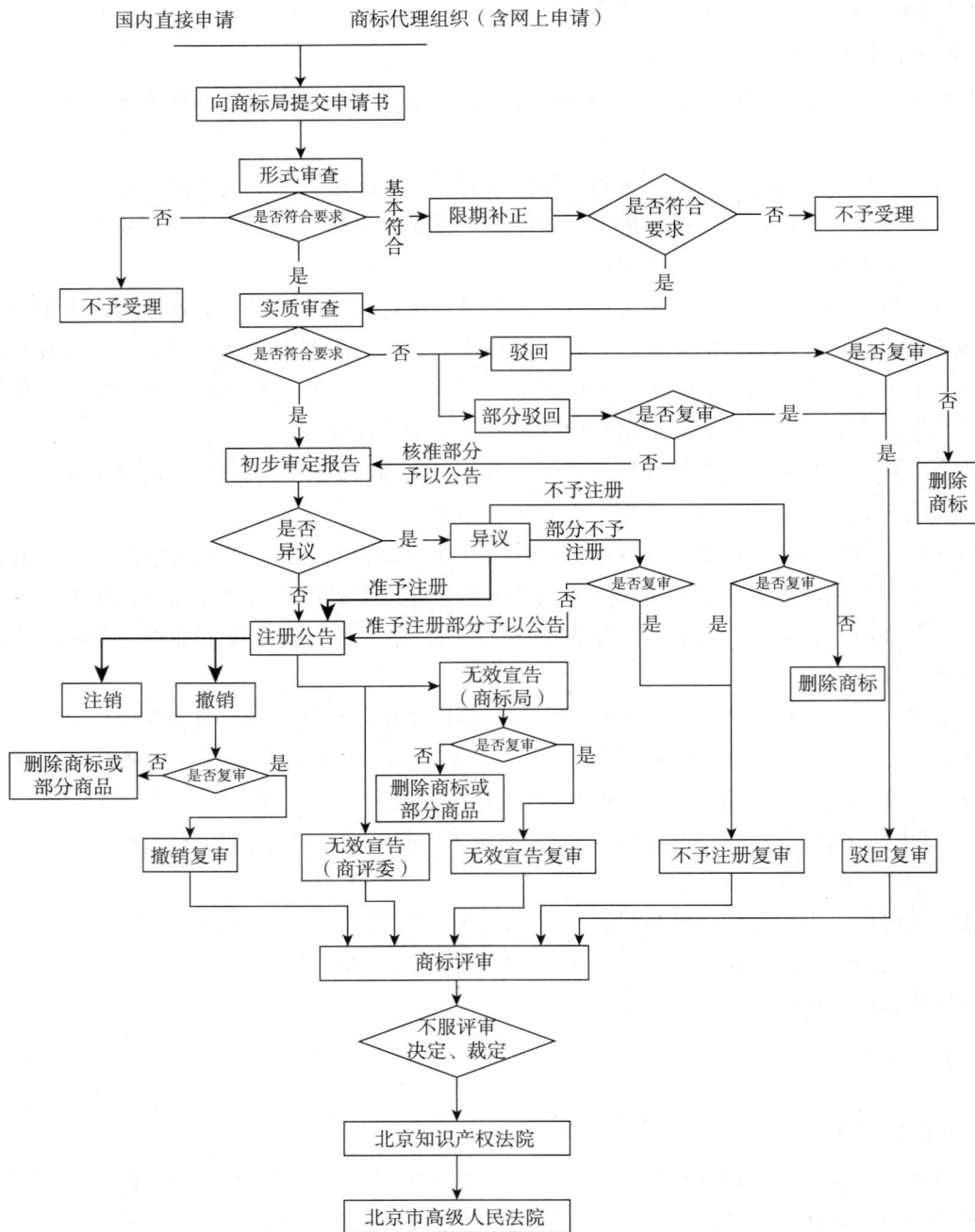

图 10 – 2　商标注册申请流程

**5. 出质权**　药品商标是药品生产和经营企业重要的无形资产。药品商标权人可以将其所有的注册商标向金融机构出质，实施贷款融资的权利。

### （二）商标权的保护范围和期限

我国注册商标的有效期为十年，自核准注册之日起计算。注册商标有效期满，需要继续使用的，商标注册人应当在期满前十二个月内按照规定办理续展手续；在此期间未能办理的，可以给予六个月的宽展期。每次续展注册的有效期为十年，自该商标上一届有效期满次日起计算。期满未办理续展手续的，注销其注册商标。商标局应当对续展注册的商标予以公告。商标通过续展注册可得到永久性保护。

### （三）注册商标的转让

转让注册商标的，转让人和受让人应当签订转让协议，并共同向商标局提出申请。受让人应当保证使用该注册商标的商品质量。转让注册商标的，商标注册人对其在同一种商品上注册的近似的商标或者在类似商品上注册的相同或者近似的商标，应当一并转让。对容易导致混淆或者有其他不良影响的转让，商标局不予核准，书面通知申请人并说明理由。转让注册商标经核准后，予以公告。受让人自公告之日起享有商标专用权。

### （四）注册商标的许可使用

商标注册人可以通过签订商标使用许可合同，许可他人使用其注册商标。许可人应当监督被许可人使用其注册商标的商品质量。被许可人应当保证使用该注册商标的商品质量。经许可使用他人注册商标的，必须在使用该注册商标的商品上标明被许可人的名称和商品产地。许可他人使用其注册商标的，许可人应当将其商标使用许可报商标局备案，由商标局公告。商标使用许可未经备案不得对抗善意第三人。

## 四、商标侵权的解决途径

商标侵权引起纠纷的可以由当事人协商解决；不愿协商或者协商不成的，商标注册人或者利害关系人可以向人民法院起诉，也可以请求市场监督管理部门处理。

市场监督管理部门处理时，认定侵权行为成立的，责令立即停止侵权行为，没收、销毁侵权商品和主要用于制造侵权商品、伪造注册商标标识的工具，并对违法人员处以一定数额的罚款。

对侵犯商标专用权的赔偿数额的争议，当事人可以请求进行处理的市场监督管理部门调解，也可以依照《中华人民共和国民事诉讼法》向人民法院起诉。经市场监督管理部门调解，当事人未达成协议或者调解书生效后不履行的，当事人可以依照《中华人民共和国民事诉讼法》向人民法院起诉。

## 五、商标侵权的法律责任

### （一）行政责任

行政责任是指市场监督管理部门依照《商标法》和有关的民事规定对侵权人的商标侵权行为所做出的，由侵权人承担的强制性处罚措施。商标侵权的行政责任有：责令停止侵权；封存或者收缴侵权商标标识；消除现存商品及其包装上的商标；没收、销毁侵权商品和主要用于制造侵权商品、伪造注册商标标识的工具；责令并监督销毁侵权物品；尚未构成犯罪的，可视情节处以罚款。

### （二）民事责任

民事责任是指人民法院依照《商标法》和有关的民事规定对侵权人的商标侵权行为所做出的，由侵权人承担的强制性处罚措施。商标侵权行为应承担的民事责任主要包括停止侵害、消除影响和赔偿损失。

停止侵害指权利人要求人民法院对正在进行的侵害行为立即给予制止，以避免遭受更大的损失。消除影响主要指销毁假冒注册商标的商品，以及停止提供相关服务。赔偿损失是商标侵权人承担民事责任的主要方式。因商标侵权行为给注册商标的权利人造成损失的权利人有权要求侵权人赔偿损失。侵犯商标专用权的赔偿数额，按照权利人因被侵权所受到的实际损失确定；实际损失难以确定的，可以按照侵权人因侵权所获得的利益确定；权利人的损失或者侵权人获得的利益难以确定的，参照该商标许可使用费的倍数合理确定。权利人因被侵权所受到的实际损失、侵权人因侵权所获得的利益、注册商标许可使用费难以确定的，由人民法院根据侵权行为的情节判决给予五百万元以下的赔偿。

## （三）刑事责任

商标侵权情节严重构成犯罪的，可以追究刑事责任。侵犯商标专用权可能构成的犯罪罪名主要包括假冒注册商标罪、销售假冒注册商标商品罪以及销售非法制造的注册商标标识罪。这些犯罪行为严重侵犯了商标权人的合法利益，破坏了市场竞争秩序，必须严厉打击。

### 思考题

答案解析

2021年，某国内制药公司A研发了一款新型抗肿瘤药物X，并成功申请了化合物专利（发明专利，保护期20年）。2025年，A公司发现另一家制药公司B在未经授权的情况下，仿制并销售含有相同活性成分的药物Y，且药物Y的适应证、剂型与A公司的专利药物X高度相似。A公司认为B公司侵犯了其专利权，遂向法院提起诉讼。

B公司辩称，其药物Y的制备方法与A公司的专利方法不同，因此不构成侵权。法院经审理查明，虽然B公司改变了部分工艺，但药物Y的核心活性成分、适应证及技术方案仍落入A公司专利的保护范围。最终，法院判决B公司停止侵权，并赔偿A公司经济损失1500万元。

1. 根据我国《专利法》，A公司的药物X的专利属于哪种类型的药品专利？该专利的保护期是多久？

2. B公司辩称其制备方法不同，为何仍被认定为侵权？请结合专利权的保护范围进行分析。

3. 如果B公司不服判决，可以采取哪些法律途径？我国《专利法》对专利无效宣告有何规定？

书网融合……

微课　　　　　　　习题　　　　　　　本章小结

# 第十一章　药事管理的研究方法

📖 学习目标

1. 通过本章学习，掌握药事管理定性研究与定量研究的基本概念、主要类型及核心特征，熟悉实地研究、观察法、无结构访谈法、个案研究等定性研究方法的设计与实施流程，调查研究、试验研究、文献计量分析等定量研究方法的应用场景与优劣，了解药事管理研究的整体流程、研究报告的撰写规范及文献计量常用指标的含义。

2. 具有设计标准化问卷、开展实地观察与个案研究的能力，能够运用统计工具处理定量数据，结合定性信息提炼结论，具备综合运用定性与定量研究方法解决药事管理实际问题的能力。

3. 树立科学严谨、实事求是的研究理念，培养尊重学术伦理、保障研究对象权益的职业操守与团队合作精神，提升对药事管理复杂问题的系统认知与批判性思维能力。

药事管理学是药学与社会科学交叉形成的边缘学科，研究与药事相关的人类行为和社会现象。社会科学涵盖经济学、法学、伦理学等多学科，研究社会现象及其规律，具有复杂性、主观性和依赖性等特点。药事管理研究虽具有自然科学的客观性和系统性，但其研究对象主要为"人"与"社会"，因此研究环境和结果的解释程度与自然科学有所不同。药事管理学的研究方法包括定性和定量研究，突显其多学科特性。

## 第一节　药事管理定性研究

PPT

### 一、定性研究概述

#### （一）定性研究的概念

定性研究（qualitative research）是专注于社会现象的特征和性质的研究方式。它通常涉及对事物的性质、质量、特点、意义以及发展趋势的评估、判断和预测。定性研究强调对特定情况的深入理解，关注实践的实际意义，采用非量化和非标准化的方法，通常采用归纳的研究路径。在社会科学领域，定性研究有着广泛的应用，并具备以下五个主要特征。

**1. 关注并联系行为和实践的社会背景**　定性研究强调对社会现象的深入理解，需要考虑到行为和实践所处的社会背景，包括文化、历史、社会结构等对个体和群体的行为方式和实践活动有着深远影响的因素。

**2. 偏重个案研究**　定性研究常常依赖于个案研究，即对少量的个体或案例进行详细的分析，可以深入探讨特定情境下的复杂现象，发现潜在的模式和主题。与定量研究不同，定性研究并不追求统计学上的普遍性，而是注重对特定案例的深刻理解和描述。

**3. 重视理论基础**　在定性研究中，理论基础起着重要的指导作用。研究者通常会依据已有的理论框架来设计研究问题、选择研究方法，并解释研究发现。

**4. 注重过程和结果**　定性研究关注研究的结果和过程。这意味着在研究过程中，如何收集数据、如何与研究对象互动、如何分析数据等都被看作是重要的因素。研究过程的细致记录和分析能够帮助理解研究结果的产生背景，并确保研究的透明性和可靠性。

**5. 强调对意义的解释** 定性研究注重对现象意义的解释。研究者不仅要描述现象，还要揭示其背后的意义。这包括理解个体如何构建他们的经验，如何赋予这些经验以意义，以及这些意义如何反映社会和文化的背景。通过对这些意义的解释，定性研究能够提供对社会现象的深入洞察。

### （二）定性研究的类型

不同学者对定性研究的类型有不同的理解，例如：有美国学者在《定性研究手册》中将定性研究分为：个案研究；民族志、参与观察、表演民族志；现象学、常人方法学；扎根理论；生活史、证据学；历史方法；行动研究与应用研究；临床研究。有美国学者在《研究设计与社会测量导引》中将定性研究分为叙事研究、现象学、扎根理论、民族志和个案研究；有德国学者在《质性研究导引》一书中将定性研究类型按照资料的性质来源分为了三类，分别是以口述资料为中心的深度访谈、焦点小组等，以观察资料和媒介资料为中心的观察法和民族志等，以文本资料为中心的叙事分析等。

我国著名学者在《社会学研究方法》中提出，从基本特征的角度，将定性研究的方式分为"深入实地"和"专注于文本"两大类，并以此为基础，再从研究对象数目的角度，增加个案研究的方式，从研究目标的角度增加扎根理论的方式，从影响和干预现实的角度增加行动研究的方式。

## 二、主要定性研究方法

### （一）实地研究

**1. 实地研究的概念** 实地研究是定性研究中最典型也是使用最普遍的一种方式。实地研究（field research），又称为"田野研究"，是一种深入研究现象的生活背景，以参与观察和无结构访谈的方式收集资料，并通过对这些资料的定性分析来理解和解释现象的社会研究方式。

实地研究是一种定性研究方法，亦是一种以理论构建为目的的研究方式。其核心特点在于"实地"操作，即研究者必须深入到研究对象的实际社会环境中，并在其中停留较长时间，通过观察、询问、体验和领悟来理解研究现象。其基本流程是，研究者在确定研究主题后，不带预设假设地进入现象或对象的实际背景，通过参与观察和收集各种定性数据，进行初步分析和归纳后，再进行进一步的观察和归纳。经过多轮循环，逐步形成对现象和过程的理论总结和解释。

**2. 实地研究的过程** 从实施的程序上看，实地研究通常可分为以下六个主要的阶段：选择研究背景、获准进入、取得信任和建立友善关系、记录资料、整理和分析资料、报告研究结果。

（1）选择研究背景 首先明确研究的主题、目标和范围，确定要研究的具体现象或问题，并选择合适的环境或场所作为研究背景。其次确定样本和地点，根据研究问题选择研究对象或样本，决定研究地点。这一阶段包括背景信息的收集，以确保选择的背景对研究问题的研究具有代表性和相关性。

（2）获准进入 在实地研究中，获取进入权限是一个至关重要的步骤。研究者在进入研究环境之前，必须从相关方面获得批准或许可，这可能包括研究场所的管理者、相关机构的同意，或是通过单位和组织的介绍。然而，为了获取真实的观察数据，研究者需要以可信的方式和身份融入研究对象的实际生活或工作环境中。在这个过程中，"中间人"扮演了重要角色。"中间人"是指那些在研究对象的社区或工作单位中活动的人，他们既认识研究者，也了解研究对象。中间人能够有效地帮助研究者进入研究对象的生活或工作领域，使得研究者能更顺利地进行观察和数据收集。除此之外，获准进入还需要解决伦理问题，包括尊重参与者的隐私权、知情同意等。

（3）取得信任和建立友善关系 实地研究中需要通过沟通、参与活动等方式，与研究对象或参与者建立信任和良好的关系，使之感到舒适和信任。然后再通过积极的互动，使研究对象愿意分享更多的信息和经验，从而获取更深入的数据。一定意义上，实地研究的结果真实性与研究对象的信任程度有着直接的关系。

（4）记录资料　实地研究中会运用到观察或访谈的方法。观察法可以是参与式的或非参与式的，通过参与观察、现场记录等方式，直接获取关于研究对象或现象的第一手数据。访谈法是与研究对象进行面对面的访谈，收集他们的观点、经历和感受，访谈可以是结构化的、半结构化的或非结构化的，具体取决于研究设计。无论是做现场观察记录，还是做访谈记录，都最好都做到"不引人注意地进行记录"，即记录的动作要小，记录的速度要快，记录的时间要尽可能短。因为研究者的记录行为本身也是一种刺激物，它会影响和改变研究对象的行为表现。

（5）整理和分析资料　将收集到的资料进行整理，确保数据的完整性和准确性。这可能包括将观察记录、访谈录音转录成文本，分类和编码数据。使用定性分析方法（如主题分析、内容分析）对整理后的数据进行深入分析，识别出关键的模式、主题和关系，提炼出有意义的结论。

（6）报告研究结果　将研究过程、发现和结论整理成正式的研究报告。报告应包括研究背景、方法、数据分析结果、结论以及对未来研究的建议。

## （二）观察法

在社会研究中，观察（observation）指的是带着明确的目的，用自己的感官和辅助工具去直接地、有针对性地了解正在发生、发展和变化着的现象。按照观察中研究者所处的位置或所采取的角色，可以将观察区分为非参与式观察和参与式观察。根据观察地点的不同，可以将观察分为实验室观察和实地观察。还可以根据观察方式的结构程度将其区分为结构观察和无结构观察。本章中主要阐述参与式观察法与非参与式观察法。

**1. 参与式观察法**　参与式观察法（participant observation）是一种常用于社会科学和人类学研究的定性研究方法，研究者直接参与到研究对象的日常生活和活动中，以便从内部视角获取有关现象的深刻理解。这种方法有助于研究者获得更真实和详细的数据。

参与式观察法中，研究者不仅仅是旁观者，而是积极参与到研究对象的生活或活动中，融入其社会环境。这种参与可以是完全融入的（研究者成为观察群体的一部分）或部分融入的（研究者仅参与特定活动或场景）。通过参与，研究者能够更深入地理解研究对象的行为、文化、习俗以及社会互动。这种方式有助于捕捉到那些表面观察无法发现的细节和复杂性。在参与式观察法中，研究者同时扮演参与者和观察者的角色。在参与者角色中，研究者体验和参与研究对象的日常生活；在观察者角色中，研究者记录和分析这些体验。

参与式观察法能够为研究者提供丰富的背景信息和深刻的理解，同时，通过直接参与，研究者可以获得比单纯观察更深入的数据，因此参与式观察法适用于研究复杂的社会现象和动态的社会互动。但是，研究者可能会受到角色混淆的影响，并且研究者的参与可能会对研究对象的行为产生影响，造成偏差，故而需要在参与和客观观察之间找到平衡，确保数据的可靠性和有效性。

神秘顾客法就是一种参与式观察法，调查员以普通顾客的身份在指定地点提出特定的服务需求，对服务过程进行评定并反馈结果。该方法在营销领域中得到广泛使用，主要用于评估和提升服务质量。在药事管理学的研究中，神秘顾客法作为参与式观察法的一种，也常有运用，2021年，有学者采用神秘顾客法对零售药店开展有关医保卡购买生活用品情况的调查，招募并统一培训具有医学背景的人员，告知其调查流程及注意事项，并在指导员的监督下，调查人员在所在地药店开展预调查，以熟悉相关流程，正式调查时，调查人员通过扮演上呼吸道感染患者向药店人员咨询用药，并观察店内是否有大米、食用油等生活用品出售以及店员数量。若未观察到有生活用品摆放，则向店员询问是否有生活用品出售，一旦确认有生活用品出售，则进一步询问是否可以用医保卡购买生活用品。为保证调查信息的有效性和完整性，调查人员须在离开药店后五分钟内填写事先准备的问卷，内容包括药店地址、药店类型、药店人员数量及是否可以用医保卡购买生活用品。

**2. 非参与式观察法**　非参与观察法（non‐participant observation），即观察者处在被观察的群体或现象之外，不参与其活动，尽可能地不对群体或环境产生影响的一种社会学研究方法。这种方法常被用来描述某一事件发生时的社会气氛，用于专题学术研究"探索"阶段、描述性研究和试验性研究中，或者在试验条件下用于对假设的试验检查阶段。非参与观察可以分为开放式非参与观察和隐蔽式非参与观察，开放式非参与观察常与深度访谈等定性方法互相结合使用，研究对象知道研究者的存在，但是观察过程中研究者不与研究对象进行直接的沟通和交流；隐蔽式非参与观察是指在研究对象不知道自己被观察的情况下对其进行观察。

非参与观察法在社会学和人类学的研究中使用普遍，在卫生研究领域使用也逐渐开始应用于对供方或者患者的研究中。例如有学者采用非参与式观察法，招募调查员对山东省10家卫生室的村医分别进行了为期5天的现场观察和记录，并重点从个人特征、社会环境和规制三个层面收集乡村医生的处方行为过程，以及可能影响抗生素使用的一系列因素等。每天观察的时间为8：00、17：30。调查员在村医工作过程中，不打扰医生的工作，记录下一切与医生诊疗行为和患者信息相关的内容；在医生的空闲时间，通过访谈的方式记录村医个人的基本情况、家庭情况，通过观察记录村医工作环境卫生情况、门诊秩序情况等。

### （三）无结构访谈法

实地研究中的访谈与调查研究中的结构访谈不同，通常是一种无结构访谈，有时甚至只是一般的、随意的闲聊。无结构访谈（unstructured interview）又称作深度访谈或者自由访谈，不依据事先设计的问卷和固定的程序，而是只有一个访谈的主题或范围，由访谈员与被访者围绕这个主题或范围进行比较自由的交谈，通过深入细致的访谈，获得丰富生动的定性资料，并通过研究者主观的、洞察性的分析，从中归纳和概括出某种结论。

丹麦社会学家详细探讨了质性研究中的访谈技巧和方法，认为实地调查访谈有七个步骤：定出议题、设计、访谈、改写、分析、确证和报告。英国学者提出访谈的策略，包括：深入所描述经验的表面之下，停下来探究一个命题，要求更多的细节或解释，询问研究对象的思想、情感及行动，让研究对象针对主题，回到早期观点，复述研究对象的观点以检验是否准确，放慢或加快速度，转换当前话题，承认研究对象的品性、视角或行动，使用技巧推动讨论，尊重研究对象等。

### （四）个案研究

**1. 个案研究的概念**　个案（case）也称为案例，是法学、医学、心理学、社会学等学科中普遍使用的一个概念。在实际社会研究中，个案可以是特定的个人、某一群体（比如家庭）、某一组织（比如企业、医院）、某一社区（比如城镇、街道）、某一国家，根据研究问题的不同，社会研究中的个案也可能是一段经历一个过程、一项政策、一个事件或社会生活的任何其他单元。

个案研究（case studies）也称为案例研究，是对一个特定的个案，比如个人、一户家庭、一个企业、一个社区、一件事件、一种社会产物所进行的深入全面的研究。虽然学者对个案研究的分类各有见解，但目前应用最为广泛的分类是：将个案研究分为内在的个案研究、工具性的个案研究以及集体性的（或多个）个案研究。

（1）内在的个案研究（intrinsic case study）　就是对特定的个人、组织或事件进行的深度描述，是为了了解该特定案例，重点不在于归纳概括。内在的个案研究所关注的重点在于特定个案的所有特质，适用于以下三类研究情形：首先，可以用于对个案所代表的某类事务的整体性理解和认识；其次，适用于检验某种理论的研究；第三，适用于特殊人群或特殊现象的深入研究和描述。

（2）工具性的个案研究（instrumental case study） 则指的是为了洞察某个问题，或是为了形成完善或修改某些理论解释而开展的个案研究。与内在的个案研究不同，工具性的个案研究不以个案本身为最终目标，而是将个案作为工具，通过对个案的深入分析来探索和理解更广泛的理论和现象。其核心在于将个案作为达到研究目标的手段，而非研究的终极目的，这种方法能够帮助研究者获得对复杂问题的有力见解。

（3）集体性的个案研究（collective case study） 也称作比较的个案研究，涉及对两个或多个案例进行广泛的研究，主要目的是为了比较性地理解现象或事件。适用于研究具有普遍性或多样性的问题，例如医疗改革、组织变革、社会现象等，可以帮助研究者理解复杂的现象或过程，并提供针对广泛情况的解决方案或建议。

**2. 个案研究的设计** 个案研究在社会学研究中被广泛运用，进行个案研究设计时，不仅是要提供一个研究框架，将研究要素包含进去，而是要充分考虑研究对象会是行动中的社会人，因此个案研究设计必须考虑到研究过程的动态性。研究者需要明确研究过程中的研究目的、框架、问题、方法和效度等要素，以及不同要素之间的相互影响关系，以及对主要环节产生影响的其他因素，特别是要在评价效度的基础上调整和改变不同环节的具体内容。

第一，个案研究的设计必须以回答研究问题为核心目标。研究者首先需要明确并解释选择个案研究方法的必要性，以及清楚说明这项个案研究的总体目的。只有明确了研究目的，研究的指导思想才能够明确方向，研究设计的各个环节才会变得更加清晰。

第二，选择和确定研究所依据的个案是至关重要的。正确选择个案是研究顺利进行并取得预期结果的基础。研究者需要提前确定并明确说明选择个案的原则和标准，包括个案的特征和范围，研究是集中在一个个案还是多个个案上。选择个案时，必须特别考虑个案特征与研究目标的匹配度，以及研究者是否方便接触和研究这些个案。无论选择的个案是典型的、极端的、异常的，还是其他类型，研究者都需要明确说明选择的理由，并提供充分的解释，最好有一定的依据。此外，还应详细介绍个案的情况和可能的局限性，以便其他对该研究感兴趣的研究者能够充分理解个案的背景和研究结论的意义，从而更合理地运用这些研究成果和结论。

# 第二节 药事管理定量研究

PPT

## 一、定量研究概述

定量研究（study on measurement，quantitative research） 是一种以数值数据为基础的研究方法，通过收集和分析定量数据来探讨研究问题，研究方法主要包括问卷调查法、试验法、文献计量法和内容分析法等。

定量研究运用变量、假设、分析和因果解释来进行研究。变量是定量研究的核心组成部分，由可测量的概念构成。定量研究的主要任务是揭示自变量与因变量之间的关系。通常，定量研究从具体的研究问题出发，首先提出一些理论假设，这些假设能够针对特定问题提供更为具体和明确的解答。在进行定量研究时，研究者会使用数据分析和统计方法对收集到的经验数据进行汇总和分析，从中揭示数量关系和量的变化规律，并以此来检验理论假设。在定量研究中，因果关系的解释是主要的分析模式。

定量研究的主要特点包括：①其方法论基础包括逻辑实证主义和实用主义；②它强调事物和社会现象中客观规律的存在；③定量研究通过数量关系解释事物的客观规律，通常使用问卷、试验、统计数据等工具来收集可量化的信息；④它重视经验数据的收集，通常需要较大的样本量，以确保结果的代表性和可靠性；⑤定量研究通过梳理逻辑和统计分析来进行，利用统计学方法分析数据，寻找变量之间的关系和趋势；⑥它主张保持价值中立，研究结果通常以图表、表格等形式呈现，强调数据的客观性和可验证性。定量研究通常用于社会科学、市场调研、医学研究等领域，以便更好地理解事物之间的因果关系或模式。

定性研究是定量研究的基本前提，定量研究是定性研究的进一步深化，两者在社会学研究中相辅相成，相互支持，相互补充，主要存在三个方面的不同。

**1. 理论基础不同** 定量研究是一种基于实证主义方法论的研究方式，旨在对事实进行客观判断。在定量研究中，评价过程中的主体与客体被视为相互独立的实体，研究者假定事物内部及其之间存在明确的内在逻辑因果关系。定量研究的核心在于通过找出、确认和验证这些数量关系，从而进行量化评价。

相较之下，定性研究则侧重于价值判断，根植于解释学、现象学和建构主义等人文主义方法论的基础上。定性研究强调对现象进行深度解读，注重理解其背景和复杂性，从而揭示其内在意义和构建过程。通过这种方法，研究者可以探索个体和社会现象的主观体验和价值观念。

总之，定量研究侧重于通过系统的数据分析来发现和验证量化关系，而定性研究则注重通过深入的解读和理解来探索现象的本质。两者各具特色，共同为研究提供了多维的视角。

**2. 概念不同** 定量研究的结果通常通过大量数据来呈现。研究设计的目的是使研究者能够通过对这些数据进行比较和分析，从而做出有效的解释。定量研究关注数据的统计性和测量性，强调从大量的数据中提取出有意义的结论。

定性研究则侧重于通过历史回顾、文献分析、访谈、观察和参与经验等方法来收集研究资料。定性研究采用非量化的分析手段，注重对资料进行深度解读，以揭示研究对象的复杂性和内在含义，这种方法着眼于理解现象的本质和背景，从而得出研究结论。

定量研究通过系统的数据分析提供客观的结论，而定性研究则通过深度的资料分析揭示现象的深层次信息。两者结合使用，可以为研究提供更全面的视角和更丰富的理解。

**3. 在研究设计上的不同** 定性研究主要在自然环境中进行，而定量研究则通常在实验室条件下进行。定性研究的核心在于研究者自身的参与，研究者通过观察、访谈等方法（或使用录音、录像设备）来获取描述性资料。这种方法侧重于深入了解研究对象的背景、行为和观点，注重资料的深度和复杂性。

定量研究则侧重于使用量表、调查问卷等工具进行系统的测量，从而获取可以进行量化和统计的资料。这种方法强调数据的可测量性和统计性，旨在通过统计分析揭示规律性和趋势。定量研究往往要求在控制的实验室条件下进行，以确保数据的准确性和可靠性。

定性研究和定量研究各自有其独特的优势和适用范围。定性研究能够提供深刻的理解和背景信息，而定量研究则提供了可以量化和分析的客观数据。

## 二、主要定量研究方法

### （一）调查研究

**1. 调查研究的概念** 调查研究（survey research），简称为调查或社会调查，是社会研究中一种极常见的研究方法，指通过自填式问卷或结构化访谈等方法，从一个代表总体的样本中系统地、直接地收集资料，并通过对这些资料的统计分析来理解社会现象及其规律。调查研究通过其特有的方式有效地满足了社会研究者对各种社会行为、现象和问题进行探讨的需求。同时，调查研究也集中体现了定量研究的许多核心内容，例如抽样、操作化、测量以及统计分析等。

调查研究的一个显著特点是从某个调查总体中抽取具有随机性的样本，并且样本规模相当，这一点在其他研究方法中并不常见。资料的收集依赖于特定的工具，即调查问卷，并且需要遵循一套系统化、规范化的程序。研究所获得的数据量通常很大，必须借助计算机辅助进行统计分析，以得出可靠的研究结论。

调查研究广泛应用于社会研究各个领域，能够对样本人群的社会背景、行为活动以及意见态度等方面进行全面调查。例如，可以对特定时期、特定社区或特定社会群体的社会生活状况进行调查，从而了解人们日常生活的各个方面，如对某类疾病患者饮食状况的研究，或对某城市居民生活质量的调查等。

此外，调查研究还可以用于探讨社会问题。通过对社会中存在的各种问题进行系统调查，可以找出问题的根源，并为解决这些问题提供参考意见。例如，关于老年社会保障问题的调查、"二孩"家庭教育问题的研究，以及抗生素滥用问题的调查等。民意调查也是一种常见的调查研究类型，它也被称为舆论调查，旨在对社会中民众的意见、态度和意识等主观意向进行调查。例如，公众对网上药店的认知情况和接受度调查，或公众对器官捐献的认知及态度调查等。此外，还有市场调查、学术性调查等其他调查研究类型。

**2. 问卷设计**

（1）问卷结构　一般来说，问卷包括封面信和指导语、问题和答案、编码等环节。

1）封面信和指导语　封面信和指导语是位于问题和答案之前的说明文字，旨在为被调查者提供相关背景信息。封面信需要介绍调查的目的、调查单位或调查者的身份、调查的主要内容、样本选择的方法以及对调查结果保密的措施等。指导语则用于指导被调查者如何填写问卷，提供必要的解释和说明。通常，问卷中的封面信和指导语不必严格分开，内容可能会有一定的重叠。在一些填答要求较简单的问卷中，指导语通常仅以一两句话呈现在封面信中，例如"请根据实际情况在合适的答案号码上打圈或在空白处填写"。而对于较为复杂的问卷，指导语可能会集中附在封面信之后，并标注"填写说明"，详细说明填表的方法、要求及注意事项。此外，一些复杂的问卷也可能在特定问题后分散提供指导语，以说明填写要求和方法。

尽管封面信和指导语的篇幅相对较短，它们的撰写质量在一定程度上会影响被调查者对调查的信任度和完成问卷的认真程度。因此，在撰写封面信时，研究者应明确调查者的身份、调查的主要目的和内容、样本选择的方法以及对调查结果的保密措施。

2）问题与答案　问卷的主体由问题和答案构成，这也是问卷设计的核心内容。从形式上来看，问题可以分为开放式和封闭式两大类。开放式问题是指仅提出问题，而不提供具体答案，允许回答者根据自身情况自由作答。例如"您目前在服用哪些高血压药物"这种问题的主要优点是能够让回答者充分表达自己的意见，因此得到的数据往往丰富而生动。然而，其缺点在于数据难以编码和统计分析，对回答者的知识水平和文字表达能力有较高要求，且填写问卷时可能花费较多时间和精力，还可能产生一些无用的信息。

封闭式问题则在提出问题的同时，提供若干个固定答案供回答者选择。例如：

您目前在服用的高血压药物类型有（ ）

A. 沙坦类　　B. 普利类　　C. 地平类　　D. 利尿剂　　E. 其他

封闭式问题的主要优点是填写过程方便快捷，且数据易于统计和分析。但其缺点是数据缺乏自发性和表现力，回答中的一些偏差也不容易被发现。

根据这两类问题的不同特点，研究人员通常会根据调查的性质选择使用。例如，在探索性调查中，通常使用以开放式问题为主的问卷；而在大规模的正式调查中，则多采用以封闭式问题为主的问卷。

3）编码　在以封闭式问题为主的问卷中，为了将被调查者的回答转换成数字，输入计算机进行处理和定量分析，需要对回答结果进行编码，即赋予每一个问题及答案一个数字作为它的代码。比如对于网上药店的接受程度，可以按 5 = 非常接受，4 = 接受，3 = 无所谓，2 = 不接受，1 = 完全不接受来赋值。

（2）问卷设计的原则和步骤　设计问卷时，首先进行探索性工作熟悉和了解基本情况，对各种问题的提法和可能的回答形成初步认识，并在此基础上，利用头脑风暴、提纲梳理等方法形成问卷初稿。研究者需要对初稿进行预试，可以用初稿进行小样本的随机抽样测试，考察回收率、有效回收率以及是否存在填写错误等，也可以利用专家咨询法请专业人士对初稿进行评价打分。研究者找出问卷初稿中所存在的问题，逐一对问卷初稿中的缺陷进行分析和修改后，最后才能定稿。问卷的设计应当遵循以下两个原则，以更好地保证调研的结果与效果。

1）问卷设计应当以人为本　许多初学者在学习问卷设计时常常会询问"设计多少道题目比较合适"，但实际上，这个问题并没有明确的答案。问题的设置应力求全面地收集所需资料，但并不是题目越多越好、越详细越好、越复杂越好。调查对象是具体的个人，不同质量和形式的问卷对被调查者的要求和产生的影响是各不相同的。为了确保调查效果良好，问卷设计时应不仅关注问题的编制和数量，还需重视调查过程中的人为因素。设计者应从回答者的角度出发，尽可能为其提供便利，减少填写问卷时的障碍。

阻碍被调查者完成调查的因素包括主观因素和客观因素。主观因素即是被调查者心理上、思想上对问卷产生的情绪，比如：问卷内容太多，或需要耗费大量时间时，被调查者就容易产生畏难情绪；问卷中涉及收入、年龄等敏感内容时，被调查者往往就有了顾虑并产生抵触情绪。客观因素即由被调查者自身的能力、条件等方面的因素，比如问卷格式较复杂、问题较抽象时，部分文化程度较低的被调查者就很难理解问卷的内容和要求。

2）注意问卷设计相关的各环节之间逻辑关系　在设计问卷时，需要综合考虑调查目的、内容以及样本特性等多个方面。调查目的作为问卷设计的核心，决定了问卷的内容和形式。调查内容则是影响问卷设计的关键因素之一。对于那些调查内容回答者较为熟悉、能够引起参与兴趣，并且不会对其产生心理压力的问卷，设计时可以相对详细和深入。此时，提问方式可以更为直接，问题的数量也可以适当增加，以便全面收集所需信息。然而，对于那些回答者不太熟悉的调查内容、可能导致兴趣不足的枯燥问题，尤其是涉及敏感话题时，问卷中的问题应当设计得更加概略、浅显和间接。此时，问题的数量应减少，问卷的封面信和指导语则需更加详尽且措辞谨慎，以确保受访者能够理解问卷内容并感到舒适。总之，问卷设计必须根据调查的具体情况进行灵活调整，以便有效地收集数据并确保调查的顺利进行。

样本性质对问卷设计同样具有重要影响。样本性质指的是调查样本的构成情况，包括被调查者的职业、文化程度、性别、年龄分布及其相互之间的差异等。即使面对相同的调查目的和内容，不同样本人群的问卷设计要求也会有所不同。

例如，对于低学历人群的问卷，其语言应更为通俗、简单和口语化，以便确保受访者能够轻松理解。而针对高学历人群的问卷，则可以使用较为书面化的语言，提问也可以相对复杂一些，以满足其对信息的需求。可见，问卷设计需要根据样本的具体特征进行调整，以便更好地匹配受访者的背景和理解能力，从而提高调查的有效性和准确性。

（3）问题和答案的设计

1）问题的设计　问题应当是简短、明确、通俗、易懂的，语言尽量简单，陈述尽可能简短，不带有倾向性、诱导性和歧义，不用否定形式提问，不直接询问敏感问题。问题的顺序一般先易后难，先熟悉后生疏，先问行为后问态度，先问受调查者有兴趣的问题再安排会使其紧张的问题，开放式问题放在最后。封闭式问题可以有填空式、是否式、单项选择式、多项选择式、矩阵式等形式，特殊情况也可以采用相倚问题，比如：

"您的性别是_____。"就是填空式，一般用于那些对回答者来说既容易回答又容易填写。

"您是否与家人同住？是（　）否（　）"这是是否式，问题答案只有"是"和"否"，回答者根据自己的情况选择其一。

单项选择式是各种调查问卷中采用得最多的一种问题形式，即给出的答案至少两个，回答者根据自己的情况选择其中之一。多项选择式即给出的答案至少两个，回答者可以根据自己的情况选择多个答案。矩阵式则是将同一类型的若干个问题集中在一起，构成一个问题表格的表达方式。

例如您对网上药店各方面服务内容的满意程度是：

|  | 非常不满意 | 不满意 | 一般 | 满意 | 非常满意 |
|---|---|---|---|---|---|
| 用药指导 |  |  |  |  |  |
| 配送效率 |  |  |  |  |  |
| 产品种类 |  |  |  |  |  |

2）答案的设计　社会调查中的大多数问卷主要由封闭式问题构成，而答案又是封闭式问题非常重要的一部分，因此答案设计的好坏就直接影响到调查成功与否。答案的设计除了要与所提的问题协调一致以外，特别要注意做到使答案具有穷尽性和互斥性。

答案的穷尽性，指的是答案包括了所有可能的情况。对于任何一个被调查者来说，问题的答案中总有一个符合其情况。如果有某个回答者的情况不被包括在问题所列的答案中，那么这一问题的答案就没有满足穷尽性，或者说是有所遗漏。比如，如果问题是"以下哪些因素影响了您使用该药品的用药依从性"而答案只有"使用方法复杂""口味不佳""副作用大"，这就很可能存在答案没有穷尽。

答案的互斥性，指的是答案互相之间不能交叉重叠或相互包含。即对于每个回答者来说，最多只能有一个答案适合他的情况。如果一个回答者同时选择某一个问题的两个或更多的答案，那么这一问题的答案就一定不是互斥的。如以下问题的答案就不是互斥的。

问题：您最近在服用哪类降压药？（请在正确的答案下画√）

A. 沙坦类　　　　　　　　　B. 普利类　　　　　　　　　C. 地平类

D. 利尿剂　　　　　　　　　E. 血管紧张素Ⅱ受体拮抗剂　　F. 其他

### （二）试验研究

**1. 试验研究概述**　试验研究的方法最早起源于自然科学，自20世纪以来，社会科学开始借鉴自然科学的试验方法，最初应用于心理学研究，现在这一方法已经在社会科学领域得到了广泛使用。社会研究的一个关键目标是探讨和理解各种社会现象的发生、发展及其变化的原因。一般而言，社会研究者不会满足于仅仅对现象进行表面的描述。当对社会现实中的某一特定事物或现象产生兴趣，或者发现两种社会现象之间存在某种联系时（即发现了两者之间的相关性），研究者通常会进一步探讨这两种现象之间是否存在因果关系。在这方面，试验研究的方法发挥着至关重要的作用。

著名的"霍桑试验"就是一个典型的关于人群关系运动的试验研究。美国国家科学院的全国科学委员会于1924—1932年在西方电器公司霍桑工厂进行了一系列试验，该研究的目的是弄清照明的质量对生产效率的影响。当时认为也许影响工人生产效率的是疲劳和单调感等，于是当时的试验假设便是"提高照明度有助于减少疲劳，使生产效率提高"。经过两年多试验发现，照明度（自变量）的改变对生产效率（因变量）并无影响。具体结果是：当试验组照明度增大时，试验组和控制组都增产；当试验组照明度减弱时，两组依然都增产，甚至试验组的照明度减至0.06烛光时，其产量亦无明显下降；直至照明减至如月光一般、实在看不清时，产量才急剧降下来。

在《社会学研究方法（第6版）》中，将"试验（experiment）"定义为：一种经过精心的设计，并在高度控制的条件下，通过操纵某些因素，来研究变量之间因果关系的方法，试验的基本目标是确定两个变量之间是否具有因果关系。

试验有着三对基本要素：自变量与因变量，前测与后测，试验组与控制组。具体阐释如下。

（1）自变量与因变量　自变量是引发其他变量变化的变量，也被称为原因变量。因变量则被称为结果变量。在试验研究中，自变量也被称为试验刺激（experimental stimulus），指的是研究者在对试验组进行前后测时，通过操控引入的变量，而因变量通常是研究中测量的对象。试验研究的主要目标是探讨变量之间的因果关系，其核心内容是检验自变量对因变量的影响，即检验试验刺激对因变量的影响。

（2）前测与后测　在试验设计中，通常需要对因变量（或结果变量）进行两次相同的测量。第一次测量在试验刺激施加之前进行，称为前测（pretest）。第二次测量则在施加试验刺激之后进行，称为后测（post test）。研究者通过对比前测和后测的结果，来评估因变量在接受试验刺激前后的变化，从而反映试验刺激（自变量）对因变量的影响。这种测量可以采取多种形式，例如自填问卷调查、态度测验，或者结构化观察和结构化访谈。

（3）试验组与控制组　试验组（experimental group）是在试验过程中接受试验刺激的那一组对象。在最基本的试验设计中，通常至少都会设置一个试验组。控制组（control group），也称为对照组，是与试验组在各方面都相同，但在试验过程中不接受试验刺激的那一组对象。控制组的主要作用是展示如果不施加试验刺激，试验组的情况将会如何。在试验研究中，研究者不仅观察接受试验刺激的试验组，同时也对没有接受试验刺激的控制组进行观察，并通过比较这两组对象的结果，来分析和解释试验刺激的效果和影响。

需要注意的是，由于试验研究的目标就是验证因果关系，因此试验研究必须首先建立变量之间因果关系的假设。所引入和观测的自变量必须尽量能够与其他变量隔离开，比如研究者希望研究某种药物对患者的治疗效果，就必须考虑避免患者受到其他药物、患者生活习惯、社会支持等方面对患者治疗效果的影响，但这在实际操作中是比较困难的。另外，自变量必须是可以改变、容易操纵的，试验程序和操作必须能够重复进行，研究者对试验对象与试验环境必须具有高度的控制条件和能力。

在试验研究的过程中，许多因素可能会对试验结果产生影响。首先，重大事件的发生，如社会变动或自然灾害，可能会干扰试验的进行或影响试验对象的行为和情绪，从而影响试验结果的有效性。此外，试验对象在研究期间的发育或成长也可能对结果产生影响。例如，儿童在试验期间的生理和心理变化可能会改变他们对试验刺激的反应。另一个影响因素是前后测环境的不一致。试验的前测和后测如果在不同的环境中进行，可能会导致测量结果的偏差，使得无法准确评估试验刺激的真实效果。初试和复试之间的效应也可能产生影响，这种效应指的是由于初次测试的经验而对复试结果产生的影响，从而影响试验的可信度。此外，试验对象的选择和缺损也是影响试验结果的重要因素。如果试验对象的选择不具代表性，或者在试验过程中有对象的流失，这都会影响试验结果的可靠性和有效性。对象的缺损可能导致样本不完整，从而影响结果的普遍性和适用性。因此，在试验设计和实施过程中，必须认真考虑和控制这些潜在的影响因素，以确保试验结果的准确性和科学性。

**2. 试验研究的程序与类型**

（1）试验研究的程序　试验研究在对象选择、研究设计、变量测量和数据收集等方面与其他定量研究有所不同，因此其研究程序具有独特性。首先，研究通常从一个关于因果关系的简单假设开始。接着，根据实际情况选择合适的试验设计来检验这个假设，然后决定如何引入试验刺激或创建引入自变量的背景。在此基础上，制订有效且可靠的因变量测量方法。随后，建立试验环境，并对试验刺激和因变量测量进行预试验。接下来，选择合适的试验对象或个案，并将其随机分配到不同的组，同时对他们进行详细指导。然后，对所有组的个案进行因变量的前测，施加试验刺激到试验组中，并在所有组的个案上进行因变量的后测。最后，需要向试验对象说明试验的真实目的和原因，特别是在试验中存在欺骗时，这一点尤为重要。此外，还需询问他们的实际感受。最终，研究者会分析收集到的数据，进行不同组之间的比较，并运用统计方法判断假设是否得到验证。

根据试验研究的要求，研究者必须有两组各方面都一样的对象来进行试验，这就需要运用匹配或随机指派的方式创造出两组相同的研究对象："匹配"是依据各种标准或特征，找出两个完全相同或几乎完全相同的试验对象进行配对，并将其中一个对象分到试验组，而将另一个对象分到控制组的方法。"随机指派"也称作"随机化"，即完全按照随机抽样的原理和方法来将试验对象随机地分配到试验组和控制组中，比如可以用抛硬币的方式、简单地按照单双号的方式，或者按照排列的顺序或实际抽取试验对象时的先后顺序等方式，决定每一个具体的对象是去试验组还是去控制组。配对的核心在于尽可能使试验组和控制组中的成员在多个重要的个人特征上完全一致。而随机指派的本质则是通过与随机抽样相同的原理，运用概率论来控制各种干扰变量的影响。当采用随机指派方法从一个总体中抽取两个群体时，各种干扰变量将以相同的方式对这两个群体产生影响。根据概率论，这两个群体在特征上将非常接近，因此，使用随机指派进行的试验在准确性和精确性上通常优于配对方法。通过概率论，可以像对待已知因素一样控制偶然因素，因此，在配对法中那些由于未知因素而难以控制的因素，最终也能够得到有效的把握。

（2）试验的分类

1）实验室试验和实地试验　严格的试验研究通常在实验室内进行，称为实验室试验（laboratory experiment），当然试验也可以在现实社会生活中进行，称为实地试验（field experiment）。在心理学、社会心理学中，实验室试验的例子更多。

2）标准试验与准试验设计　试验设计必须满足某些基本条件，如通过随机指派试验对象形成两个或多个同质组、进行前测和后测、确保试验环境的封闭性以及试验刺激的控制和操作等。这样的试验通常被称为标准试验。然而，社会研究领域中的研究者通常难以实施类似于自然科学或心理学中常见的严格实验室试验。社会研究的对象和内容常常在多个方面限制了标准试验设计的应用，比如研究者可能无法完全控制对自变量的操纵、只能进行后测，或者无法随机分配被试到不同的试验条件。社会研究者常常无法对试验环境进行高度的控制。因此，缺少试验设计中一个或多个条件的试验被称为准试验设计。

准试验设计是在无法实施更为严谨的试验设计时所采用的实用方案，一般包括以下几种常见类型：首先是具有不等同组且仅进行后测的设计。这种设计包括一个施加试验刺激的试验组和一个仅进行后测的控制组，但试验组和控制组之间并不具备相同性或相似性，即两组不等同，同时对试验刺激的控制也不充分。其次是前测和后测的单组设计。这种设计仅包括一个试验组，具备前测和后测的环节，并且有试验刺激，但没有控制组。最后是仅进行后测的单组设计。这是最简单的准试验设计，其组成部分比单组设计更少，只包括试验刺激和对试验组的后测。

3）双盲试验　所谓双盲试验，指的是在一项试验中，试验刺激对于试验对象和参与试验的观察人员来说都是未知的。即究竟是试验组还是控制组被给予了试验刺激，参与试验的双方（指试验对象和试验人员）都不知道，试验刺激是由试验人员和试验对象以外的第三者任意分派和给定的。

药物临床试验的Ⅱ期和Ⅲ期就应当使用随机双盲试验对药物的治疗作用和安全性进行验证。在新药的早期试验中，研究者通常采用经典的试验设计方法，通过试验组和对照组的比较来控制和排除偏误，即将新药给予试验组，而对照组则不给予新药。通过对这两组患者的治疗效果进行对比，研究者可以评估新药的效果。然而，即使采取这种控制和比较的方法，仍然可能产生偏误，因为这种设计未能控制某些心理因素的影响。研究者发现，接受新药的心理影响（例如安慰剂效应）通常对患者产生积极的效果，这使得评估新药本身的效果变得困难。病情的改善可能既是由于新药的实际作用，也可能是患者知道自己服用了新药而产生的心理作用，造成精神上的乐观感受。

在单盲试验中，研究者明确知道试验组和对照组之间的区别。例如，在新药效果试验中，试验人员知道试验组服用的是新药，而对照组服用的是安慰剂。这种知识可能导致试验人员在试验过程中有意无意地"发现"或"观察"到新药的某种"效果"。在新药效果试验中，这可能导致试验人员倾向于"看到"试验组病情的改善。因此，试验人员对试验结果和结论的期待可能会影响试验的进行、行为测量以及结果解释。因此，必须排除这种期望的影响。

为了避免这种影响，严格的试验设计通常会采用双盲试验的方法。在上述例子中，为了排除研究者的期望对试验过程和结果解释的影响，研究者设计了一种"双盲试验"。在这种试验中，既作为试验对象的患者，又作为观察者的医务人员都不知道谁接受了新药，谁接受了安慰剂。这样，医务人员对患者服药或服用安慰剂的观察将更加客观，从而使对新药实际效果的解释更加准确和科学。双盲试验设计能够进一步从其他变量中隔离出新药的效果。

（3）经典试验设计 经典试验设计也称为古典试验设计、双组前后测模式，是最基本、最标准的试验设计，设计中包含了试验设计的全部要素：试验组、控制组、前测、后测、自变量（试验刺激）、因变量，以及随机指派。由经典试验设计还可以衍生出更为复杂的试验设计，比如索罗门三组设计、索罗门四组设计等。

在实施经典试验设计时，通常遵循以下步骤：首先，研究者随机指派试验对象到试验组和控制组。然后，对这两个组的对象同时进行第一次测量，即前测。接下来，仅为试验组给予试验刺激，而不对控制组实施相同刺激。随后，再次对两个组的对象同时进行第二次测量，即后测。最后，研究者比较和分析两组前后两次测量结果之间的差异，以确定试验刺激的影响。

## 三、利用文献的定量研究

### （一）利用文献的定量研究的概述

**1. 利用文献的定量研究的概念** 利用文献的定量研究就是通过定量地收集和分析现存的，以文字、数字、符号、画面等信息形式出现的文献资料，来探讨和分析各种社会行为、社会关系及其他社会现象的研究方式，比如 meta 分析、文献计量学分析等。

文献指研究者希望加以研究的现象的任何信息形式，包括书面材料或文字材料等。根据文献具体形式和来源的不同，文献可以分为个人文献、官方文献及大众传播媒介文献三大类，也可以分为原始文献（也称为初级文献或第一手文献）和二次文献（也称为次级文献或第二手文献）两大类，还可以划分成现时性的文献和回顾性的文献，或者文字文献画面文献、声音文献等等。

个人文献主要指个人的日记、自传、回忆录及信件等，官方文献主要指政府机构和有关组织的记录、报告、统计、计划、信函等；大众传播媒介文献主要指报纸杂志、广播、电视、电影、网络等大众媒介中的各种文字画面、音像等信息。

原始文献，指的是由亲身经历某一事件或行为的人所写的资料，比如前述个人文献中的日记、信件，官方文献中的记录、报告、计划等；二次文献则是指那些利用别人的原始文献所编写或产生出的新的文献资料，比如根据当事人的回忆录和自传撰写的人物传记，利用统计数据撰写的研究报告等。

官方统计资料是利用文献的定量研究中十分重要的资料来源，其资料具有较高的权威性。全国人口普查资料，以及国家统计部门、各级政府部门、各级专业机构编制的月统计报表、年统计图表、年统计报告等，都是极有价值的资料，能够为研究者提供一个地区、一个部门或者全国的有关概况，帮助其从总体上认识社会现象，分析各种因素之间的关系、掌握事物的发展趋势。比如国家统计局编的《中国统计年鉴》《中国社会统计资料》，国家卫生健康委员会编辑的《中国卫生健康统计年鉴》等，都是社会研究中人们常常用到的官方统计资料。

**2. 利用文献的定量研究的优缺点**　利用文献的定量研究不会打扰到研究对象，也不会被这些研究对象所干扰。相对其他研究而言，这种方法的费用低，省钱省时，保险系数相对较大，还可以帮助研究者分析无法接触的研究对象。同时，无论时间如何流逝，各个国家、各个时期总会或多或少地保留一些文献资料，因此这一方法就特别适用于做纵贯分析。

但是收集整理文献时需要注意，有的文献质量是很难得到保障的，有的资料不易获得，这些都增加了研究者梳理文献进行进一步研究的难度。另外，许多文献特别是个人文献，不具备标准形式，它们的撰写目的不同，内容或对象不同，长度、语言等表达形式的不同，甚至信度、效度都存在一定问题，给研究人员进行编码和分析带来了困难，又难以进行对比分析。

### （二）荟萃分析法

荟萃分析（meta-analysis）是一种统计学方法，用于综合和总结多项研究的结果。它的主要目的是通过整合不同研究的数据，提高研究结果的精确度和可靠性。荟萃分析在临床用药研究中的应用广泛且重要，它能够通过综合多个研究的数据，为临床决策提供更为可靠和精确的证据。荟萃分析能够综合多个临床试验的数据，对药物的疗效进行更为准确的评估。例如，在评估某种新型抗癌药物的疗效时，研究者可能会搜集多个关于该药物的临床试验数据，通过荟萃分析的方法，计算出药物对总体生存期的延长、肿瘤缩小的比例等关键指标，从而得出该药物疗效的综合评价。荟萃分析还可以用于比较不同药物之间的疗效差异。通过搜集和整合关于不同药物的临床试验数据，研究者可以使用荟萃分析来比较这些药物在关键疗效指标上的表现，如有效率、无进展生存期等。这有助于临床医生在选择治疗方案时做出更为明智的决策。

除了评估药物本身的疗效外，荟萃分析还可以帮助研究者探索药物使用的最佳方案。例如，通过分析不同剂量、用药频率或用药时长等数据，荟萃分析可以揭示出药物使用的最佳策略，即最大化疗效并最小化副作用。在临床用药研究中，安全性是至关重要的考虑因素。荟萃分析能够通过整合大量患者的数据，更为准确地识别出药物可能存在的安全性问题。例如，通过分析多个临床试验中患者的不良反应报告，荟萃分析可以帮助研究者发现某些特定人群（如老年患者、肾功能不全患者等）在使用某种药物时可能面临的更高风险。

在新药研发过程中，荟萃分析发挥着重要作用。通过整合早期临床试验和临床前研究的数据，荟萃分析可以为新药研发提供关键的证据支持，帮助研究者判断药物是否具有进一步开发的潜力。此外，在药物申请上市阶段，荟萃分析的结果也常被用作向监管机构提交的重要证据之一。

荟萃分析提高了统计功效，能够通过整合多项研究的数据来增加样本量，使得即便是较小的效果量也能被检测出来。这种方法通过综合不同研究的结果，提供比单一研究更精确的效果估计，从而揭示治疗或干预的总体效应，对临床决策具有重要的参考价值。此外，荟萃分析能够量化研究结果的异质性，有助于理解和解释研究结果差异的来源，例如研究设计、样本特征或干预措施等。它还可以总结复杂领域中的研究成果，提供更全面的视角，并通过漏斗图等方法评估和发现出版偏倚，即未发表或未被纳入分析的研究可能对结果的影响。

荟萃分析也存在一些缺点。首先，它高度依赖于纳入研究的质量。如果纳入的研究存在偏倚或质量差，荟萃分析的结果也可能受到影响。其次，高异质性可能影响结果的解释和可信度，异质性可能来源于研究设计、患者特征或干预措施的不同。尽管荟萃分析可以量化异质性，但处理这些异质性和合成数据的复杂性仍需谨慎，以确保结果的准确性。第三，荟萃分析通常依赖汇总数据而非个体数据，这可能限制对特定子群体或个体的深入分析。尽管荟萃分析可以评估出版偏倚，但未发表研究的偏倚可能仍会对结果产生影响。而且，荟萃分析的统计方法如果不当，可能导致结果的误导。因此，在进行和解读荟萃分析时，需要综合考虑这些优缺点，确保结果的科学性和可靠性。

### （三）文献计量分析

文献计量分析（bibliometrics）是一种定量分析文献的研究方法，主要用于评估学术出版物的影响力、发展趋势以及科研活动的总体情况。它广泛应用于科研管理、学术评价和图书馆科学等领域。以下是一些常见文献计量分析的关注点。

**1. 文献计量指标**

（1）发表量（publication count） 这是最直接的指标，用于衡量某个领域、机构或个人在特定时间段内的研究产出。通常用于评估科研活跃度和资源投入情况。比如，一个研究机构在过去五年内的发表量可以反映其研究活跃度和科研实力。

（2）引文数量（citation count） 引文数量衡量的是某篇文献被其他研究文献引用的次数。这一指标通常用来评估文献的学术影响力和认可度。例如，一篇高被引的论文说明它对后续研究具有重要的影响。

（3）影响因子（impact factor） 影响因子是评估期刊影响力的重要指标。计算方法是期刊在前两年内发表的所有文章在当前年度的引用次数总和除以这两年发表文章的总数。影响因子高的期刊通常被认为具有较高的学术质量和影响力。但它也有局限性，比如短期内可能受到极少数高引用文章的影响。

（4）h指数（h-index） h指数用于衡量一个学者的生产力和影响力。一个学者的h指数为h，意味着他有h篇论文每篇至少被引用h次。h指数既考虑了论文数量，也考虑了论文的引用情况，是对科研成果质量和数量的综合评价。

（5）g指数（g-index） g指数是h指数的改进版，考虑了高被引论文对总引用的贡献。g指数是指一个学者的前g篇论文的引用总数大于或等于$g^2$。它对于那些有极少数高引用论文的研究者尤其有效。

**2. 引文网络分析**

（1）共引分析（co-citation analysis） 共引分析研究的是两篇文献被共同引用的频率。通过分析这些共引关系，可以揭示研究领域中的重要文献和相关研究主题。例如，如果两篇文献经常被相同的后续研究引用，那么它们可能在某一特定领域具有密切的关系。

（2）引文网络（citation network） 引文网络通过图示化的方式展示文献之间的引用关系。每个节点代表一篇文献，每条连线表示引用关系。这种网络可以帮助识别核心文献、主要研究流派以及研究领域的结构。大规模的引文网络分析可以揭示科研领域的发展脉络和知识结构。

（3）文献共现分析（co-occurrence analysis） 文献共现分析侧重于分析文献中的关键词或主题词的共同出现情况。这种分析可以帮助识别研究领域的主要主题和发展趋势。比如，通过分析关键词的共现关系，可以发现某一领域的新兴话题或研究热点。

**3. 科学知识图谱**

（1）主题词云（word cloud） 词云是一种可视化技术，通过展示文献中的关键词，帮助研究者快速了解研究领域的主要话题。词云中出现频率高的词语通常是当前研究的热门主题。

（2）科学地图（science map） 科学地图是基于引文和共引数据绘制的知识结构图。它可以展示科研领域的整体结构、主要研究热点和学科间的关系。科学地图有助于理解领域内的研究动态和前沿进展，并可以指导未来的研究方向。

**4. 跨学科分析**

（1）跨学科合作分析（interdisciplinary collaboration analysis） 这项分析研究不同学科之间的合作情况，揭示科研合作网络的结构。例如，通过分析共同发表论文的学科领域，可以识别合作密切的学科和跨学科研究的趋势。这种分析有助于发现新的研究机会和促进不同领域的协作。

（2）跨领域引用分析（cross - disciplinary citation analysis）　这种分析关注不同学科之间的引用情况，以了解学科间的影响和交叉点。比如，医学领域的研究可能引用计算机科学的技术成果，通过跨领域引用分析可以揭示学科交叉的实际影响和应用。

文献计量分析通过这些方法，可以深入理解科研领域的结构、发展和动态，对于科研评价、资源配置、战略规划等方面都具有重要的参考价值。

## 知识拓展

### 空间社会学与 GIS 技术：社会现象的空间分析

空间社会学（spatial sociology）关注社会行为、结构和过程的空间维度，强调地理环境与社会现象的交互影响。地理信息系统（GIS）作为关键技术，为空间社会学提供了强大的分析工具，能够可视化、建模和解释社会现象的空间分布模式。

空间社会学植根于以下理论视角：①人文地理学与社会空间理论，有学者提出的"空间生产"理论，认为空间是社会关系的产物；有学者从"空间正义"分析空间资源分配的不平等。②城市社会学，"同心圆模型"研究城市空间分层，如中心商业区向外围低收入社区的过渡。③结构主义与后现代地理学：有学者提出"时空压缩"，用以分析全球化如何改变空间与社会关系。

GIS（地理信息系统）是一种整合空间数据（地图、卫星影像等）与非空间数据（人口统计、经济指标等）的分析工具，主要功能包括以下几点。

（1）空间数据可视化　热点图（heat map）：展示社会现象的空间聚集性（如犯罪率、疾病传播）。分层着色地图（choropleth map）：用颜色深浅表示区域差异（如各社区贫困率分布）。时空动态模拟：追踪社会变迁（如城市扩张对原住居民社区的影响）。

（2）空间统计分析　空间自相关分析：检验某一现象在邻近区域是否相似（如教育资源是否集中在特定学区）。缓冲区分析（buffer analysis）：研究特定地点的影响范围（如地铁站对周边房价的影响）。网络分析：评估可达性（如医院、学校的服务覆盖范围）。

（3）多源数据整合　GIS 可融合多种数据，包括人口普查数据、遥感影像、社交媒体数据等。

GIS 在医药卫生研究中的应用举例：医疗资源空间可达性与健康公平性。

利用 GIS 分析医院、诊所、药房的空间分布，结合人口密度、交通网络数据，计算不同区域居民到达最近医疗设施的时间。可以发现农村或低收入社区可能存在"医疗荒漠"，居民就医时间显著长于城市中心区。某些地区虽医疗机构密集，但专科医院（如肿瘤中心）分布不均，导致患者长途奔波。因此，需要优化医疗资源布局，推动分级诊疗或移动医疗服务的覆盖。

# 第三节　药事管理研究报告的撰写

PPT

## 一、药事管理研究流程

药事管理学是运用管理学、法学、社会学、经济学的原理和方法研究药学事业各部门活动及其管理的规律和方法的学科，其研究流程一般包含以下几个关键阶段。

### （一）确定研究问题

**1. 问题识别**　研究者要基于药事管理领域的现实状况，识别出具有研究价值的问题。这些问题可以来源于药品监管实践中的难题、药品市场的新动态、医疗机构药事管理的困境等。比如，随着互联网药品销售的兴起，药品网络销售的监管问题就成为一个值得研究的方向。

**2. 问题明确化** 对识别出的问题进行细化和精准界定，明确研究的核心和边界。例如，将"药品网络销售的监管问题"进一步明确为"探讨如何完善我国互联网处方药销售的监管政策"。

#### （二）文献调研

**1. 收集资料** 通过各种渠道收集与研究问题相关的文献资料，包括学术期刊、书籍、政府工作报告、行业研究等。可以利用图书馆资源、学术数据库进行检索。

**2. 文献筛选与阅读** 对收集到的大量文献进行筛选，挑选出与研究问题紧密相关的文献进行深入阅读和分析。了解该领域已有的研究成果、研究方法和存在的不足，为自己的研究提供理论基础和研究思路。

#### （三）制订研究计划

**1. 确定研究目标和假设** 明确研究要达到的具体目标，根据研究问题提出合理的假设。例如，研究目标可以是"分析互联网处方药销售监管政策存在的问题并提出改进建议"，假设可以是"加强对互联网平台的资质审核能有效规范互联网处方药销售行为"。

**2. 选择研究方法** 根据研究问题的性质和研究目标，选择合适的研究方法。常用的研究方法包括调查研究法（如问卷调查、访谈调查）、试验研究法、案例研究法、文献研究法等。例如，对于互联网处方药销售监管政策的研究，可以采用问卷调查法了解消费者和药企对现有政策的看法，采用案例研究法分析国内外成功或失败的监管案例。

**3. 安排研究进度** 制订详细的研究进度计划，明确各个阶段的时间节点和任务。例如，将研究分为准备阶段、调查阶段、数据分析阶段、撰写报告阶段等。

#### （四）数据收集

**1. 实施研究方法** 按照研究计划中确定的研究方法进行数据收集。如果采用问卷调查法，需要设计问卷、选择调查对象、发放和回收问卷；如果采用访谈调查法，需要确定访谈提纲、选择访谈对象并进行访谈；如果是试验研究法，则需要设置试验组和对照组，进行试验操作并记录数据。

**2. 质量控制** 在数据收集过程中，要采取措施确保数据的质量。例如，对问卷进行预调查，对调查人员进行培训，对试验设备进行校准等，以减少数据误差和偏差。

#### （五）数据分析

**1. 数据整理** 对收集到的数据进行清理和整理，去除无效数据和异常值，对数据进行编码和录入，建立数据库。

**2. 数据分析方法选择** 根据数据的类型和研究目的，选择合适的数据分析方法。对于定量数据，可以采用统计分析方法，如描述性统计分析、相关性分析、回归分析等；对于定性数据，可以采用内容分析、主题分析等方法。例如，通过对问卷调查数据进行统计分析，了解消费者对互联网处方药销售监管政策的满意度及其影响因素。

#### （六）结果讨论与解释

**1. 结果呈现** 将数据分析的结果以图表、表格、文字等形式进行呈现，直观地展示研究成果。

**2. 结果讨论** 对研究结果进行深入讨论，分析结果与研究假设是否一致，解释结果产生的原因和意义。同时，将研究结果与已有的研究成果进行比较，分析异同点。例如，如果研究结果表明加强对互联网平台的资质审核能有效规范互联网处方药销售行为，需要进一步探讨为什么会产生这样的效果，与其他研究中类似措施的效果有何不同。

**3. 研究局限性分析**　客观分析研究过程中存在的局限性，如样本的代表性、研究方法的局限性等，说明这些局限性可能对研究结果产生的影响。

### （七）结论与建议

**1. 得出结论**　根据研究结果和讨论，总结研究的主要结论，回答研究问题。例如，得出关于完善我国互联网处方药销售监管政策的具体结论。

**2. 提出建议**　基于研究结论，针对药事管理实践中的问题提出具体的建议和措施。这些建议要具有可行性和可操作性，能够为药品监管部门、医疗机构、药企等提供决策参考。例如，建议加强对互联网平台的资质审核、建立处方药销售追溯系统等。

### （八）研究成果发表与交流

**1. 撰写研究报告或论文**　将研究过程和结果以研究报告或学术论文的形式进行撰写，按照学术规范和期刊要求进行排版和格式调整。

**2. 发表与交流**　将研究报告提交给相关部门或机构，为药事管理决策提供参考；将学术论文投稿到相关学术期刊进行发表，与同行进行交流和分享，推动药事管理学领域的学术发展。

## 二、研究报告的内容构成　🅴微课

撰写研究报告时，通常包括导言、方法、主体和结尾四个主要部分，每个部分在报告中扮演着不同的角色，帮助读者全面理解研究的背景、过程和结果。以下是从这四个方面详细阐述研究报告的内容构成：

### （一）导言部分

导言部分是研究报告的开篇部分，它为读者提供了研究的背景、动机和目的。一个详细且有效的导言部分通常包括以下几个核心要素。

**1. 研究背景**　导言的开头通常描述研究的背景，这部分内容帮助读者了解研究所处的领域以及现有的相关知识和发展动态。

（1）领域概述　简要介绍研究领域的整体情况，涵盖主要的理论框架、关键概念和当前的研究趋势。通过这一部分，读者能够了解研究主题的基本情况和重要性。

（2）现有研究综述　综述与研究主题相关的已有文献，说明目前的研究成果和存在的问题。这包括对已有研究的总结、主要发现和研究结论。特别是要指出现有研究的不足或尚未解决的问题，为新研究的必要性提供背景支持。

（3）问题背景　描述当前研究中的实际问题、挑战或争议点。这部分应明确指出目前的知识空白或实践中的困境，这为新研究的提出奠定基础。

**2. 研究问题或假设**　在描述完背景后，导言部分需要明确提出研究问题或假设，这部分内容帮助明确研究的重点和方向。

（1）研究问题　清晰地定义研究要解决的具体问题或问题集合。这些问题应具体、明确，并能够为后续研究提供方向。

（2）研究假设　如果适用，提出研究假设。假设是基于现有知识的预测，通常是对研究问题的一个理论性回答。这部分应解释假设的来源和理论基础，帮助读者理解为什么这些假设是合理的。

**3. 研究目的**　在明确研究问题和假设之后，导言部分需要清楚地阐述研究的具体目的和目标：

（1）研究目标　说明研究希望实现的具体目标，例如验证某一假设、解决特定问题或探讨某种现象。目标应与研究问题密切相关，并且能够指导研究设计和方法的选择。

（2）研究范围　界定研究的范围和限制，说明研究将涉及哪些方面，以及研究不包括哪些内容。这有助于设定研究的边界和方向。

**4. 研究意义**　导言的最后部分应阐述研究的意义和潜在贡献。

（1）学术意义　说明研究对相关学科的理论发展、知识扩展的贡献。可以包括对现有理论的验证、修正或扩展。

（2）实践意义　解释研究对实际应用的影响，例如对政策制定、行业实践、社会问题的解决等方面的贡献。

（3）社会意义　探讨研究对社会的潜在影响，特别是如何改善人们的生活质量、促进社会进步等。

**5. 研究背景的逻辑框架**　导言部分应具有清晰的逻辑框架，使得研究问题、目的和意义自然地衔接在一起。这有助于读者理解研究的背景、问题的提出和研究的整体方向。

综上所述，导言部分通过提供研究背景、明确研究问题和假设、阐述研究目的和意义，为整个研究报告奠定了基础。它不仅帮助读者理解研究的背景和动机，还为后续的研究方法、结果和讨论提供了必要的上下文。

### （二）方法部分

方法部分是研究报告中至关重要的一部分，负责详细描述研究的设计和实施过程，以确保研究的可重复性和结果的可信度。这部分的详细描述使得其他研究者能够理解和复制研究，验证研究结果的准确性。

**1. 研究设计**　研究设计是方法部分的核心，涉及整个研究的总体框架和结构。

（1）研究类型　明确研究的类型，如试验研究、观察研究、纵向研究、横断面研究、病例对照研究等。不同的研究类型适用于不同的研究问题和目标。

（2）理论框架　描述研究所基于的理论或模型，说明研究设计的理论基础。这有助于理解研究的逻辑结构和假设来源。

（3）研究流程　概述研究的主要步骤和流程，从研究的启动到数据收集和分析的全过程，包括如何实施研究和控制潜在的混杂因素。

**2. 样本选择**　样本选择部分详细描述了研究中使用的样本及其相关细节。

（1）样本来源　说明样本的来源和获取途径。例如，是从特定的人群中选取，还是从特定的数据库中提取。

（2）样本量　描述样本的大小，并解释选择这一样本量的理由。样本量的确定通常基于统计学计算，如效应量、预期的统计功效和显著性水平。

（3）入选标准和排除标准　明确列出样本的入选标准和排除标准，包括年龄、性别、健康状态、疾病类型等。这样可以确保样本的代表性和研究结果的有效性。

（4）样本特征　描述样本的基本特征，如人口统计学信息（性别、年龄、职业等）、临床特征或其他相关信息。

**3. 数据收集**　数据收集部分详细描述了如何获取研究所需的数据。

（1）数据收集工具　说明使用的数据收集工具和方法，如问卷调查、试验测量、访谈、观察等。描述工具的设计、有效性和可靠性。

（2）数据收集过程　描述数据收集的具体步骤和操作流程，包括如何培训数据收集人员、如何处理数据收集中的潜在问题等。

（3）数据质量控制　解释如何确保数据的质量和准确性，包括数据校验、清理、处理程序等。

**4. 数据分析**　数据分析部分描述了数据处理和分析的方法。

（1）统计方法　详细说明使用的统计分析方法和技术，如描述性统计、推断统计、回归分析、方差分析等。说明选择这些方法的理由，并解释如何进行数据处理和分析。

（2）软件工具　列出用于数据分析的统计软件和工具，如 SPSS、R、SAS 等。描述软件的版本和功能，以便于他人能够重复使用相同的工具。

（3）数据分析流程　详细说明数据分析的步骤，包括数据的预处理、变量的选择、统计模型的建立和结果的解释。

**5. 伦理考虑**　凡是会涉及影响受试者、受调查者权益的研究，比如试验研究，方法部分应描述如何处理研究中的伦理问题。

（1）知情同意　说明如何获得参与者的知情同意，确保他们了解研究的目的、过程、风险和收益。

（2）隐私保护　解释如何保护参与者的隐私和数据安全，包括数据的存储、管理和保密措施。

（3）伦理审查　说明是否经过伦理审查委员会的审批，并提供审批编号或相关文件。

**6. 实施细节**　描述研究实施的具体细节，包括时间安排和资源设施：说明研究的时间框架，包括数据收集的时间段和分析的时间安排，描述研究所使用的资源和设施，如实验室、设备、资金等。

**7. 方法的局限性**　在方法部分的最后，通常需要讨论研究设计和方法的局限性，包括：方法选择的局限性和数据收集和分析的局限性，要说明所选方法的限制，例如可能的偏倚、样本代表性问题等，讨论数据收集和分析过程中可能存在的问题，如数据丢失、测量误差等。

## （三）主体部分

主体部分是研究报告的核心部分，集中展示和讨论研究的主要结果和发现，它直接体现了研究的核心贡献和科学价值。

**1. 结果**　结果部分是主体部分的基础，主要展示研究的发现，通常包括以下几点。

（1）数据呈现　清晰地展示研究结果，可以通过文字、表格和图表来呈现数据。文字描述应简洁明了，表格和图表则需要清晰标注，便于读者理解。

（2）文字描述　用简洁的语言描述数据的主要趋势和发现，避免对结果进行解释或讨论，只限于呈现实际数据。

（3）表格和图表　表格可以详细列出数据、统计结果和其他重要信息。每个表格应有明确的标题和注释，解释表格中各列和行的含义。使用图表（如条形图、折线图、饼图等）可视化数据，使结果更加直观。图表应有标题、坐标轴标签和图例，帮助读者理解数据的含义。

（4）统计分析结果　展示统计分析的结果，如均值、标准差、$P$ 值、置信区间等。需要清晰说明各项统计指标的计算方法和结果。

（5）主要发现　总结最重要的研究发现，例如试验组与对照组之间的差异、不同变量之间的关系等。确保结果部分只呈现数据，不对其进行深入解释或推论。

**2. 讨论**　讨论部分对结果进行深入的解释和分析，是主体部分的关键环节。主要包括以下几点。

（1）结果解释　对研究结果进行详细解释，讨论其意义和影响。解释应结合研究问题、假设和理论框架，说明结果如何支持或反驳先前的研究或理论。

（2）与已有研究的比较　将研究结果与已有文献中的发现进行比较，讨论相似之处和差异。这有助于把研究成果放在更广泛的学术背景中进行评估。

（3）理论意义　讨论研究结果对理论的贡献，例如对现有理论的验证、修正或扩展。说明研究如何推动学科的发展或提供新的视角。

（4）实际应用　探讨研究结果在实际应用中的意义和潜在影响。例如，对政策制定、临床实践、行业标准等方面的影响。

（5）研究的局限性以及对未来研究的建议　分析研究的局限性，如样本的局限性、方法的局限性、数据的局限性等。诚实地指出这些局限性有助于评估结果的可靠性和推广性。基于当前研究的发现和局限性，提出未来研究的方向和建议。这包括可能的研究问题、改进的方法、进一步的试验或调查等。

**3. 数据解释的深度**　在讨论中，研究者应提供足够的解释，以确保读者能够理解数据的背景和意义。解释应考虑到研究的背景、样本特征、数据质量等因素，并结合现有的理论和文献进行全面分析。

讨论部分还应强调研究结果与实际应用的相关性。例如，如何将研究发现转化为实践中的具体行动或政策建议，以及这些发现对相关领域的长远影响。讨论中应保持逻辑严密，确保所有的结论都是基于数据分析的结果。避免过度推测或不切实际的结论，确保讨论的每一个观点都有充分的数据支持。

### （四）结尾

结尾部分是研究报告的最后部分，主要总结研究的主要发现、得出结论，并提出对未来的建议。结尾部分旨在将研究的各个方面汇总，明确研究的核心贡献，并为读者提供清晰的结论和行动建议。

**1. 总结**　总结部分是结尾的开端，旨在简洁明了地回顾和概述研究的主要发现。简要回顾研究的核心发现和结论，明确指出研究成果的精髓，这里的总结应避免重复主体部分的详细数据，而是提供研究结果的概括性描述。总结研究是否达到了最初设定的目标和假设，回顾研究的问题是否得到了解决，假设是否得到验证。总结研究对理论和实践的贡献，包括对现有理论的扩展、对实际问题的解决以及对相关领域的影响。

**2. 结论**　结论部分是研究报告的核心，直接回答研究问题并给出明确的结论：根据研究的结果和讨论，给出清晰、直接的结论，结论应回答研究问题或验证研究假设，并与研究目标一致。解释为什么得出这些结论，即根据研究数据和分析过程，如何支持这些结论，确保结论是基于数据和分析的合理推导，而不是主观判断。总结研究结果对理论的影响和对实践的意义，包括可能的应用场景、政策建议或行业变化。

**3. 实践建议**　在结论的基础上，提出具体的实践建议。如果研究具有政策意义，提出对政策制定的具体建议，这些建议应基于研究结果，并有助于解决实际问题或改善现有政策。针对特定行业，提出基于研究结果的改进建议，这可能涉及工作流程、标准操作程序、技术应用等方面。提供实施建议的具体步骤，包括如何将研究发现应用到实际中，可能需要的资源和支持。

**4. 未来研究的方向**　结尾部分应提出对未来研究的建议，帮助推动相关领域的进一步探索：基于当前研究的发现和局限性，提出未来研究可以进一步探索的问题或领域。这有助于指导未来的研究工作；提出对未来研究的改进建议，包括研究设计、方法选择、数据收集和分析等方面的改进；基于现有研究的发现，提出可能的新研究问题，激发新的研究方向或课题。

**5. 研究的局限性和反思**　结尾部分应承认研究的局限性，并进行反思：重申研究中的局限性，如样本限制、方法局限、数据问题等。这有助于读者理解研究结果的适用范围和可信度。对研究过程进行反思，考虑研究中的挑战和解决方法。展望未来的发展趋势和可能的研究方向。

**6. 总结性陈述**　结尾部分通常以总结性陈述结束，提供对研究的最后评价和综合观点：对研究的整体质量和贡献进行评价，强调其在学术界和实践中的意义，可以包括对研究过程中获得的经验、对参与者的感谢以及对未来工作的展望。

通过这四个部分，研究报告能够全面而系统地呈现研究的背景、方法、结果和结论，为读者提供一个完整的研究框架和深入的理解。

## 三、编写研究报告的注意问题

编写研究报告时，明确研究目的和主题、合理组织结构、准确使用数据和证据、清晰的语言表达，以及正确引用参考文献，都是确保报告质量的关键因素。

### （一）明确研究目的和主题

在报告的导言部分，需要明确阐述研究的主要目的和研究问题。确保这些目标是具体、可测量和可实现的，目标应与研究问题紧密相关，并贯穿整个报告。整个报告始终围绕研究主题展开，避免跑题。每一部分的内容应与研究目标和问题直接相关，并且支持主要的论点。研究假设或问题应在报告中得到充分的探讨，并且结果和讨论部分应明确回答这些问题或验证这些假设。最后，提供足够的背景信息，解释研究的必要性和意义，帮助读者理解研究的背景和目的。

### （二）结构和组织

报告必须有一个清晰的、具有逻辑性的结构，包括导言、方法、结果、讨论和结论等主要部分。每一部分都应有明确的标题，并且内容应按照逻辑顺序组织。各部分之间有自然的过渡，避免内容跳跃。使用过渡段落或句子可以帮助读者跟随报告的思路。在每一部分中，合理划分小节，以使内容更加清晰。例如，在方法部分，可以分为样本选择、数据收集和数据分析等小节。保持整个报告的格式一致，包括标题样式、字体、行距等，以提高报告的可读性和专业性。

### （三）数据和证据

保证数据的准确性和可靠性，数据应来自可信的来源，并经过适当的验证和处理。在结果部分，使用表格和图表清晰地展示数据，并在文字描述中准确总结主要发现。每个表格和图表应有明确的标题和注释，帮助读者理解数据。所有的论点和结论应有数据和证据支持。避免凭空推测，确保所有的主张都有实际的数据或文献作为支持。详细描述数据分析的方法和过程，确保分析步骤和结果的透明性，便于他人重复和验证研究结果。

### （四）语言表达

使用准确和清晰的语言表达，避免模糊或含糊的表达，使报告中的每一句话都能够传达明确的意思。根据受众的背景和领域，适当使用专业术语，对复杂的术语或概念进行解释，以确保读者能够理解。保持语言简洁，避免冗长的描述和重复的内容，每段文字应有明确的目的和重点，避免冗余信息。仔细检查语法和拼写错误，确保报告的语言规范且无误，良好的语法和拼写有助于提高报告的专业性和可信度。

### （五）参考文献

确保所有引用的文献都准确无误地列出，并在报告中正确引用。使用适当的引用格式，并且一致性地应用于整个报告。在导言部分提供全面的文献综述，涵盖与研究主题相关的关键文献。确保引用的文献能够支持研究的背景和理论基础，在报告中正确引用他人的工作，避免抄袭。对直接引用的内容使用引号，对间接引用的内容进行合理的改述，并提供出处。在报告的最后提供详细的参考文献列表，包括所有引用的文献。列表应按照选定的引用格式编排，并包括完整的书目信息。

## 思考题

答案解析

**案例一：** 某市近期出台了《处方药销售监管办法》，加强对社区药店处方药销售行为的监管。监管部门想了解该政策实施后，药店是否严格执行"凭处方销售"规定，以及药师是否主动提供用药指导服务。

1. 在研究"政策实施后药店处方药销售行为的变化"这一药事管理问题时，你认为应优先采用定性研究还是定量研究？

2. 请结合研究目的、资料来源和研究者角色，阐述你的选择理由，并简要设计该研究的实施步骤（如样本选择、数据收集方式等）。

**案例二：** 你曾在一次寒假实习中，陪同亲属在某大型三甲医院取药。在排队过程中你发现，不同窗口的服务态度、排队时间、药师的专业解释行为存在较大差异，有的窗口药师会主动讲解服药注意事项，有的则只递交药品而不沟通。

1. 如果你想围绕"医院药房窗口服务差异及患者体验"这一现象开展观察性研究，是适合参与式观察法还是非参与式观察法？

2. 请说明你的研究目的、观察角色设定、观察内容与记录策略，以及如何控制观察中的主观偏差。

**案例三：** 你在设计一项问卷调查，主题为"居民对医保卡在零售药店购买非医疗用品行为的认知与态度"。在前期访谈中你发现，大部分受访者对这一问题较为敏感，担心回答后影响医保资格或引发道德评价。

1. 作为问卷设计者，你如何在不损害研究有效性的前提下，引导受访者坦诚作答？

2. 请结合"以人为本"原则，提出你的敏感问题设计策略，包括问题表述、答案选项设置、调查说明撰写等方面的改进方法。

---

**书网融合……**

| 微课 | 习题 | 本章小结 |

# 第十二章　药事管理法律责任

📖 **学习目标**

　　1. 通过本章学习，掌握药事民事责任、刑事责任和行政责任的基本概念，假药、劣药的界定标准及相关法律责任，熟悉刑事责任的构成要件及常见涉药犯罪的罪名，了解药事民事责任的归责原则与构成要件，药事行政处罚与行政救济的基本规定。

　　2. 具有构建药事法律责任分析框架、检索并理解相关法律法规的能力，能够运用所学知识初步分析药品生产、流通、使用等环节中的民事、行政与刑事责任问题。

　　3. 树立守法意识，培养依法履职、依法执业的法治思维与职业素养，提高运用法律思维解决药事法律实务问题的能力。

## 第一节　药事民事责任

PPT

　　药事法律责任是指药事法律关系的主体由于违反药事法律规范所应承担的带有强制性的法律后果。根据行为人违反药事法律规范的性质和社会危害程度的不同，药事法律责任可以分为民事责任、行政责任和刑事责任三种。本节主要介绍药事民事责任的相关要点。

### 一、药事民事责任的概念

　　民事责任是指当事人不履行民事义务所应承担的民法上的后果。药事民事责任指药品的研发、生产、经营、使用单位以及相关个人因违反与药品相关的法律规定，侵犯他人民事权利所应承担的民事法律后果。

　　民事责任分为违约责任和侵权责任两大类。违约责任多来自违背合同约定，侵权责任则是侵犯他人权利造成的后果。药事民事责任则多为侵权责任，因此重点介绍侵权责任。

　　民事责任的责任形式有财产责任和非财产责任，财产责任包括赔偿损失、支付精神损害赔偿金、停止侵害、排除妨碍、消除危险、返还财产、恢复原状，非财产责任包括恢复名誉、消除影响、赔礼道歉等。

　　药事民事责任具有一般民事责任的特点，也因药品及其管理的特殊性具有其本身的特点。即在药事法律法规中，关于民事责任的规定并未直接和详尽地阐述，而是主要通过规范药品的研制、生产、经营、使用等行为，间接地涉及民事责任。当这些规定被违反，造成他人损害时，违法者需要承担相应的民事责任。民事责任的具体承担方式，则需依照《中华人民共和国民法典》（以下简称《民法典》）的相关规定。《药品管理法》第四十二条规定了从事药品生产活动应当具备的条件，如果药品生产者不具备这些条件而从事药品生产，导致药品存在质量问题，造成消费者损害，那么生产者需要承担相应的民事责任。

## 二、药事民事责任的构成

### （一）药事民事责任的归责原则

民事责任归责，是指行为人的行为或物件致他人损害的事实发生以后，应依何种根据使其负责的一种判定形式。此种根据即为归责原则，它是指确定行为人承担民事责任的理由、标准或根据，是以社会经济生活条件为基础的、法律上用以确定行为人责任的指导思想的具体体现，也是药事民事责任的核心问题。归责原则包括以下四个原则。

**1. 过错责任原则** 以行为人主观上的过错作为承担民事责任认定条件的准则。过错责任原则要求以过错作为确定责任的构成要件，确定行为人的责任，不仅要考察其行为，还要考察当事人在主观上的过错。若行为人没有过错，则即使有损害行为，行为人也不承担责任。

关于这一原则，我国规定在《民法典》第一千一百六十五条第一款规定："行为人因过错侵害他人民事权益造成损害的，应当承担侵权责任。"根据过错责任原则确认民事责任，过错程度一般并不影响责任的范围，但在一定情况下，过错不仅决定责任的成立与否，而且对责任的范围也有一定的影响。如《民法典》第一千一百七十三条规定："被侵权人对同一损害的发生或者扩大有过错的，可以减轻侵权人的责任。"

**2. 过错推定责任原则** 过错推定原则从本质上来说，也是过错责任原则。它是指根据法律规定，如果受害人能证明其所受的损害是加害人所致，而加害人不能证明自己没有过错，则应推定加害人有过错并应负民事责任。关于这一原则《民法典》一千一百六十五条第二款规定："依照法律规定推定行为人有过错，其不能证明自己没有过错的，应当承担侵权责任。"

**3. 无过错责任原则** 无过错责任原则又名"严格责任"，是指无论行为人主观上有无过错，只要造成他人损害的都须按照法律的特别规定承担责任的一种归责原则。这一原则归责的依据不是在构成要件上不涉及加害人的主观过错，而是只包括损害事实、行为人的活动及所管理的人或物的危险性质等。在这种归责标准下，确定责任的有无，不是过错，只是损害事实。有损害即有责任，无损害即无责任。因此，它又被称为"客观责任""危险责任"或"严格责任"。关于这一原则，规定在《民法典》第一千一百六十六条规定："行为人造成他人民事权益损害，不论行为人有无过错，法律规定应当承担侵权责任的，依照其规定。"例如，产品缺陷造成他人损害的，生产者应当承担侵权责任，在这里我们不需考察生产者的主观上是否有过错。

**4. 公平责任原则** 公平责任原则是指对于损害的发生双方当事人都没有过错，而且不能够适用无过错责任原则，但受害人遭受的重大损失得不到赔偿又显失公平的情况下，法院可根据具体情况，要求双方当事人公平分担损失的原则。关于这一原则，规定在《民法典》一千一百八十六条规定："受害人和行为人对损害的发生都没有过错的，依照法律的规定由双方分担损失。"由于公平责任是出于道义对受害人损失的一种分担性补偿，行为人并不据此承担侵权责任，因此从严格意义上说，公平责任原则并不是侵权责任的归责原则，只是一种责任形式。

### （二）药事民事责任的构成要件

构成要件是判断是否承担民事责任的依据。一般侵权责任构成要件包括违法行为、损害结果、因果关系、主观过错四个要件。

**1. 行为必须具有违法性** 违法性要件的功能在于界定及区分受保护的利益，侵害他人权利的行为可被直接推定为具有违法性，此即结果不法；侵害权利之外的利益，只有行为满足其他要件（如违反保护性法规）方具违法性，此即行为不法。

**2. 损害事实的客观存在** 损害事实的客观存在是侵权责任的构成要件之一，它是指一定的行为致使权利主体的人身权利、财产权利以及其他利益受到了损害，并造成人身、财产或其他利益减少或灭失的客观后果。对人身权利的损害包括身体权、健康权、生命权，身份权，还包括精神利益损害；财产权利的损害主要表现在侵占财产和损坏财产。除此之外，财产损害还包括其他财产利益的损害，主要是所有权以外的其他财产权利的丧失或者减损。

**3. 违法行为与损害后果之间有因果关系** 因果关系是指加害行为与权益受侵害之间的因果关系。而对于如何判断因果关系是否存在，通常采用相当因果关系理论，该理论的内容可表述为"无此行为，虽必不生此损害，有此行为，通常即足生此种损害者，是为有因果关系。无此行为，必不生此种损害，有此行为，通常亦不生此种损害者，即无因果关系。"

**4. 行为人主观上有过错** 过错是侵权行为构成要件中的主观因素，反映行为人实施侵权行为的心理状态。过错又分为故意与过失。故意是指行为人预见自己行为的结果，仍然希望或放任结果的发生。过失是指行为人对自己行为的结果应当预见或者能够预见而没有预见，或虽然预见却轻信可以避免。其中前者被称为疏忽，后者被称为懈怠。

特殊侵权责任只需要违法行为、损害结果、因果关系三个要件。其特征主要表现为以下几个方面：①特殊侵权行为适用的归责原则通常为无过错责任原则；②某些特殊侵权行为适用举证责任倒置规则或推定规则；③法律对特殊侵权行为的免责事由作出相应限制。

**（三）抗辩事由**

抗辩事由是指针对原告的诉讼请求而提出的证明原告的诉讼请求不成立或不完全成立的事实。药品质量责任的抗辩事由主要有一般抗辩事由和特别抗辩事由。

**1. 一般抗辩事由** 一般抗辩事由是指损害行为确由行为人所为，但是其行为是正当的、合法的。《民法典》总则部分规定了不可抗力、正当防卫、紧急避险等情形。《民法典》分则第一千一百七十三条至第一千一百七十八条还规定其他的法定抗辩事由，归纳如下。

（1）受害人自身过错 《民法典》第一千一百七十三条规定："被侵权人对同一损害的发生或者扩大有过错的，可以减轻侵权人的责任。"

（2）受害人故意 《民法典》第一千一百七十四条规定："损害是因受害人故意造成的，行为人不承担责任。"

（3）第三人原因 《民法典》第一千一百七十五条规定："损害是因第三人造成的，第三人应当承担侵权责任。"

（4）自甘冒险 《民法典》第一千一百七十六条规定："自愿参加具有一定风险的文体活动，因其他参加者的行为受到损害的，受害人不得请求其他参加者承担侵权责任；但是，其他参加者对损害的发生有故意或者重大过失的除外。"

（5）自助行为 《民法典》第一千一百七十七条规定："合法权益受到侵害，情况紧迫且不能及时获得国家机关保护，不立即采取措施将使其合法权益受到难以弥补的损害的，受害人可以在保护自己合法权益的必要范围内采取扣留侵权人的财物等合理措施；但是，应当立即请求有关国家机关处理。受害人采取的措施不当造成他人损害的，应当承担侵权责任。"

**2. 特别抗辩事由** 特别抗辩事由是指在特定情况下，被告针对原告的诉讼请求提出的特定抗辩理由，这些理由通常与一般抗辩事由不同，具有其独特性和特定性。特别抗辩事由的成立通常依赖于具体的法律条款、案件事实或者特定的法律规定。如《中华人民共和国产品质量法》第四十一条第二款规定，生产者能够证明下列情形之一的，不承担赔偿责任：①未将产品投入流通的。②产品投入流通时，引起损害的缺陷尚不存在的。③将产品投入流通时的科学技术水平尚不能发现缺陷存在的。

### 三、常见的药事民事责任

#### （一）假劣药为主的药品质量责任

**1. 药品质量责任**　是指药品质量上存在缺陷给受害人造成人身伤害或药品以外的财产损失所产生的法律后果。《药品管理法》第一百四十四条明确规定：药品上市许可持有人、药品生产企业、药品经营企业或者医疗机构违反本法规定，给用药者造成损害的，依法承担赔偿责任。

生产假药、劣药或者明知是假药、劣药仍然销售、使用的，受害人或者其近亲属除请求赔偿损失外，还可以请求支付价款十倍或者损失三倍的赔偿金；增加赔偿的金额不足一千元的，为一千元。

**2. 生产者的药品质量责任**　属于特殊侵权行为，构成要件只需具备违法行为、损害后果、因果关系三个构成要件；药品销售者和使用者的责任构成为一般侵权行为的责任构成，除了违法行为、损害后果和因果关系外，还要求主观上"明知"。

**3. 不同主体责任**　适用不同归责原则，药品生产者责任适用无过错责任原则，药品销售者责任适用过错推定责任原则，药品使用者（患者）责任适用过错责任原则，药品生产商和销售商要对受害者承担连带责任。

#### （二）药品不良反应损害赔偿责任

《药品管理法》第三十条规定，药品上市许可持有人应当对药品的不良反应进行监测及报告与处理。但对于在民事上，药品不良反应是否属于缺陷尚存争论，损害责任难以适用《产品责任法》。当前针对药品不良反应损害赔偿责任，主要适用公平责任原则进行救济。

#### （三）与药品有关的医疗损害责任

这是指医疗机构在治疗过程中由于使用的药品造成患者损害的责任问题。《民法典》第一千二百二十三条，因药品、消毒产品、医疗器械的缺陷，或者输入不合格的血液造成患者损害的，患者可以向药品上市许可持有人、生产者、血液提供机构请求赔偿，也可以向医疗机构请求赔偿。患者向医疗机构请求赔偿的，医疗机构赔偿后，有权向负有责任的药品上市许可持有人、生产者、血液提供机构追偿。

# 第二节　药事行政责任　🅔 微课

PPT

## 一、药事行政责任的概念

药事行政责任是指药事行政法律关系主体由于违反行政法律规范或者不履行行政法律义务，而依法应当承担的行政法律后果。药事行政法律关系的主体由行政主体和行政相对人两部分组成。其中，行政主体是指各级药品监督管理部门以及其他相关监督管理部门，行政相对人是指药品生产企业、药品经营企业、医疗机构、医药从业人员等。

## 二、药事行政责任的内容

### （一）药事行政责任的形式

药事行政责任包括行政处罚和行政处分。药事行政处罚是指药品监督管理部门以及由法律或法规授权的其他相关组织，对违反药品相关法律的行为者实施的行政处罚，是药事行政相对人承担行政责任的主要方式。其属于外部行政行为，包括警告、罚款、没收非法所得等。当事人对行政处罚有异议时，可进行行政复议和行政诉讼手段。行政处分是药事行政主体及行政相对人依法针对其内部违法失职人员实施的行政制裁，其属于内部行政行为，包括警告、记过、记大过等。当事人对行政处分有异议时，只能进行申诉，不能采取复议和诉讼手段。

### （二）药事行政处罚的程序

药事行政处罚的程序是药事行政主体对行政相对人的违法行为进行调查、听证以及作出行政处罚的过程。其主要任务在于保证行政处罚的法律效力，提高行政效能，维护当事人的合法权利。药事行政处罚程序有简易程序和一般程序两种。

简易程序包括三种情况：警告、对公民处以二百元以下罚款以及对法人或者其他组织处以三千元以下罚款。简易程序处理案件的过程：药事行政执法人员出示执法证件、告知被处罚人相关处罚事项、听取陈述和申辩、当场作出处罚决定填写决定书、送达决定书及备案。除上述三种简易程序外，其他药事行政处罚案件均采取一般程序。一般程序包括九个阶段：案情发现、立案、调查取证、案件审核、事先告知、听证、法制审核、作出处罚决定、送达决定书。

### （三）药事行政处罚的具体内容

行政处罚主要是通过剥夺违法人的某种权利，从精神层面或物质层面给违法人一定的告诫。药事行政处罚可分为四类，分别是人身自由罚（如行政拘留）、资格罚（如暂扣许可证件、降低资质等级、吊销许可证件等）、财产罚（如罚款、没收违法所得等）、声誉罚（如警告、责令具结悔过等）。药事行政主体在实施药事行政处罚时，遵循的基础原则有处罚法定、公开公正、处罚与教育相结合、保障相对人权利等。

依据《药品管理法》《药品注册管理办法》《药品生产监督管理办法》《医疗机构制剂注册管理办法（试行）》等法律法规，药事行政处罚涉及药品注册、生产、经营环节以及企业、医疗机构等场所，对药品临床研究、生产及进口药品注册审批、药品生产全流程、医用机构药品制剂的使用等进行监督管理，对违法行为实施行政处罚。

## 三、药事行政救济

药事行政救济是将行政救济制度具体应用到药事行政机关与公民、法人或者其他组织之间产生的行政纠纷。具体是指公民、法人或者其他组织认为药事行政机关的行政行为对其合法权益造成侵害的，依法提出申请，由法定机关依照法定程序和权限防止或排除其侵害，以保护、补救公民、法人或其他组织权益的法律制度。行政复议、行政诉讼、行政赔偿和行政补偿构成了药事行政责任法律救济的主要手段。

### （一）药事行政复议

**1. 基本概念**　药事行政复议是指药事行政相对人认为药事行政主体实施的具体行政行为侵犯了自身的合法权益，依照相关法律规定，请求上一级行政机关或其他法律授权的复议机关重新对此行政行为进行审查，行政复议机关依照法律规定的程序对请求再次复议的行政行为进行审查，并作出决定的一种法律制度。因为各省市药品监督管理体制改革的情况不同，所以进行复议时选择的行政复议机关也不同。若行政行为由县级以上药品监督管理部门实施，则行政相对人可以向同级的人民政府或者上一级药品监督管理部门申请进行行政复议。

**2. 药事行政复议的原则**　药事行政复议的基本原则贯穿行政复议全流程，是行政复议机关在进行审查时必须遵循的准则。其包括独立复议原则，审查过程中行政复议机关不受其他组织和个人的非法干涉，药品相关的行政复议案件的审核只能由药品监督管理部门和其他相关行政机关进行；一级复议原则，行政复议只能进行一次，行政复议机关所作出的决定是最终决定，法律所规定的特殊情况除外；以及公正、公开、合法、及时、便民原则。

**3. 药事行政复议的审核标准** 药事行政复议是以合法性和合理性为审核标准，具体行政行为是审查对象，采取书面审理的方式。具体行政行为，如警告、罚款、责令停产停业、暂扣或吊销许可证营业执照等行为均可以提起行政复议。抽象行政行为不能单独提起行政复议，只能在对具体行政行为提起行政复议时一并提起。

**4. 药事行政复议的流程** 药事行政复议的流程如下：自知道具体行政行为之日起六十日内，申请人提出行政复议申请；行政复议机关五日内进行审查，并作出是否受理决定；行政复议机关对申请人的行政行为进行审查；普通程序审理的行政复议案件，自受理申请之日起六十日内作出行政复议决定，简易程序审理的行政复议案件，自受理申请之日起三十日内作出行政复议决定。行政复议决定书送达后，立即发生法律效力。

### （二）药事行政诉讼

**1. 基本概念** 药事行政诉讼是指公民、法人或者其他组织在法律、社会法规授权的情况下，针对药品行政机关的特定行政行为侵害了公民、法人或者其他组织的正当权利而提出的法律诉讼，是一种重要的行政纠纷解决机制。是当事人不认同药事行政机关的处罚，而向人民法院提起诉讼，人民法院审查具体行政行为是否合法。

**2. 药事行政诉讼的基本原则** 其基本原则有举证责任倒置原则、复议前置原则、行为持续原则、不调解不得反诉原则、司法变更权有限原则。在实际工作中，药事行政诉讼案件有 3 类，包括对行政处罚结果不服的案件、不服监管部门强制措施的案件和监管部门"不作为"的案件。

**3. 药事行政诉讼的流程** 对属于人民法院受案范围的行政案件，公民、法人或者其他组织可以先向行政机关申请复议，对复议决定不服的，再向人民法院提起诉讼；也可以直接向人民法院提起诉讼。合乎法定条件的诉讼请求会被受理；一般来说，诉讼期间，不停止行政行为的执行；一审判决后，任何一方不服判决，均可向上级人民法院提出诉讼；在当事人拒不履行相应义务时，第一审人民法院将按照具有法律效力的法律文书，强制当事人履行义务。

### （三）药事行政赔偿

药事行政赔偿是指药事行政主体在行使职权的过程中侵犯公民、法人或者其他组织的合法权益并造成损害，由国家承担赔偿责任的制度。由此可知，药事行政赔偿既是国家责任也是赔偿责任。2012 年修正的《中华人民共和国国家赔偿法》，规定我国行政赔偿责任的原则是违法原则，即行政机关的行为是否违反法律是决定是否进行赔偿的唯一标准。

药事行政赔偿的构成要件包括药事行政主体、职务违法行为、损害后果、因果关系四部分。药事行政主体是行使药品监督职权的行政机关或授权组织。职务违法行为包括涉及职务行为本身的行为和与职务有关的不可分行为。损害后果仅指物质损害和直接损害。在药事行政赔偿中，因果关系是指行为与结果在逻辑上具有直接关系。

药事行政赔偿的当事人包括赔偿请求人和赔偿义务机关，行政赔偿的范围包括侵犯人身自由权和财产权的违法行政行为。行政赔偿的流程是赔偿请求人向赔偿义务机关请求进行行政赔偿，义务机关进行行政赔偿或通过人民法院解决赔偿纠纷。

### （四）药事行政补偿

药事行政补偿是指药事行政主体在管理国家和社会公共事务的过程中，因合法的行政行为给公民、法人或其他组织的合法权益造成损失，国家弥补其损失的一种给付救济。药事行政补偿的获得需满足以下 3 个条件：造成损失的是药事行政主体合法行使行政职权的具体行政行为；药事行政主体承担的行政补偿以法律规定为前提；损失必须是特殊的，不常见的。

可见，行政补偿和行政赔偿不同。行政赔偿是由于行政机关的过错行为造成相对人损失而需要承担的法律责任；行政补偿则是基于法律规定或政策要求而进行的补偿，不需要考虑行政机关是否存在过错。

# 第三节　药事刑事责任

## 一、药事刑事责任的概念

刑事责任与犯罪和刑罚有紧密联系，行为人实施了刑法规定的犯罪行为，随之就产生了法律上的责任，即因触犯刑法而应当承担的责任。药事刑事责任是指行为人违反药事法律、法规，严重侵犯了国家的药品监管秩序或者公民的生命健康，构成刑事犯罪时所承担的法律后果。

## 二、药事刑事责任的种类和执法程序

### （一）种类

刑罚是实现刑事责任最基本、最主要的方式。根据刑法的规定，刑罚分为主刑和附加刑。

**1. 主刑**　是对犯罪分子适用的主要刑罚方法，只能独立适用，不能附加适用，对犯罪分子只能判一种主刑。主刑分为管制、拘役、有期徒刑、无期徒刑和死刑。

**2. 附加刑**　是既可以独立适用又可以附加适用的刑罚方法。即对同一犯罪行为既可以在主刑之后判处一个或两个以上的附加刑，也可以独立判处一个或两个以上的附加刑。附加刑分为罚金、剥夺政治权利、没收财产。对犯罪的外国人，也可以独立或者附加适用驱逐出境。

此外，中国刑法还规定了非刑罚的处理方法，即对犯罪分子判处刑罚以外的其他方法。比如，《中华人民共和国刑法》（以下简称《刑法》）第三十七条规定，对于犯罪情节轻微不需要判处刑罚的，可以免予刑事处罚，但是可以根据案件的不同情况，予以训诫或者责令具结悔过、赔礼道歉、赔偿损失，或者由主管部门予以行政处罚或者行政处分。

### （二）执法程序

在我国刑事司法是由公安机关、检察机关、审判机关、司法行政机关共同参与、分工协作的系统工程，一般分为立案、侦查、起诉、审判、执行等环节。由于药品监督管理部门并没有侦查权、审判权、执行权等办理刑事案件的职权，因此药品监督管理部门在查处药品违法案件的过程中，发现涉嫌刑事犯罪的，应当依法移送公安机关处理。

公安机关在接到药品监管部门移送的涉药刑事案件后、应及时进行审查工作，对符合立案条件的，应当依法立案侦查。对于公安机关不予立案而药品监督管理部门认为依法应当由公安机关决定立案的，可以提请公安机关复议，或者建议人民检察院立案监督。

人民检察院负责对犯罪事实进行核查，确认犯罪嫌疑人的犯罪事实已经查清，证据确实、充分，依法应当追究刑事责任的，应当作出起诉决定，向人民法院提起公诉。最后，由人民法院审理公诉案件，做出判决结果。判决生效后由相关机关进行刑罚的执行。

## 三、药事刑事责任的犯罪构成

依据我国《刑法》的规定，任何一种犯罪的成立都必须具备四个方面的构成要件，即犯罪的主体、犯罪的主观方面、犯罪客体和犯罪的客观方面。

**（一）犯罪主体**

指具有刑事责任能力的实施药事犯罪行为的自然人或单位。具体可归纳为以下三类：①药品生产企业、药品经营企业、医疗机构、医药从业人员等；②药品监督管理部门及其工作人员；③药检机构及其工作人员等。

**（二）犯罪的主观方面**

犯罪主体对其实施的危害行为及其危害后果所持的心理态度。主要包括三方面的内容。

**1. 犯罪故意和犯罪过失**　犯罪故意或者犯罪过失是任何犯罪都应当具备的必要要件。如果仅有危害社会的行为及其结果，而没有犯罪故意或者犯罪过失的，属于意外事件，不构成犯罪。

**2. 犯罪目的和犯罪动机**　犯罪目的是指犯罪人希望通过实施犯罪行为达到某种危害结果的心理态度。犯罪动机，则是指激起和推动犯罪人实施犯罪行为的内心起因。

**3. 认识错误**　认识错误主要是解决行为人主观上对自己行为的法律性质和事实情况发生误解时的刑事责任，包括行为人在事实上的认识错误和在法律上的认识错误两种。

**（三）犯罪客体**

指犯罪行为侵犯的我国刑法所保护的社会关系，包括药事管理制度、国有财产或者劳动群众集体所有的财产权、公民的私有财产所有权、公民的人身权利等。其中，药事管理制度是指药事法调整的所有社会关系在药事活动中必须共同遵守的规定和行为准则。

**（四）犯罪的客观方面**

刑法规定的具有社会危害性应受刑罚处罚的行为，以及由此行为造成或可能造成的危害社会的结果。犯罪客观方面是区分罪与非罪、此罪与彼罪以及量刑的重要依据。

## 四、常见的药事刑事责任法律解读

我国《药品管理法》未直接设定刑事责任，而是在《药品管理法》第一百一十四条中以"违反本法规定，构成犯罪的，依法追究刑事责任"的形式进行表述，具体的犯罪判定与处罚标准则要依据《刑法》。下文对生产、销售、提供假药罪；生产、销售、提供劣药罪；妨害药品管理罪等常见的涉药刑事犯罪进行解读。

**（一）生产、销售、提供假药罪**

生产、销售、提供假药罪是《刑法》第一百四十一条规定的罪名。

**1. 假药的界定**　根据《药品管理法》第九十八条的规定，有以下情形之一的，为假药：①药品所含成分与国家药品标准规定的成分不符。②以非药品冒充药品或者以他种药品冒充此种药品。③变质的药品。④药品所标明的适应证或者功能主治超出规定范围。

**2. 犯罪构成**　①犯罪主体，一般主体，即生产、销售、提供假药的自然人或单位都可构成犯罪主体。②犯罪客体，国家药品管理制度以及公民的生命健康权。③犯罪主观方面是故意，一般出于营利的目的，但是否出于营利的目的并不影响本罪的成立。④犯罪客观方面，具有生产、销售假药的事实。

**3. 刑事责任**　《刑法》第一百四十一条规定，生产、销售假药的，处三年以下有期徒刑或者拘役，并处罚金；对人体健康造成严重危害或者有其他严重情节的，处三年以上十年以下有期徒刑，并处罚金；致人死亡或者有其他特别严重情节的，处十年以上有期徒刑、无期徒刑或者死刑，并处罚金或者没收财产。药品使用单位的人员明知是假药而提供给他人使用的，依照前款的规定处罚。

**（二）生产、销售、提供劣药罪**

生产、销售、提供劣药罪是《刑法》第一百四十二条规定的罪名。

**1. 劣药的界定**　根据《药品管理法》第九十八条的规定，有下列情形之一的，为劣药：①药品成分的含量不符合国家药品标准。②被污染的药品。③未标明或者更改有效期的药品。④未注明或者更改产品批号的药品。⑤超过有效期的药品。⑥擅自添加防腐剂、辅料的药品。⑦其他不符合药品标准的药品。

**2. 犯罪构成**　①犯罪主体，一般主体，即生产、销售、提供劣药的自然人或单位都可构成犯罪主体。②犯罪客体，国家药品管理制度以及公民的生命健康权。③犯罪主观方面，犯罪主体在实施犯罪中具有主观故意，过失则不构成本罪。④犯罪客观方面，犯罪主体生产、销售使用劣药对人体健康造成严重危害。

**3. 刑事责任**　《刑法》第一百四十二条规定，生产、销售劣药，对人体健康造成严重危害的，处三年以上十年以下有期徒刑，并处罚金；后果特别严重的，处十年以上有期徒刑或者无期徒刑，并处罚金或者没收财产。药品使用单位的人员明知是劣药而提供给他人使用的，依照前款的规定处罚。

**（三）妨害药品管理罪**

妨害药品管理罪是《刑法修正案（十一）》新加入的犯罪类型，妨害药品管理罪的增设从刑法层面完善了药品犯罪的体系化规制，进一步对人民的生命健康提供了有力的保证。

**1. 入罪标准**　违反药品管理法规，有下列情形之一：①生产、销售国务院药品监督管理部门禁止使用的药品的。②未取得药品相关批准证明文件生产、进口药品或者明知是上述药品而销售的。③药品申请注册中提供虚假的证明、数据、资料、样品或者采取其他欺骗手段的。④编造生产、检验记录的，并足以严重危害人体健康。

**2. 犯罪构成**　①犯罪主体，一般主体，即实施了以上4类违反药品管理法规行为的自然人或者法人。②犯罪客体，国家药品管理制度以及公民的生命健康权。③犯罪主观方面为故意违反药品管理法，过失则不构成本罪；④犯罪客观方面，具有以上4类违反药品管理法规行为，并足以严重危害人体健康。

**3. 刑事责任**　违反药品管理法规，有上文所列的四种情形之一，足以严重危害人体健康的，处三年以下有期徒刑或者拘役，并处或者单处罚金；对人体健康造成严重危害或者有其他严重情节的，处三年以上七年以下有期徒刑，并处罚金。

此外，本条款还涉及法条竞合的情况，根据本条第二款的规定，违反本条的同时又构成本法第一百四十一条、第一百四十二条规定之罪或者其他犯罪的，依照处罚较重的规定定罪处罚。

# 第四节　假劣药界定变迁与法律责任

## 一、假药、劣药界定变迁

药品是一种特殊商品，其生产、销售、使用与人民的身体健康和生命安全有直接关系，为保障公众健康安全和合法权益，对生产、销售、使用假药、劣药的行为必须予以严厉的打击。1984年，第六届全国人民代表大会常务委员会第七次会议通过我国第一部《药品管理法》。此后，《药品管理法》先后经历2001年、2013年、2015年和2019年的几次修订和修正。在1984年、2001年和2019年版的《药品管理法》中，对假、劣药相关条款进行修订和完善，使其更符合监管需求。

1984年，我国《药品管理法》出台，首次在法律上明确定义了假药、劣药，区分出假药、劣药和按假药处理的三种情形。在2001年修订的《药品管理法》中增加了按劣药论处的情形，认定范围更为广泛。虽然从立法角度上看，"按假劣药论处"和"假劣药"并不相同，但在多年的药品执法实践中，并没有将二者区分处理，导致了社会公众的诸多误解，不利于精准打击药品违法行为。因此，在 2019 年修订的《药品管理法》中，取消了按假药论处和按劣药论处的情形，缩限了假药、劣药的认定范围，但新增了两项禁止性规定（表 12－1）。

表 12－1　各版本《药品管理法》中假药、劣药相关定义对比

| 药品管理法版本 | 《药品管理法》（1984） | 《药品管理法》（2001/2013/2015） | 《药品管理法》（2019） |
|---|---|---|---|
| 假药 | ①药品所含成分的外称与国家药品标准或者省、自治区、直辖市药品标准规定不符合的；②以非药品冒充药品或者以他药品冒充此种药品的 | ①药品所含成分与国家药品标准规定的成分不符的；②以非药品冒充药品或者以他种药品冒充此种药品的 | ①药品所含成分与国家药品标准规定的成分不符；②以非药品冒充药品或者以他种药品冒充此种药品；③变质的药品；④药品所标明的适应证或者功能主治超出规定范围 |
| 按假药论处 | ①国务院卫生行政部门规定禁止使用的；②未取得批准文号生产的；③变质不能药用的；④被污染不能药用的 | ①国务院药品监督管理部门规定禁止使用的；②依照本法必须批准而未经批准生产、进口，或者依照本法必须检验而未经检验即销售的；③变质的；④被污染的；⑤使用依照本法必须取得批准文号而未取得批准文号的原料药生产的；⑥所标明的适应证或者功能主治超出规定范围的 | 取消 |
| 劣药 | ①药品成分的含量与国家药品标准或者省、自治区、直辖市药品标准规定不符合的；②超过有效期的；③其他不符合药品标准规定的 | 药品成分的含量不符合国家药品标准的 | ①药品成分的含量不符合国家药品标准；②被污染的药品；③未标明或者更改有效期的药品；④未注明或者更改产品批号的药品；⑤超过有效期的药品；⑥擅自添加防腐剂、辅料的药品；⑦其他不符合药品标准的药品 |
| 按劣药论处 | — | ①未标明有效期或者更改有效期的；②不注明或者更改生产批号的；③超过有效期的；④直接接触药品的包装材料和容器未经批准的；⑤擅自添加着色剂、防腐剂、香料、矫味剂及辅料的；⑥其他不符合药品标准规定的 | 取消 |
| 禁止性规定 | — | — | ①禁止未取得药品批准证明文件生产、进口药品；②禁止使用未按照规定审评、审批的原料药、包装材料和容器生产药品 |

## 二、生产、销售、使用假药、劣药应承担的法律责任

生产、销售和使用假药、劣药是严重危害人民群众身体健康的违法犯罪行为，必须加以惩戒。按照《药品管理法》和《药品管理法实施条例》的相关规定，共有八种不同类型的违法行为，违法者应承担不同的法律责任。下表列举 2015 年修正版《药品管理法》和 2019 年版《药品管理法》关于生产、销售、使用假药、劣药应承担的法律责任（表 12－2、表 12－3）。

表 12－2　《药品管理法》（2015 修正版）生产、销售、使用假药、劣药应承担的法律责任

| 行为 | 《药品管理法》（2015 修正版） |
|---|---|
| 生产、销售假药 | 法律依据：《药品管理法》第七十三条<br>处罚内容：生产、销售假药的，没收违法生产、销售的药品和违法所得，并处违法生产、销售药品货值金额二倍以上五倍以下的罚款；有药品批准证明文件的予以撤销，并责令停产、停业整顿；情节严重的，吊销药品生产许可证、药品经营许可证或者医疗机构制剂许可证；构成犯罪的，依法追究刑事责任 |

续表

| 行为 | 《药品管理法》（2015 修正版） |
|---|---|
| 生产、销售劣药 | 法律依据：《药品管理法》第七十四条<br>处罚内容：生产、销售劣药的，没收违法生产、销售的药品和违法所得，并处违法生产、销售药品货值金额一倍以上三倍以下的罚款；情节严重的，责令停产、停业整顿或者撤销药品批准证明文件、吊销药品生产许可证、药品经营许可证或者医疗机构制剂许可证；构成犯罪的，依法追究刑事责任 |
| 生产、销售假药、劣药且情节严重 | 法律依据：《药品管理法》第七十五条<br>处罚内容：从事生产、销售假药及生产、销售劣药情节严重的企业或者其他单位，其直接负责的主管人员和其他直接责任人员十年内不得从事药品生产、经营活动<br>对生产者专门用于生产假药、劣药的原辅材料、包装材料、生产设备，予以没收 |
| 为假药、劣药提供运输、保管、仓储等便利条件 | 法律依据：《药品管理法》第七十六条<br>处罚内容：知道或者应当知道属于假劣药品而为其提供运输、保管、仓储等便利条件的，没收全部运输、保管、仓储的收入，并处违法收入百分之五十以上三倍以下的罚款；构成犯罪的，依法追究刑事责任 |

表 12－3　《药品管理法》（2019）及《药品管理法实施条例》生产、销售、
使用假药、劣药应承担的法律责任及新增内容

| 违法行为 | 《药品管理法》（2019） |
|---|---|
| 生产、销售假药 | 法律依据：《药品管理法》第一百一十六条<br>处罚内容：生产、销售假药的，没收违法生产、销售的药品和违法所得，责令停产停业整顿，吊销药品批准证明文件，并处违法生产、销售的药品货值金额十五倍以上三十倍以下的罚款；货值金额不足十万元的，按十万元计算；情节严重的，吊销药品生产许可证、药品经营许可证或者医疗机构制剂许可证，十年内不受理其相应申请；药品上市许可持有人为境外企业的，十年内禁止其药品进口 |
| 生产、销售劣药 | 法律依据：《药品管理法》第一百一十七条<br>处罚内容：生产、销售劣药的，没收违法生产、销售的药品和违法所得，并处违法生产、销售的药品货值金额十倍以上二十倍以下的罚款；违法生产、批发的药品货值金额不足十万元的，按十万元计算，违法零售的药品货值金额不足一万元的，按一万元计算；情节严重的，责令停产停业整顿直至吊销药品批准证明文件、药品生产许可证、药品经营许可证或者医疗机构制剂许可证<br>生产、销售的中药饮片不符合药品标准，尚不影响安全性、有效性的，责令限期改正，给予警告；可以处十万元以上五十万元以下的罚款 |
| 生产、销售假药、劣药且情节严重 | 法律依据：《药品管理法》第一百一十八条<br>处罚内容：生产、销售假药，或者生产、销售劣药且情节严重的，对法定代表人、主要负责人、直接负责的主管人员和其他责任人员，没收违法行为发生期间自本单位所获收入，并处所获收入百分之三十以上三倍以下的罚款，终身禁止从事药品生产经营活动，并可以由公安机关处五日以上十五日以下的拘留<br>对生产者专门用于生产假药、劣药的原料、辅料、包装材料、生产设备予以没收 |
| 药品使用单位使用假药、劣药 | 法律依据：《药品管理法》第一百一十九条<br>处罚内容：药品使用单位使用假药、劣药的，按照销售假药、零售劣药的规定处罚；情节严重的，法定代表人、主要负责人、直接负责的主管人员和其他责任人员有医疗卫生人员执业证书的，还应当吊销执业证书 |
| 为假药、劣药提供运输、保管、仓储等便利条件 | 法律依据：《药品管理法》第一百二十条<br>处罚内容：知道或者应当知道属于假药、劣药或者《药品管理法》第一百二十四条第一款第一项至第五项规定的药品，而为其提供储存、运输等便利条件的，没收全部储存、运输收入，并处违法收入一倍以上五倍以下的罚款；情节严重的，并处违法收入五倍以上十五倍以下的罚款；违法收入不足五万元的，按五万元计算 |
| 擅自委托或接受生产药品 | 法律依据：《药品管理法实施条例》第六十四条<br>处罚内容：擅自委托或者接受委托生产药品的，对委托方和受托方均按照《药品管理法》（2019）第一百一十七条的规定给予处罚 |
| 生产中药饮片或配制医院制剂不符合省药监局批准标准 | 法律依据：《药品管理法实施条例》第七十一条<br>处罚内容：对生产没有国家药品标准的中药饮片，不符合省、自治区、直辖市人民政府药品监督管理部门制定的炮制规范的；医疗机构不按照省、自治区、直辖市人民政府药品监督管理部门批准的标准配制制剂的，依照《药品管理法》（2019）第一百一十八条的规定给予处罚 |

续表

| 违法行为 | 《药品管理法》（2019） |
|---|---|
| 应从重处罚的违法行为 | 法律依据：《药品管理法》第一百三十七条<br>有下列行为之一的，应在本法规定的处罚幅度内从重处罚<br>（1）以麻醉药品、精神药品、医疗用毒性药品、放射性药品、药品类易制毒化学品冒充其他药品，或者以其他药品冒充上述药品<br>（2）生产、销售以孕产妇、儿童为主要使用对象的假药、劣药<br>（3）生产、销售的生物制品属于假药、劣药<br>（4）生产、销售假药、劣药，造成人身伤害后果<br>（5）生产、销售假药、劣药，经处理后再犯<br>（6）拒绝、逃避监督检查，伪造、销毁、隐匿有关证据材料，或者擅自动用查封、扣押物品 |

与《药品管理法》（2015 修正版）相比，《药品管理法》（2019）在对生产、销售、使用假（劣）药行为的处罚上，综合运用了多种处罚措施、加大了处罚力度、对不同情形的违法行为设定相应的处罚力度并对严重违法行为处罚到人，反映了国家对保障公众用药安全和合法权益的决心和态度，体现了"四个最严"（即最严谨的标准、最严格的监管、最严厉的处罚、最严肃的问责）的要求。

### （一）罚款额度大幅提高，并明确了最低罚款限额

《药品管理法》（2019）对假药的罚款幅度从原来的二倍以上五倍以下提高到十五倍以上三十倍以下，并设定了最低处罚限额，即货值金额不足十万元的，按十万元计算。因此，生产、销售假药的，最低罚款数额为一百五十万元。劣药的罚款幅度也从原来的一倍以上三倍以下提升至十倍以上二十倍以下，生产和批发劣药设定了最低处罚额度，即不足十万元的按十万元计算。因此，生产、批发劣药的，最低罚款数额为一百万元。可见《药品管理法》（2019）对假劣药案件的处罚之重。

### （二）综合运用多种处罚措施，扩大相关责任人员范围

《药品管理法》（2019）在原有的警告、罚款、没收违法所得、责令停产停业和吊销许可证等行政处罚种类的基础上，对于生产、销售假药、劣药且情节严重的情形，增加了"由公安机关处五日以上十五日以下的拘留"这一处罚措施；从业禁止由此前规定的十年禁业，改为终身禁业；且相关责任人员较之前扩大范围，除直接负责的主管人员和其他责任人员，还增加了法定代表人和主要负责人，对具体人员做到精准打击。而对于药品使用单位使用假药、劣药且情节严重的情形，还增设了吊销医疗机构卫生人员执业证书的规定。

### （三）根据具体情形，设定不同处罚幅度

生产、批发和零售劣药的违法行为产生的影响范围不同，药品上市许可持有人具有承担药品全生命周期的责任，如果是药品上市许可持有人导致的药品质量问题，其范围宽、影响大；而如果是药品销售者导致的药品质量问题，其范围较窄、影响也较小。因此，两者所应当承担的法律责任不能等同，应当分别设定不同的处罚幅度。《药品管理法》（2019）对零售劣药的违法行为的处罚幅度作了适当降低，处罚的最低限额设定为一万元，即零售劣药的最低罚款为十万元，体现了过罚相当的原则。

中药的管理与化学药的管理有着很大的不同，两者管理理念和管理方式方法存在很大的差异，中药材和中药饮片企业的企业规模与中药制剂企业差距也较大，如果按照中成药的方式和理念进行监管，会制约中药产业的发展。《药品管理法》（2019）适当降低了生产销售不符合药品标准中药饮片的处罚幅度，生产、销售的中药饮片不符合药品标准，尚不影响安全性、有效性的，责令限期改正，给予警告；可以处十万元以上五十万元以下的罚款。这一规定提高了基层执法的可操作性，保障了中药产业的发展。

### （四）明确药品使用单位使用假劣药的处罚

药品使用单位是药害事件的多发地，在《药品管理法》（2019）中，新增了药品使用单位使用假

药、劣药情形的相关罚则，规定按销售假药（即最低罚款一百五十万元）和零售劣药（即最低罚款十万元）处罚；情节严重的，法定代表人、主要负责人、直接负责的主管人员和其他责任人员有医疗卫生人员执业证书的，还应当吊销执业证书。

### （五）增加生产、销售假劣药从重处罚的情形

《药品管理法》（2019）在第一百三十七条增加了生产、销售假劣药从重处罚的情形，这是第一次在《药品管理法》中出现从重处罚的情形，进一步体现了"四个最严"的要求。

## 思考题

答案解析

2024 年 12 月，某省某市的市场监督管理局根据举报线索，对群众网购的某"山药中药丸"开展调查并送检。经检验，上述药丸含有化学药品格列本脲，该局立即移送公安机关立案侦查。经查，李某等人将购买的化学药品格列本脲片和盐酸二甲双胍片打成药粉，与山药、天花粉等混合后加工制成"中药丸"，宣称可治疗糖尿病，并通过微信销售。市场监督管理局查获原料、成品、半成品和生产加工设备若干，涉案金额 1300 余万元。

1. 按照我国现行《药品管理法》的规定，涉案的"山药中药丸"应被认定为假药还是劣药？
2. 判定的依据是什么？
3. 按照我国现行《药品管理法》的规定，试分析该市场监督管理局应对涉案组织进行哪些处罚？

书网融合……

微课　　　　习题　　　　本章小结

# 参考文献

[1] 杨世民. 药事管理学 [M]. 6 版. 北京：中国医药科技出版社，2019.

[2] 冯变玲. 药事管理学 [M]. 7 版. 北京：人民卫生出版社，2022.

[3] 梁云，邵蓉. 新修订《药品管理法》中假劣药相关条款的主要变化及对执法的影响研究 [J]. 中国药房，2020，31（17）：2049 – 2054.

[4] 王丹，王涛，夏旭东，等.《药物警戒质量管理规范》对持有人实施药物警戒制度的启示 [J]. 医药导报，2021，40（10）：1303 – 1306.

[5] 高正为，汪兰兰，薛美婷，等. 基于态势分析法分析的全自动药品分包机管理模式构建 [J]. 中国当代医药，2024，31（7）：172 – 176.

[6] 曾美玲，曾祥珲. 某院全自动单剂量药品分包机串联药品自动核对机调剂模式的应用分析 [J]. 中国处方药，2021，19（11）：28 – 30.

[7] 宋华琳. 药品行政法专论 [M]. 北京：清华大学出版社，2021.

[8] 李悦. 新中国成立70周年以来药品价格法律监管：历史回眸、现状检视与未来方向 [J]. 中国卫生经济，2019，38（7）：5 – 10.

[9] 谢明，田侃. 药事管理学 [M]. 3 版. 北京：人民卫生出版社，2021.

[10] 冯变玲. 药事管理学 [M]. 7 版. 北京：人民卫生出版社，2022.

[11] 孟锐. 药事管理学 [M]. 5 版. 北京：科学出版社，2023.

[12] 谢伟. 医药知识产权运营与保护 [M]. 北京：知识产权出版社. 2021.

[13] 刘建，黄璐. 中国医药企业知识产权管理 [M]. 北京：知识产权出版社. 2021.

[14] 吴汉东. 知识产权法学 [M]. 8 版. 北京：北京大学出版社. 2022.

[15] 王莲峰. 商标法学 [M]. 4 版. 北京：北京大学出版社. 2023.

[16] 曹波，周宇. 妨害药品管理行为犯罪化的正当根据及其规范诠释 [J]. 南京中医药大学学报（社会科学版），2022，23（4）：245 – 252.

[17] 周菁菁，谈在祥. 论我国新《药品管理法》中"假（劣）药"的认定与法律适用 [J]. 卫生软科学，2022，36（2）：68 – 71，83.